パーキンソン病
診療ガイドライン 2018

監修 日本神経学会
編集 「パーキンソン病診療ガイドライン」作成委員会

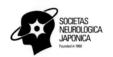

医学書院

パーキンソン病診療ガイドライン2018

発　行	2018年5月15日　第1版第1刷Ⓒ
	2023年2月1日　第1版第5刷

監　修　日本神経学会
編　集　「パーキンソン病診療ガイドライン」作成委員会
発行者　株式会社　医学書院
　　　　代表取締役　金原　俊
　　　　〒113-8719　東京都文京区本郷1-28-23
　　　　電話　03-3817-5600(社内案内)
印刷・製本　三美印刷

本書の複製権・翻訳権・上映権・譲渡権・貸与権・公衆送信権(送信可能化権を含む)は株式会社医学書院が保有します.

ISBN978-4-260-03596-5

本書を無断で複製する行為(複写,スキャン,デジタルデータ化など)は,「私的使用のための複製」など著作権法上の限られた例外を除き禁じられています.大学,病院,診療所,企業などにおいて,業務上使用する目的(診療,研究活動を含む)で上記の行為を行うことは,その使用範囲が内部的であっても,私的使用には該当せず,違法です.また私的使用に該当する場合であっても,代行業者等の第三者に依頼して上記の行為を行うことは違法となります.

|JCOPY| 〈出版者著作権管理機構　委託出版物〉
本書の無断複製は著作権法上での例外を除き禁じられています.複製される場合は,そのつど事前に,出版者著作権管理機構(電話 03-5244-5088,FAX 03-5244-5089,info@jcopy.or.jp)の許諾を得てください.

執筆者一覧

監修
日本神経学会
（協力学会：日本神経治療学会　日本脳神経外科学会　日本定位・機能神経外科学会　日本リハビリテーション医学会）

編集
「パーキンソン病診療ガイドライン」作成委員会

委員長
服部信孝　　順天堂大学大学院医学研究科神経学講座　教授

副委員長
武田　篤　　国立病院機構 仙台西多賀病院　院長

委員（50音順）
伊東秀文　　和歌山県立医科大学　医学部長/脳神経内科学講座　教授
織茂智之　　上用賀世田谷通りクリニック　院長
柏原健一　　岡山脳神経内科クリニック　院長
栗﨑玲一　　国立病院機構 熊本再春医療センター脳神経内科　医長
斎木英資　　愛知医科大学病院パーキンソン病総合治療センター　特任教授
下　泰司　　順天堂大学医学部附属練馬病院脳神経内科　教授
高橋一司　　地方独立行政法人東京都立病院機構東京都立神経病院　院長
髙橋　淳　　京都大学iPS細胞研究所臨床応用研究部門神経再生研究分野　教授
林　明人　　順天堂大学医学部附属浦安病院リハビリテーション科　教授
前田哲也　　岩手医科大学医学部内科学講座脳神経内科・老年科分野　教授
村田美穂　　元 国立精神・神経医療研究センター病院　病院長
村松慎一　　自治医科大学オープンイノベーションセンター神経遺伝子治療部門　特命教授
望月秀樹　　大阪大学大学院医学系研究科神経内科学　教授
渡辺宏久　　藤田医科大学医学部脳神経内科学教室　教授

外部委員
南郷栄秀　　社会福祉法人聖母会聖母病院総合診療科　部長

研究協力者（50音順）
波田野琢　　順天堂大学大学院医学研究科神経学講座　准教授
濱田　雅　　東京大学医学部附属病院脳神経内科　講師

評価・調整委員（50音順）

大島秀規	日本大学医学部脳神経外科学系神経外科学分野　准教授
菊地誠志	国立病院機構 北海道医療センター　院長
野元正弘	愛媛大学大学院医学系研究科薬物療法・脳神経内科　客員・名誉教授
長谷川一子	国立病院機構 相模原病院脳神経内科　部長/臨床研究センター神経難病研究室　室長
山本光利	医療法人高松神経内科クリニック　院長

神経疾患診療ガイドラインの発行にあたって

 日本神経学会では，2001年に当時の柳澤信夫理事長の提唱に基づき，理事会で主要な神経疾患について治療ガイドラインを作成することを決定し，2002年に「慢性頭痛」，「パーキンソン病」，「てんかん」，「筋萎縮性側索硬化症」，「痴呆性疾患」，「脳卒中」の6疾患についての「治療ガイドライン2002」を発行しました．

 「治療ガイドライン2002」の発行から時間が経過し，新しい知見も著しく増加したため，2008年の理事会（葛原茂樹前代表理事）で改訂を行うことを決定し，「治療ガイドライン2010」では，「慢性頭痛」（2013年発行），「認知症」（2010年発行），「てんかん」（2010年発行），「多発性硬化症」（2010年発行），「パーキンソン病」（2011年発行），「脳卒中」（2009年発行）の6疾患の治療ガイドライン作成委員会，および「遺伝子診断」（2009年発行）のガイドライン作成委員会が発足しました．

 「治療ガイドライン2010」の作成にあたっては，本学会としてすべての治療ガイドラインについて一貫性のある作成委員会構成を行いました．利益相反に関して，このガイドライン作成に携わる作成委員会委員は，「日本神経学会利益相反自己申告書」を代表理事に提出し，日本神経学会による「利益相反状態についての承認」を得ました．また，代表理事のもとに統括委員会を置き，その下に各治療ガイドライン作成委員会を設置しました．この改訂治療ガイドラインでは，パーキンソン病を除く全疾患について，他学会との合同委員会で作成されました．

 2009年から2011年にかけて発行された治療ガイドラインは，代表的な神経疾患に関するものでした．しかしその他の神経疾患でも治療ガイドラインの必要性が高まり，2011年の理事会で新たに6神経疾患の診療ガイドライン（ギラン・バレー症候群・フィッシャー症候群，慢性炎症性脱髄性多発根ニューロパチー・多巣性運動ニューロパチー，筋萎縮性側索硬化症，細菌性髄膜炎，デュシェンヌ型筋ジストロフィー，重症筋無力症）を，診断・検査を含めた「診療ガイドライン」として作成することが決定されました．これらは2013～2014年に発行され，「ガイドライン2013」として広く活用されています．

 今回のガイドライン改訂・作成は2013年の理事会で，「遺伝子診断」（2009年発行），「てんかん」（2010年発行），「認知症疾患」（2010年発行），「多発性硬化症」（2010年発行），「パーキンソン病」（2011年発行）の改訂，「単純ヘルペス脳炎」と「ジストニア」の作成，2014年の理事会で「脊髄小脳変性症・多系統萎縮症診療ガイドライン」の作成が承認されたのを受けたものです．

 これらのガイドライン改訂は従来同様，根拠に基づく医療（evidence based medicine：EBM）の考え方に従い，「Minds診療ガイドライン作成の手引き」2007年版，および2014年版が作成に利用できたものに関しては2014年版に準拠して作成されました（2014年版準拠は多発性硬化症・視神経脊髄炎，パーキンソン病，てんかんの診療ガイドラインなど）．2014年版では患者やメ

ディカルスタッフもクリニカルクエスチョン作成に参加するGRADEシステムの導入を推奨しており，GRADEシステムは新しいガイドラインの一部にも導入されています．

　診療ガイドラインは，臨床医が適切かつ妥当な診療を行うための臨床的判断を支援する目的で，現時点の医学的知見に基づいて作成されたものです．個々の患者さんの診療はすべての臨床データをもとに，主治医によって個別の決定がなされるべきものであり，診療ガイドラインは医師の裁量を拘束するものではありません．診療ガイドラインはすべての患者に適応される性質のものではなく，患者さんの状態を正確に把握したうえで，それぞれの治療の現場で参考にされるために作成されたものです．

　神経疾患の治療も日進月歩で発展しており，診療ガイドラインは今後も定期的な改訂が必要となります．新しい診療ガイドラインが，学会員の皆様の日常診療の一助になることを心から願いますとともに，次期改訂に向けて，診療ガイドラインをさらによいものにするためのご評価，ご意見をお待ちしております．

2017年5月

日本神経学会
前代表理事　水澤　英洋
代表理事　高橋　良輔
前ガイドライン統括委員長　祖父江　元
ガイドライン統括委員長　亀井　聡

序

はじめに

　パーキンソン病は黒質のドパミン神経細胞が比較的選択的に障害されることで発症し，運動緩慢，振戦，筋強剛を中心とした運動症状が前景となる神経変性疾患である．また，黒質のドパミン神経細胞以外にも全身の自律神経，青斑核のノルアドレナリン神経細胞，縫線核のセロトニン神経細胞，マイネルト基底核のコリン作動性神経なども変性するため，運動症状のみならず，多彩な自律神経症状，うつ症状，睡眠障害に伴うさまざまな症状，認知症などの非運動症状も高頻度に合併する多系統変性疾患であり，かつ全身疾患である．

　発症原因は不明であるが，遺伝因子ならびに環境因子の関与が重要であることが知られている．本邦での有病率は100〜180人/10万人とされているが，加齢も発症に寄与しているため，超高齢社会に突入した本邦ではさらに患者数が増えることが予想される．そのため，神経内科医だけではなく，一般内科医，脳外科医，家庭医なども診断および治療など診療に携わる必要がある状況になっている．しかし，パーキンソン病の診断および治療は神経内科領域を専門にする医師であっても難しいことが多い．

　現在，パーキンソン病の進行を抑制する神経保護治療はなく，対症療法が中心である．対症療法にはL-ドパ，ドパミンアゴニストを中心とする薬物療法，脳深部刺激療法を中心とする手術療法，カウンセリング，リハビリテーションなどの非薬物療法など多くの選択肢が存在するため，治療の選択肢は複雑化しており，しばしば複数の治療法を組み合わせることが不可欠になっている．

　そこで，どのような治療を行うことが，患者のQOLや長期予後にとって最善であるのか，エビデンスに基づいた治療指針（ガイドライン）を提示する必要に迫られ，2002年に日本神経学会治療ガイドラインとして「パーキンソン病治療ガイドライン2002」（「パーキンソン病治療ガイドライン」作成小委員会，委員長：水野美邦．以下「治療ガイドライン2002」と表記）が作成された．そして，治療の進歩から2011年に改訂版として「パーキンソン病治療ガイドライン2011」（「パーキンソン病治療ガイドライン」作成委員会，委員長：高橋良輔．以下「治療ガイドライン2011」と表記）が発行された．ガイドラインの公開以降，本邦でのパーキンソン病診療に携わる神経内科医をはじめ幅広い領域の医師に広く活用され，標準的なパーキンソン病治療の普及に大きな役割を果たしてきたといえる．

　今回のガイドラインは「治療ガイドライン2011」の改訂版として作成したが，治療のみならず，診断基準や病因，遺伝子，画像所見など幅広く解説しており，治療ガイドラインから診療ガイドラインへと名称を変更した．

改訂の背景とガイドラインの目的・対象

　2011年以降，治療方針に関しては大きな変化はないものの，ドパミンアゴニスト徐放剤，貼付剤，アポモルヒネ皮下注射，イストラデフィリン，L-ドパ持続経腸療法などの新しい治療法を用いることができるようになった．また，パーキンソン病の病態メカニズムの解明や画像診断技術は大きく進歩した．1997年に α-シヌクレインが家族性パーキンソン病の原因遺伝子として同定され，以降現在まで20を超える遺伝子が同定され，危険遺伝子なども明らかになってきている．また，画像診断として ^{123}I-MIBG心筋シンチグラフィにより高い精度でレヴィ小体病を見出すことが可能になり，^{123}I-FP-CIT-SPECTにより黒質線条体ドパミン神経細胞シナプス前終末の変性を可視化することでパーキンソニズムの鑑別が容易になり，診断プロセスにおいて重要な位置付けとなっている．それらを踏まえて，2015年には20年ぶりに新しい診断基準が，国際パーキンソン病・運動障害疾患学会 International Parkinson and Movement Disorder Society（MDS）から報告された．また，同時にエビデンスは十分ではないが，前駆期パーキンソン病の基準も報告された．

　さらに近年，診療ガイドライン作成方法が世界的に大きく進展しており，2014年にMedical Information Network Distribution Service（Minds）の「診療ガイドライン作成の手引き2014」が改訂された（以下，Minds 2014）．従来は1つひとつの研究をエビデンスレベルと称して，単に研究デザインの区別をつけてまとめたものであったが，新しいガイドラインの作成方法は大きく異なり，エビデンス総体（研究論文を系統的な方法で収集し，採用されたエビデンス全体）の重要性が強調されている．また，臨床の課題についてPICO；患者（P；patients），介入（I；Intervention），比較（C；comparison），アウトカム（O；outcome）に基づき定式化したクリニカルクエスチョン clinical question（CQ）を作成する必要がある．神経変性疾患の場合，疾患頻度，臨床像や遺伝子・病理像の多様性，孤発性疾患の生前診断の難しさをはじめとする他領域の疾患との違いのため，エビデンス総体で評価することは時に困難であり，さらには臨床の課題の多くは介入の有無で比較することはできないため，すべてをPICOに基づき定式化したCQとして作成することは現時点では困難である．しかし，多くの研究の蓄積と近年の進歩により，この新しいガイドラインの作成方法に則って作成可能な重要臨床課題も出てきている．これらの背景より，このたびガイドライン改訂に至った．

　本ガイドラインの対象患者は発症早期から進行期に至る様々な病期のパーキンソン病患者であり，遺伝子，環境因子，診断基準，画像診断，運動症状および非運動症状に対する薬物および非薬物療法に関して，全般的に網羅し，提示している．さらに，ガイドライン作成委員会のみならず，多職種で構成されたパネル会議を開催したことも特徴である．Minds 2014で推奨されている The Grading of Recommendations Assessment, Development and Evaluation（GRADE）システムを用いたCQに関しては，「CQ 1：早期パーキンソン病の治療はどのように行うべきか」と「CQ 2：運動合併症に対する治療について」を設定した．この2つのCQについては，エビデンス総体の吟味ならびにPICOを用いることができると判断し，パーキンソン病診療で最も重要な臨床課題と決定のうえで作成し，推奨を決定した．また，現時点ではGRADEシステムを用いたCQを作成することが難しいと判断された臨床課題に関しては，「治療ガイドライン2011」の発刊以降登場した新薬や臨床の重要事項などを中心に改訂し，旧来の手法でエビデンスをまとめ，最新の内容へ更新した．

　本ガイドラインには原則として本邦で使用されている薬剤を記載したが，重要な薬剤については一部，本邦未承認の薬剤（薬剤名は英字で記載）についても記載した．また，保険適用外の使用方法も記載されているが，保険診療での使用を正当化するものではないことを付記する．

利害関係者の参加

　本ガイドライン改訂・作成は日本神経学会が中心となって行った．加えてパーキンソン病治療にかかわる様々な領域の専門家の意見が反映される必要があるため，日本神経治療学会，日本脳神経外科学会，日本定位・機能神経外科学会，日本リハビリテーション医学会に，協力学会として作成に参加していただいた．作成委員会委員，または評価・調整委員のいずれかもしくは両者に上記学会の会員が含まれている．パネル会議は，患者も含め多職種*に参加いただき行った．

　本ガイドラインの利用者としては，神経内科専門医を中心に，一般内科医，脳外科医，家庭医といったパーキンソン病診療に携わる医師全般を主たる対象としつつ，さらに薬剤師，看護師，理学療法士，患者までを想定している．これによって，本邦のパーキンソン病診療の質の向上に貢献し，全国どの施設でも，高い水準の診療が受けられる状況，すなわち医療の標準化を推進することが本ガイドラインの目的である．

＊参加者（パーキンソン病診療ガイドライン委員以外，敬称略）：高本久，岡田芳子，平峯寿夫（一般社団法人全国パーキンソン病友の会），南郷栄秀（東京北医療センター呼吸器内科），梅村淳（順天堂大学大学院医学研究科脳神経外科講座），大城靖，中鏡暁子，中島萌里（順天堂大学医学部附属順天堂医院薬剤部），三部敬子，落合聖乃（順天堂大学医学部附属順天堂医院看護部）

　患者団体の関係者の方々や関連する多職種からの参加を得る必要がある会議の性質，ならびに日程の調整の結果，参加者の所属はやむをえず特定の施設が多くなった．今回は初めての試みであったが，多職種会議当日は，非常に多くの意見が出され，真摯な検討が実現でき，今後も継続していく必要性が確認できた．次回のガイドラインでは，施設が偏ることのバイアスも減らし，より多様な意見を取り入れることができるよう，複数の所属施設から参加を募るパネル会議の開催が望ましいと提唱しておきたい．

構成および作成手順

　今回のガイドラインは序章，第Ⅰ編，第Ⅱ編，第Ⅲ編の4部構成とした．序章ではパーキンソン病の診断基準を中心に，症状や遺伝子，環境因子についてまとめた．第Ⅰ編，第Ⅲ編は前回の「治療ガイドライン2011」の第Ⅰ編，第Ⅱ編と同じ形式とした．

　第Ⅰ編は「抗パーキンソン病薬，外科手術，リハビリテーションの有効性と安全性」と題し，各薬剤，手術療法，リハビリテーションに関して概要を解説した．また，経済的な問題を考慮する必要があるため，新しく公的制度・費用対効果についても解説した．

　第Ⅱ編は今回の改訂ガイドラインの大きな改訂部分となるものであり，Minds 2014で推奨されているGRADEシステムに準拠して作成された．これはガイドライン作成委員会およびパネル会議で，パーキンソン病診療において最も重要である臨床課題を「CQ 1：早期パーキンソン病の治療はどのように行うべきか」および「CQ 2：運動合併症に対する治療について」と選定し，PICOに基づきCQを定式化し，重大および重要なアウトカムを選定した．これらのアウトカムに関して，PRISMA flowに基づき研究を抽出し，比較できる研究デザインについてメタ解析を行った．各研究の質の評価（risk of bias）およびメタ解析の評価を行い，GRADEの質の判定基準に則って，推奨レベルを選定した（図1）．GRADEでは推奨を「介入による望ましい効果が望まない効果を上回るか下回るかについて，どの程度確信できるかを示すもの」と定義している．望ましい効果とは，死亡率や罹患率の低下，QOLの改善，治療や

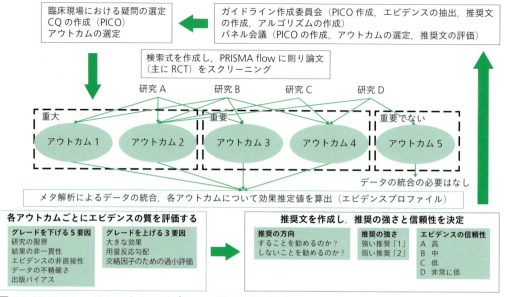

図1｜GRADEシステムによるエビデンスの質評価（診療ガイドラインのためのGRADEシステムより改編）

費用に関する負担軽減が挙げられ，望ましくない効果とはその逆である．この推奨レベルは，1（強い推奨）もしくは2（弱い推奨）で表記している．さらに，この推奨レベルを決定する根拠（エビデンス）はどのぐらい信頼があるかを，メタ解析とそれに用いた各RCTの質を評価してエビデンスレベルの高いものからA，B，C，Dと表記している．つまり，エビデンスレベルの差は治療効果の優劣を示しているものではない．第Ⅱ編は作成方法が他の編とは完全に異なるため，書籍の小口の部分を緑色に変えて区別した（**第Ⅱ編 Evidence Based Medicineの手法を用いた推奨，第1章「GRADEシステムを用いたエビデンスの質と推奨」**を参照のこと）．

前述したとおり，パーキンソン病をはじめとした神経変性疾患の診断や治療で生じる課題の多くは介入の有無による比較が難しいため，PICOに則って作成することが難しい．また，評価のシステムが確立していない，十分な観察期間が必要であるためRCTのみだけでは判断できない，多くの臨床課題に対して答えを出せるだけのエビデンスが揃っていないなど，エビデンス総体を構築することに多くの問題を抱えている．そのため第Ⅲ編では第Ⅱ編で選定されなかった重要課題，エビデンスが少ない臨床課題について，「治療ガイドライン2011」の第Ⅱ編を継承して改訂した．従来型の推奨とGRADEを用いた推奨は本質的に異なっており，本ガイドライン第Ⅱ編のCQとそれに対する推奨文とは異なった作成方法になっている．これらを区別するために臨床課題についてはQ and Aと表現し，その課題に対する答えは回答文として記載し，「治療ガイドライン2011」のようなグレードの表記はしていない．Q and Aについては「治療ガイドライン2011」と同様の基準で作成しているが，論文1つひとつにエビデンスレベルをつけることは単に研究デザインの区別（レベル）にしかすぎず，ガイドライン作成方法に誤解を招くため行われていない．

すべてにおいて，偏りのない方法で研究論文を検索するために，ガイドライン作成委員会が特定非営利活動法人日本医学図書館協会診療ガイドラインワーキンググループと共同で文献検索を担当した（診療ガイドラインワーキンググループ：河合富士美氏）．この作業に対しては報酬が支払われた．検索式は「治療ガイドライン2011」を参考に，河合氏と共同して検索式を作成

した．検索データベースは PubMed と医中誌 WEB を用いて，原則として **1983 年 1 月 1 日以降 2015 年 12 月 31 日まで**を検索期間とした．委員はこの検索結果を原則として用いたが，新しく出版され，ガイドラインで述べるべき重要課題を取り扱ったエビデンスなど，必要な場合には追加検索を行い，エビデンス総体を作成するために参考となる文献を選択した．

編集の独立性

　ガイドライン作成のための費用はすべて日本神経学会が負担した．このガイドラインは，日本神経学会の利益相反 conflicts of interest（COI）運用規定に基づき，適切な COI マネージメントのもとに作成された．このガイドライン作成に携わる委員長，副委員長，委員，研究協力者，および評価・調整委員は，日本神経学会ガイドライン統括委員会の承認を得ている．委員は会議参加のための交通費，宿泊費の支給は受けたが，文献入手にかかわる費用，原稿作成，会議参加に対しての報酬は受け取らなかった．また，すべての委員は当該疾患に関与する企業との間の経済的関係について，以下の基準で，過去 1 年間の COI に関して自己申告書を提出し，COI 審査委員会の審査を受け，その審査結果に従ってガイドラインの作成・改訂作業が行われた．

　役員報酬など（100 万円以上），株式など（100 万円以上もしくは全株式の 5% 以上保有），特許権使用料（100 万円以上），講演料など（50 万円以上），原稿料など（50 万円以上），研究費・助成金など（200 万円以上），旅費・贈答品など（5 万円以上），奨学（奨励）寄付金など（200 万円以上），寄附講座への所属．

　COI で申告された企業を以下に示す．
　MiZ 株式会社，旭化成メディカル株式会社，アステラス製薬株式会社，アッヴィ合同会社，株式会社アビスト，株式会社遺伝子治療研究所，エーザイ株式会社，エフピー株式会社，大塚製薬株式会社，小野薬品工業株式会社，キッセイ薬品工業株式会社，協和発酵キリン株式会社，グラクソ・スミスクライン株式会社，株式会社健康家族，株式会社財宝，水素健康医学ラボ株式会社，第一三共株式会社，大日本住友製薬株式会社，武田薬品工業株式会社，田辺三菱製薬株式会社，株式会社ツムラ，一般社団法人日本血液製剤機構，日本製薬株式会社，日本ベーリンガーインゲルハイム株式会社，日本メジフィジックス株式会社，日本メドトロニック株式会社，ノバルティスファーマ株式会社，バイエル薬品株式会社，バイオジェン・ジャパン株式会社，久光製薬株式会社，ファイザー株式会社，ボストン・サイエンティフィックジャパン株式会社，メロディアン株式会社，大和株式会社，サノフィ株式会社，塩野義製薬株式会社

本ガイドラインの活用法と今後の課題

　診療ガイドラインは米国医学研究所 Institute of Medicine（IOM）により「診療ガイドラインはエビデンスのシステマティックレビューと複数の治療選択肢の利益と害の評価に基づいて患者ケアを最適化するための推奨を含む文書である．」と定義されている．すなわち，ガイドラインは患者の治療方針において，最適な選択をする際に 1 つの手がかりとして用いるものであり，治療を強制するものではない．ガイドラインは，全国どの施設においても標準的な医療が受けられる体制，すなわち医療の標準化を推進する側面がある．本ガイドラインの推奨や回答は現在の標準的治療であるが，治療方針を決める際には，生活環境，経済的な側面，患者の希望などを考慮する必要がある．この点を理解したうえで，判断材料として，参考にしていただければ幸いである．

推奨文およびいくつかの回答文に，治療方針の概略を短時間で理解するための補助としてアルゴリズムを作成した．しかし，「治療ガイドライン 2011」の序文にも指摘されているとおり，アルゴリズムが本文や脚注を無視して引用され，本来の意図とは異なった治療方針として受けとられる危険がある．前述したとおり，臨床現場で遭遇する治療判断は多くの考慮事項があるためアルゴリズムだけを頼りに決定するのは無理であり，誤った治療になる危険性もある．アルゴリズムを用いる際には，本文と脚注をよく読み理解したうえで利用していただきたい．

　今後の課題として，より多くの臨床課題に関して PICO に基づいた CQ を作成し，エビデンス総体を用いて評価すべきである．また，近年の治療に関する進歩は目覚ましく今後も多くのエビデンスが蓄積されることが予想されるため，5 年後を目処にガイドラインを改訂する必要があると思われる．また，簡便に理解するためのコンパクト版を作成する予定である．

2018 年 4 月

パーキンソン病診療ガイドライン作成委員会
委員長　服部信孝

目次

神経疾患診療ガイドラインの発行にあたって ……………………………………………… v
序 ……………………………………………………………………………………………… vii
略語一覧 ……………………………………………………………………………………… xviii

序章　パーキンソン病とは

1. パーキンソン病の診断 ………………………………………………………………… 2
2. パーキンソン病の疫学 ………………………………………………………………… 4
3. パーキンソン病と遺伝子 ……………………………………………………………… 6
4. パーキンソン病と環境因子 …………………………………………………………… 9
5. パーキンソン病の運動症状と非運動症状 …………………………………………… 11

第Ⅰ編　抗パーキンソン病薬，外科手術，リハビリテーションの有効性と安全性

資料 1. 各薬剤の特徴 ……………………………………………………………………… 20
資料 2. L-ドパ換算用量 …………………………………………………………………… 24

第 1 章　L-ドパ　25

1. L-ドパ単剤 ……………………………………………………………………………… 25
2. L-ドパ/DCI 配合剤 …………………………………………………………………… 26
3. 長時間作用型 L-ドパ/DCI 配合剤 …………………………………………………… 28
4. L-ドパ/DCI/COMT 阻害薬配合剤 …………………………………………………… 30
5. 空腸投与用 L-ドパ/カルビドパ配合剤（L-ドパ持続経腸療法）………………… 31

第 2 章　ドパミンアゴニスト　34

1. ブロモクリプチン ……………………………………………………………………… 34
2. ペルゴリド ……………………………………………………………………………… 36

3. タリペキソール ……………………………………………………………… 38
4. カベルゴリン ………………………………………………………………… 39
5. プラミペキソール（速放剤，徐放剤）……………………………………… 41
6. ロピニロール（速放剤，徐放剤）…………………………………………… 46
7. ロチゴチン …………………………………………………………………… 50
8. アポモルヒネ ………………………………………………………………… 55

第 3 章　モノアミン酸化酵素 B（MAOB）阻害薬　58
1. セレギリン …………………………………………………………………… 58
2. ラサギリン …………………………………………………………………… 60

第 4 章　カテコール-O-メチル基転移酵素（COMT）阻害薬　63

第 5 章　アマンタジン　65

第 6 章　抗コリン薬　68

第 7 章　ドロキシドパ　70
1. すくみ足・無動に対する効果 ……………………………………………… 70
2. 起立性低血圧に対する効果 ………………………………………………… 71

第 8 章　ゾニサミド　73

第 9 章　イストラデフィリン　75

第 10 章　手術療法　77
I. 破壊術 ………………………………………………………………………………… 77
　1. 視床腹中間核破壊術 ………………………………………………………… 77
　2. 淡蒼球内節破壊術 …………………………………………………………… 79
　3. 視床下核破壊術 ……………………………………………………………… 80
II. 脳深部刺激療法 deep brain stimulation（DBS）…………………………………… 81
　4. 視床腹中間核刺激療法 ……………………………………………………… 81
　5. 淡蒼球内節刺激療法 ………………………………………………………… 82
　6. 視床下核刺激療法 …………………………………………………………… 84

第 11 章　パーキンソン病のリハビリテーション　87

第 12 章　公的制度・費用対効果　90
1. 公的制度 ……………………………………………………………………… 90

2. 費用対効果 93

第Ⅱ編　Evidence Based Medicine の手法を用いた推奨

第1章　GRADE システムを用いたエビデンスの質と推奨　96

第2章　CQ 1　早期パーキンソン病の治療はどのように行うべきか　99

- **CQ 1-1**　早期パーキンソン病は，診断後できるだけ早期に薬物療法を開始すべきか......99
- **CQ 1-2**　早期パーキンソン病の治療は L-ドパと L-ドパ以外の薬物療法（ドパミンアゴニストおよび MAOB 阻害薬）のどちらで開始すべきか......103

資料 CQ 1. 治療アルゴリズムと PRISMA flow......107

第3章　CQ 2　運動合併症に対する治療について　110

- **CQ 2-1**　ウェアリングオフを呈する進行期パーキンソン病患者において L-ドパ製剤にドパミンアゴニストを加えるべきか......110
- **CQ 2-2**　ウェアリングオフを呈する進行期パーキンソン病患者においてドパミン附随薬（COMT 阻害薬，MAOB 阻害薬群，イストラデフィリン，ゾニサミド）を加えるべきか......113
- **CQ 2-2-1**　ウェアリングオフを呈する進行期パーキンソン病患者において COMT 阻害薬を加えるべきか......114
- **CQ 2-2-2**　ウェアリングオフを呈する進行期パーキンソン病患者において MAOB 阻害薬を加えるべきか......116
- **CQ 2-2-3**　ウェアリングオフを呈する進行期パーキンソン病患者においてイストラデフィリンを加えるべきか......118
- **CQ 2-2-4**　ウェアリングオフを呈する進行期パーキンソン病患者においてゾニサミドを加えるべきか......120
- **CQ 2-3**　ウェアリングオフを呈する進行期パーキンソン病患者において脳深部刺激療法を行うべきか......122

資料 CQ 2. 治療アルゴリズムと DAT の特徴と PRISMA flow......125

第Ⅲ編　パーキンソン病診療に関する Q&A

第1章　診断，予後　132

- **Q and A 1-1**　レム睡眠行動障害，嗅覚低下，便秘はパーキンソン病の診断に有用か......132
- **Q and A 1-2**　画像検査はパーキンソン病の診断に有用か......137
- **Q and A 1-2-1**　MRI はパーキンソン病の診断に有用か......137
- **Q and A 1-2-2**　MIBG 心筋シンチグラフィはパーキンソン病の診断に有用か......140

Q and A 1-2-3	ドパミントランスポーター（DAT）シンチグラフィはパーキンソン病の診断に有用か……143
Q and A 1-2-4	脳血流シンチグラフィはパーキンソン病の診断に有用か……146
Q and A 1-2-5	経頭蓋超音波検査はパーキンソン病の診断に有用か……148

第2章　治療総論　150

Q and A 2-1	L-ドパはドパミン神経の変性を促進するか……150
Q and A 2-2	運動合併症の発現に影響する因子は何か……152
Q and A 2-3	パーキンソン病の予後に影響を与える因子は何か……155
Q and A 2-4	パーキンソニズムを出現・悪化させる薬物は何か……158
Q and A 2-5	悪性症候群の予防・治療はどうするか……162
Q and A 2-6	外科手術や全身状態の悪化に伴い絶食しなくてはならないときにどう治療するか……164
Q and A 2-7	妊娠した場合，抗パーキンソン病薬はどのように調整するか……167
Q and A 2-8	終末期を踏まえた医療およびケアはどうあるべきか……170

第3章　運動症状の治療　174

Q and A 3-1	振戦の治療はどうするか……174
Q and A 3-2	peak-dose ジスキネジアの治療はどうするか……177
Q and A 3-3	オン/オフの治療はどうするか……181
Q and A 3-4	no on, delayed on の治療はどうするか……183
Q and A 3-5	off period ジストニアの治療はどうするか……185
Q and A 3-6	すくみ足の治療はどうするか……188
Q and A 3-7	diphasic ジスキネジアの治療はどうするか……192
Q and A 3-8	姿勢異常の治療はどうするか……194
Q and A 3-9	嚥下障害の治療はどうするか……198

第4章　非薬物療法　200

Q and A 4-1	手術療法の適応基準は何か……200
Q and A 4-2	手術療法を考慮するタイミングはいつか……200
Q and A 4-3	視床下核脳深部刺激療法（STN-DBS）と淡蒼球内節脳深部刺激療法（GPi-DBS）の使い分けはどうするか……204
Q and A 4-4	運動療法は運動症状改善に有用か……211
Q and A 4-5	教育，カウンセリング，食事，サプリメントなどの非薬物療法は症状の進行予防や運動症状改善に有用か……214

第5章　非運動症状の治療　217

Q and A 5-1	日中過眠の治療はどうするか……217
Q and A 5-2	突発的睡眠の治療はどうするか……220
Q and A 5-3	夜間不眠に対する治療はどうするか……222
Q and A 5-4	レム睡眠行動障害の治療はどうするか……225

Q and A 5-5	下肢静止不能症候群（むずむず脚症候群）の治療はどうするか……………… 228
Q and A 5-6	うつ症状の治療はどうするか……………………………………………………… 230
Q and A 5-7	不安の治療はどうするか…………………………………………………………… 234
Q and A 5-8	アパシーの治療はどうするか……………………………………………………… 237
Q and A 5-9	疲労の治療はどうするか…………………………………………………………… 241
Q and A 5-10	幻覚・妄想の治療はどうするか………………………………………………… 245
Q and A 5-11	衝動制御障害，ドパミン調節障害の治療はどうするか……………………… 250
Q and A 5-12	認知症が合併した場合の薬物療法はどうするか……………………………… 254
Q and A 5-13	抗コリン薬はパーキンソン病患者の認知機能を悪化させるか……………… 257
Q and A 5-14	起立性低血圧の治療はどうするか……………………………………………… 259
Q and A 5-15	排尿障害の治療はどうするか…………………………………………………… 262
Q and A 5-16	便秘の治療はどうするか………………………………………………………… 265
Q and A 5-17	性機能障害の治療はどうするか………………………………………………… 268
Q and A 5-18	発汗発作の治療はどうするか…………………………………………………… 270
Q and A 5-19	痛みの治療はどうするか………………………………………………………… 272

第6章　将来の治療などの可能性　274

Q and A 6-1	磁気刺激，修正型電気痙攣療法は症状改善に有効か……………………… 274
Q and A 6-2	細胞移植は症状改善に有用か…………………………………………………… 277
Q and A 6-3	遺伝子治療は症状改善に有用か………………………………………………… 280

索引………………………………………………………………………………………………… 282

略語一覧

ADL：activities of daily living（日常生活動作）
CI：confidence interval（信頼区間）
COMT：catechol-*O*-methyl transferase（カテコール-*O*-メチル基転移酵素）
DBS：deep brain stimulation（脳深部刺激療法）
DCI：dopa decarboxylase inhibitor（ドパ脱炭酸酵素阻害薬）
DLB：dementia with Lewy bodies（レヴィ小体型認知症）
I^2：I^2 統計量
L-ドパ：levodopa（レボドパ）
MAOB：monoamine oxidase B（モノアミン酸化酵素 B）
MD：mean deviation（平均差）
MMSE：Mini-Mental-State Examination
NSAID：nonsteroidal antiinflammatory drug（非ステロイド性抗炎症薬）
OR：odds ratio（オッズ比）
PDSS：Parkinson's Disease Sleep Scale
PDQ：Parkinson's Disease Questionnaire
QOL：quality of life（生活の質）
RBD：rapid eye movement sleep behavior disorder（レム睡眠行動障害）
RCT：randomized controlled trial（ランダム化比較試験）
RR：risk ratio（リスク比）
SNRI：serotonin-noradrenalin reuptake inhibitor（セロトニン・ノルアドレナリン再取り込み阻害薬）
SSRI：selective serotonin reuptake inhibitor（選択的セロトニン再取り込み阻害薬）

UPDRS：Unified Parkinson's Disease Rating Scale

　part Ⅰ：nonmotor experiences of daily living（日常生活における非運動症状）
　part Ⅱ：motor experiences of daily living（日常生活で経験する運動症状の側面）
　part Ⅲ：motor examination（運動症状の調査）
　part Ⅳ：motor complications（運動合併症）

序章　パーキンソン病とは

1 | パーキンソン病の診断

パーキンソン病を確実に診断できる検査法は現時点で確立していないため，臨床診断は専ら症状に基づいて行われている．多くの診断基準がこれまでに提案されてきたが，世界的に最も使用されてきたのが英国ブレインバンク診断基準であり，これまでに多数の臨床研究がこれに基づいて行われてきた[1]．この診断基準では，できるだけ他疾患の可能性を除外したうえで，パーキンソニズムとして運動緩慢がみられることが診断上必須であり，加えて筋強剛，4～6 Hzの静止時振戦，姿勢保持障害のうちの少なくとも1つがみられること，そして症状に左右差がみられることやL-ドパに良い反応性がみられるなどいくつかの補助的な支持要素がみられることがパーキンソン病の基本的な診断条件とされている[1]．この基準による診断の陽性的中率は80～90％と報告されている[1,2]．本邦の指定難病に対する医療費助成制度で推奨されているパーキンソン病の診断基準も概ねこれに準拠しているが，①典型的な左右差のある安静（静止）時振戦（4～6 Hz）がある，または②歯車様（筋）強剛，動作（運動）緩慢，姿勢反射（保持）障害のうちの2つ以上が存在する場合をパーキンソニズムと定義しており，静止時振戦の存在に重点を置いている点が特徴であるといえる[3]．

特に近年，新しい検査法が開発されたり病理学的な病態進展モデルが提唱されるなど，パーキンソン病に関する知見が集積されてきたことから，新規の診断基準作成を模索する動きが拡がってきた[4]．そうしたなかで2015年に新たな診断基準がInternational Parkinson and Movement Disorder Society（MDS）から提唱され[5]，今後世界的に広く使用されていくものと考えられる．

MDS診断基準は以下に示すように，診断の特異度が90％以上になることを目標とした厳格な診断基準（clinically established Parkinson's disease）と感度・特異度の両方が80％以上となることを目標とした実用的な診断基準（clinically probable Parkinson's disease）の2つのレベルから成っている．これによるとまずパーキンソニズムとして，運動緩慢がみられることが必須であり，加えて静止時振戦か筋強剛のどちらか1つまたは両方がみられるものと定義している．パーキンソン病の姿勢保持障害はほとんど進行期になってから出現し，早期の出現はむしろ他疾患を示唆することが考慮され，これまでの診断基準とは異なり姿勢保持障害を除外している点が注目される．また英国ブレインバンク診断基準では2名以上の家族内発症があると除外基準に抵触し，今日のパーキンソン病に関する遺伝学的研究の知見からも問題が指摘されてきたが，これも除外基準から削除された．**表1**にこの新しいMDS診断基準[5]を抜粋して示す．

なお，画像診断については，**第Ⅲ編 Q and A 1-2**（137頁）を参照．

文献

1) Hughes AJ, Daniel SE, Kilford L, et al. Accuracy of clinical diagnosis of idiopathic Parkinson's disease：a clinico-pathological study of 100 cases. J Neurol Neurosurg Psychiatry. 1992；55(3)：181-184.
2) Hughes AJ, Daniel SE, Lees AJ. Improved accuracy of clinical diagnosis of Lewy body Parkinson's disease. Neurology. 2001；57(8)：1497-1499.
3) 厚生労働省：指定難病制度に於ける各疾患診断基準．
http://www.mhlw.go.jp/stf/seisakunitsuite/bunya/0000062437.html
4) Berardelli A, Wenning GK, Antonini A, et al. EFNS/MDS-ES/ENS recommendations for the diagnosis of Parkinson's disease. Eur J Neurol. 2013；20(1)：16-34.
5) Postuma RB, Berg D, Stern M, et al. MDS clinical diagnostic criteria for Parkinson's disease. Mov Disord. 2015；30(12)：1591-1601.

表1 | International Parkinson and Movement Disorder Society（MDS）診断基準（2015）

臨床的に確実なパーキンソン病（clinically established Parkinson's disease）
パーキンソニズムが存在しさらに，
 1) 絶対的除外基準に抵触しない．
 2) 少なくとも2つの支持的基準に合致する．
 3) 相対的除外基準に抵触しない．

臨床的にほぼ確実なパーキンソン病（clinically probable Parkinson's disease）
パーキンソニズムが存在しさらに，
 1) 絶対的除外基準に抵触しない．
 2) 相対的除外基準と同数以上の支持的基準がみられる．ただし2つを超える相対的除外基準がみられてはならない．

支持的基準（supportive criteria）
1. 明白で劇的なドパミン補充療法に対する反応性がみられる．この場合，初期治療の段階では正常かそれに近いレベルまでの改善がみられる必要がある．もし初期治療に対する反応性が評価できない場合は以下のいずれかで判断する．
   - 用量の増減により顕著な症状の変動（UPDRS part Ⅲでのスコアが30%を超える）がみられる，または患者または介護者より治療により顕著な改善がみられたことが確認できる．
   - 明らかに顕著なオン/オフ現象がみられる．
2. L-ドパ誘発性のジスキネジアがみられる．
3. 四肢の静止時振戦が診察上確認できる．
4. 他のパーキンソニズムを示す疾患との鑑別診断上，80%を超える特異度を示す検査法が陽性である．現在この基準を満たす検査として以下の2つが挙げられる．
   - 嗅覚喪失または年齢・性を考慮したうえで明らかな嗅覚低下の存在
   - MIBG心筋シンチグラフィによる心筋交感神経系の脱神経所見

絶対的除外基準（absolute exclusion criteria）
1. 小脳症状がみられる．
2. 下方への核上性眼球運動障害がみられる．
3. 発症5年以内に前頭側頭型認知症や原発性進行性失語症の診断基準を満たす症状がみられる．
4. 下肢に限局したパーキンソニズムが3年を超えてみられる．
5. 薬剤性パーキンソニズムとして矛盾のないドパミン遮断薬の使用歴がある．
6. 中等度以上の重症度にもかかわらず，高用量（>600 mg）のL-ドパによる症状の改善がみられない．
7. 明らかな皮質性感覚障害，肢節観念運動失行や進行性失語がみられる．
8. シナプス前性のドパミン系が機能画像検査により正常と評価される．
9. パーキンソニズムをきたす可能性のある他疾患の可能性が高いと考えられる．

相対的除外基準（red flags）
1. 5年以内に車椅子利用となるような急速な歩行障害の進展がみられる．
2. 5年以上の経過で運動症状の増悪がみられない．
3. 発症5年以内に重度の構音障害や嚥下障害などの球症状がみられる．
4. 日中または夜間の吸気性喘鳴や頻繁に生じる深い吸気[注1]など，吸気性の呼吸障害がみられる．
5. 発症から5年以内に以下のような重度の自律神経障害がみられる．
   - 起立性低血圧：立位3分以内に少なくとも収縮期で30 mmHgまたは拡張期で15 mmHgの血圧低下がみられる．
   - 発症から5年以内に重度の尿失禁や尿閉がみられる．
6. 年間1回を超える頻度で繰り返す発症3年以内の転倒．
7. 発症から10年以内に，顕著な首下がり（anterocollis）や手足の関節拘縮がみられる．
8. 5年の罹病期間のなかで以下のようなよくみられる非運動症状を認めない．
   - 睡眠障害：睡眠の維持障害による不眠，日中の過剰な傾眠，レム睡眠行動障害の症状
   - 自律神経障害：便秘，日中の頻尿，症状を伴う起立性低血圧
   - 嗅覚障害
   - 精神症状：うつ状態，不安，幻覚
9. 他では説明のできない錐体路症状がみられる．
10. 経過中一貫して左右対称性のパーキンソニズムがみられる．

〔Postuma RB, Berg D, Stern M, et al. MDS clinical diagnostic criteria for Parkinson's disease. Mov Disord. 2015；30(12)：1591-1601.〕
注1：inspiratory sighs．多系統萎縮症で時にみられる呼吸障害の1つで，しばしば突然不規則に生じる深いため息様の吸気．

2 | パーキンソン病の疫学

　パーキンソン病に関してこれまでに多くの疫学調査が行われてきた．診断基準や調査方法の相違もありそれらを一概に同一基準で比較はできないが，比較的信頼度の高い診断基準・調査方法を用いた欧米の報告によると，パーキンソン病の罹患率は概ね 14〜19 人/10 万人・年，有病率は概ね 100〜300 人/10 万人と推定されている[1]．年齢とともに患者数は増えることが知られており，65 歳以上に限定すると罹患率は概ね 10 倍の 160 人/10 万人・年，有病率も 950 人/10 万人程度と高い数値を示す一方で，40 歳未満での罹患率は極めて低く，概ね 10 万人・年あたり 1 人未満であると推計されている[1]．主に経済・医療水準の発展により，ほとんどの国・地域において平均寿命は延びており高齢者が増加しているため，必然的にパーキンソン病の罹患率と有病率は年々増加していると推定される．性差に関するこれまでの検討によると，罹患率は女性に比して男性のほうが高いとする報告が多いが，有病率については性差がないとする報告が多い[1]．これは一般に女性に比して男性の平均余命が短いことに起因していると考えられる．一方で，本邦では女性のほうが罹患率・有病率ともに高いとする報告もある[2]．

　これまでの検討結果を比較すると，欧米に比してアジアやアフリカにおける有病率は低いとする報告が多い．しかしながら地域の年齢構成や医療環境などの社会的要因を補正すると，人種間での罹患率や有病率に大きな差異はないとする考えもある．実際これまでの複数地域での疫学調査の結果から，本邦での罹患率は 10〜18 人/10 万人・年，有病率は 100〜180 人/10 万人程度であると推定されており，欧米での報告と大きな差異はないと考えられる[2]．年齢・性差を補正した有病率は 2004 年で 166.8 人/10 万人と推計されており[2]，これに基づいて推計すると現在の本邦のパーキンソン病患者数は概ね 20 万人程度と予想される．日本の総人口は 2008 年をピークとして次第に減少している一方で，その後も高齢者人口の増加が続いている．65 歳以上の人口について見ると，1980 年に 1 千万人程度であったが現在は 3 千万人以上となり，さらに今後も増加傾向が継続すると予想されている[3]．これに伴ってパーキンソン病患者数は今後さらに増加していくと推定され，少なくとも 65 歳以上の高齢者人口の増加が続く今後 20 年程度は，患者数の増加が続いていくと予想されている．

　これまでの疫学調査結果から，いくつかの環境因子がパーキンソン病の発症に関係していることが示唆されてきた．例えば，除草剤や殺虫剤など農薬への曝露や乳製品の摂取は発症を促進し，喫煙の習慣，アルコール飲料やカフェインの摂取，抗酸化効果のあるとされる食品やサプリメントの摂取，運動の習慣などが発症を抑制することを示唆する調査結果が報告されている[1]．しかしながらこれらが影響しないとする報告もあり，また特に嗜好品の摂取についてはいわゆる病前性格との関連を論じる意見もある．また，こうした環境因子を示唆するこれまでの報告の大部分が後方視的研究であり，介入研究を含む前方視的研究はほとんど報告されていない．以上から，発症リスクと関連することが確実に証明された環境因子は，今のところないといえる．

文献

1) Wirdefeldt K, Adami HO, Cole P, et al. Epidemiology and etiology of Parkinson's disease: a review of the evidence. Eur J Epidemiol. 2011;26(Suppl 1):S1-S58.
2) Yamawaki M, Kusumi M, Kowa H, et al. Changes in prevalence and incidence of Parkinson's disease in Japan during a quarter of a century. Neuroepidemiology 2009;32(4):263-269.
3) 内閣府. 平成 27 年版高齢社会白書.

3 | パーキンソン病と遺伝子

　パーキンソン病のほとんどは孤発型であるが，5〜10％は家族内発症者が存在する遺伝性パーキンソン病が存在する．パーキンソン病の診断は，臨床症状からなされるが，同じ臨床症状であっても病態が異なることは明らかである．事実，単一遺伝子異常に伴うパーキンソン病には最低でも22遺伝子座が存在する．最近では，本邦から*CHCHD2*遺伝子が，優性遺伝性パーキンソン病の原因遺伝子として同定された（表1）．原因遺伝子が同定されるケースは，たかだか20％であり，残りの80％の遺伝子は不明である．なぜ，遺伝子解析が重要かは，原因遺伝子の機能解析はパーキンソン病の発症機序にかかわるカスケードを明らかにする鍵を握っていると考えられているからである．現時点では，病態は明らかにされていないが，遺伝性パーキンソン病の研究から，複数のカスケードが存在することは明白である．このためパーキンソン病の進行を抑制するような disease modifying therapy は実現していない[1]．これは遺伝性パーキンソン病にかかわる原因遺伝子が最低でも22個以上存在し，複数の病態が複雑にかかわっているためと考えられている．病理でα-シヌクレインの沈着が観察されてもパーキンソン病の原因は様々であり単一でない．また，α-シヌクレインの沈着がなくてもドパミン神経細胞死が起こる症例もある．言い換えれば，α-シヌクレインの沈着の有無に関係なくドパミン神経細胞死は惹起されるといえる[1]．

表1 | 遺伝性パーキンソン病

遺伝子シンボル	遺伝子座	遺伝形式	遺伝子名	発症年齢	レヴィ小体の有無
PARK1（SNCA），PARK4	4q21	優性遺伝	α-synuclein	40歳前後	＋
PARK2	6q252.2-27	劣性遺伝	parkin	＜40歳	−（＋の患者もいる）
PARK3	2p13	優性遺伝	?	35〜89歳	＋
PARK5	4p14	優性遺伝	UCH-L1	＜50歳	?
PARK6	1p35-36	劣性遺伝	PINK1	50歳前後	＋
PARK7	1p36	劣性遺伝	DJ-1	27〜40歳	?
PARK8	12q12	優性遺伝	LRRK2	65歳前後	＋/−
PARK9	1p36	劣性遺伝	ATP13A2	11〜16歳	?
PARK10	1p32	孤発症例	?	中高年齢	?
PARK11	2q36-37	優性遺伝	GIGYF2	中高年齢	?
PARK12	Xp21-q25	孤発症例	?	中高年齢	?
PARK13	2p12	孤発症例	HtrA2/Omi	中高年齢	?
PARK14	22q13.1	劣性遺伝	PLA2G6	20〜25歳	＋
PARK15	22q12-q13	劣性遺伝	FBXO7	10〜19歳	?
PARK16	1q32	孤発症例	?	中高年齢	?
PARK17	16q12	優性遺伝	VPS35	中高年齢	−
PARK18	3q27	優性遺伝	EIF4G1	中高年齢	＋
PARK19	1p31.3	劣性遺伝	DNAJC6/HSP40	10〜20歳	?
PARK20	21q22.11	劣性遺伝	SYNJ1	若年齢	?
PARK22	7p11.2	優性遺伝	CHCHD2	中高年齢	＋
GBA	1q21	孤発症例	Glucocerebrosidase	52±7歳	＋

神経変性疾患で唯一，対症療法が可能なこの疾患は，ドパミン機能異常に基づいているといえる．しかしながら，進行を阻止する治療法の解決が重要な課題として残っている．孤発型パーキンソン病は，他の神経変性疾患同様，遺伝的因子と環境因子の相互作用で発症すると考えられている．環境因子では，性差，喫煙の習慣，カフェインの消費量が重要な環境因子として検討されている．他にも農薬への曝露，職業，血清尿酸値，抗炎症薬の使用，頭部外傷の既往，運動量の低下など様々な因子が危険因子として報告されているが，これらは限定的であり，はっきりと危険因子といえるかは結論付いていない[2]．パーキンソン病における遺伝子変異の検討では，優性遺伝性パーキンソン病では，浸透率は100％ではなく，加齢とともに浸透率が上昇することから，やはり環境因子の関与は無視できないということになる．つまり環境因子と遺伝的因子の相互作用の程度によって，発症を説明することが可能と考えられている．またゲノム科学からわかってきたことは，パーキンソン病のレヴィ小体形成のメカニズム，ドパミン神経細胞死の機序などであり，現時点でわかっていることは以下の5点に絞ることができる．①ミトコンドリア機能障害，②神経炎症，③蛋白分解系障害，④リソソーム障害，⑤α-シヌクレインの沈着の5要素である[1]．

1. 一卵性双生児におけるパーキンソン病罹患率

第一度近親者におけるパーキンソン病の相対リスク比は2.9倍と，近親者にパーキンソン病をもたないケースに比べると高いことが報告されている．きょうだい間で発症している場合の相対リスク比は4.4倍であり，親子間で発症している場合の相対リスク比は2.7倍と高い．50歳以前に発症する場合と50歳以降で発症する場合では，相対リスク比は，それぞれ4.7倍と2.7倍と解析されている．これらの結果は，2007年までにpublicationされたものを分析・解析している[3]．この解析では，遺伝性パーキンソン病と同じ生育環境を区別できていない問題点がある．このような点を考慮すると一卵性双生児と二卵性双生児におけるパーキンソン病罹患率の解析は，生育環境を統一でき，遺伝子の関与をある程度明らかにできるメリットがある．Tannerら[4]によれば，一卵性双生児におけるパーキンソン病発症の一致率は15.5％であり，二卵性双生児の一致率は11.1％であるため，全体での解析では遺伝因子は少ないと考えられる．一方，50歳以前に発症する若年性パーキンソン病では，遺伝因子の関与は大きいと考えられる[4]．2011年にスウェーデンで同様な研究が検討された．その結果によればパーキンソン病発症の一致率は，一卵性双生児は11％で，二卵性双生児は4％と，遺伝因子の関与は肯定的であるといえる[5]．しかしながら，その影響は，遺伝性パーキンソン病の頻度が10％内外であることと浸透率がさほど高くないことから遺伝因子は重要であるものの，必ずしも大きくないといえる[6]．

2. 遺伝性パーキンソン病の存在

1997年にα-シヌクレイン遺伝子の単離・同定に始まり，20世紀後半から21世紀にかけて単一遺伝子異常に伴う遺伝性パーキンソン病の報告は，相次いでいる．特に50歳以前に発症する若年性パーキンソン病に関しては，遺伝子の関与はあると判断されている．表1に示すようにPARK22まで多くの遺伝子座が単離・報告されている．各論的な遺伝性パーキンソン病に関しては参考文献に譲るとして，PARK22まで単一遺伝子による遺伝性パーキンソン病が存在する．このことは遺伝子の関与はあると判断できるし，単一遺伝子によるパーキンソン病の原因遺伝子が，同時に孤発型パーキンソン病の感受性遺伝子であることも遺伝子の関与を示す．Genome Wide Association Study（GWAS）による検討では，人種の違いはあるものの，少

	アジア人種	白人種	
α-synuclein LRRK2 PARK16	陽性 陽性 陽性	陽性 陽性 陽性	→ 同じ結果を再現 人種を超えて共通の 感受性遺伝子
MAPT(tau) BST1	陰性 陽性	陽性 陰性	→ 同じ結果を再現できず 人種によって結果が異なる

図1｜アジア人種と白人種におけるゲノムワイド関連分析

アジア人種と白人種でそれぞれ感受性遺伝子多型について評価した．α-シヌクレイン，PARK16，LRRK2 は白人種でも結果を再現できたが，BST1 と MAPT では人種を超えた共通感受性遺伝子ではなかった．

〔Satake W, et al. Genome-wide association study identifies common variants at four loci as genetic risk factors for Parkinson's disease. Nat Genet 2009；41(12)：1303-1307.；Simón-Sánchez J, et al. Genome-wide association study reveals genetic risk underlying Parkinson's disease. Nat Genet 2009；41(12)：1308-1312. より作図〕

なくとも α-シヌクレイン，LRRK2，PARK16 遺伝子に関しては，人種の違いを超えて感受性遺伝子であることがわかっている．一方，MAPT，BST1 遺伝子に関しては，MAPT 遺伝子は白人種で，BST1 遺伝子はアジア人種で感受性遺伝子だと報告されており（図1）[7,8]，人種によっての違いが存在する．さらにメタ解析で新たに 28 個の遺伝子多型が見出されているが，リスクは高いものではない[9]．遺伝性パーキンソン病の原因遺伝子が感受性遺伝子であることも，単に遺伝子だけでは発症するメカニズムは考えにくく，環境因子の関与も無視できないと結論付けることができる．

文献

1) Korczyn AD, Hassin-Baer S. Can the disease course in Parkinson's disease be slowed? BMC Med. 2015；13：295.
2) Kieburtz K, Wunderle KB. Parkinson's disease：evidence for environmental risk factors. Mov Disord. 2013；28(1)：8-13.
3) Thacker EL, Ascherio A. Familial aggregation of Parkinson's disease：a meta-analysis. Mov Disord. 2008；23(8)：1174-1183.
4) Tanner CM, Ottman R, Goldman SM, et al. Parkinson disease in twins：an etiology study. JAMA. 1999；281(4)：341-346.
5) Wirdefeldt K, Gatz M, Reynolds CA, et al. Hereditary of Parkinson disease in Swedish twins：a longitudinal study. Neurobiol Aging. 2011；32(10)：1923.e1-8.
6) Trinh J, Guella I, Farrer MJ. Disease penetrance of late-onset parkinsonism a meta-analysis. JAMA Neurol. 2014；71(12)：1535-1539.
7) Satake W, Nakabayashi Y, Mizuta I, et al. Genome-wide association study identifies common variants at four loci as genetic risk factors for Parkinson's disease. Nat Genet. 2009；41(12)：1303-1307.
8) Simón-Sánchez J, Schulte C, Bras JM, et al. Genome-wide association study reveals genetic risk underlying Parkinson's disease. Nat Genet. 2009；41(12)：1308-1312.
9) Nalls MA, Pankratz N, Lill CM, et al. Large-scale meta-analysis of genome-wide association data identifies six new risk loci for Parkinson's disease. Nat Genet. 2014；46(9)：989-993.

4 | パーキンソン病と環境因子

　パーキンソン病の発症原因についてはいまだ完全に解明されたわけではないが，大きく分けると遺伝因子と環境因子の関与が示唆されている．

1. 年齢・人種・性別

　パーキンソン病の有病率は高齢になるほど高くなることが一般的に知られている[1,2]．有病率・罹患率いずれも年齢とともに増大し，80歳以降がピークである[1]．パーキンソン病の有病率はアフリカやアジア・アラブに比して欧州や北米・南米で高い．また人種別ではヒスパニック系，非ヒスパニック系白人，アジア人，黒人の順に高く，人種がパーキンソン病の危険因子である可能性がある[1]．性別に関しては，メタ解析によると世界的には女性よりも男性で有病率が高い傾向であるが，アジアでは他の地域よりも男女差が少ない傾向にあり，全体的には有意差が認められなかった[1]．このようにパーキンソン病の発症には人種や地理的な影響が関係している可能性があるが，これを否定する意見もある．

2. メタ解析でエビデンスレベルが高い因子

　2012年のNoyceらによる202研究の大規模メタ解析[3]によると，パーキンソン病発症のリスクを増加させる因子は，遺伝的な関与が強く考えられる因子を除くと，関連の強い順に便秘，気分障害，殺虫剤への曝露，頭部外傷の既往，農村生活，βブロッカーの使用，農業従事，井戸水の飲用であった．リスクを低下させる因子は，関連の強い順に喫煙歴，コーヒー摂取，高血圧症，非ステロイド性抗炎症薬（NSAIDs）の使用，カルシウム（Ca）チャネルブロッカーの使用，アルコール摂取であった．特に便秘と喫煙歴の有無の2つの因子はパーキンソン病発症のリスクが少なくとも2倍も異なる結果であった．ただしこれらの因子には環境因子のみならずパーキンソン病の運動症状発症前の前駆症状も混在・関与している可能性がある（例：便秘や気分障害，低血圧症など）．また農村生活や農業従事，高血圧症，Caチャネルブロッカーの使用に関しては，コホート研究では95%信頼区間がnull valueをまたいでおり，エビデンスレベルとしては低いものとなっている．またこの研究には近年注目されてきている運動習慣や血清尿酸値などが解析に含まれていなかった．

　上記のNoyceらの解析も含んだ，2016年に報告されたBellouらによるメタ解析のumbrella review[4]では，38報75項目のメタ解析について最もエビデンスレベルが高かった危険因子〔1,000例以上，small-study effectなし（症例数が少ない研究ほど高い関連性を示している），過度に明らかなバイアスがない，95%予測区間にnull valueが含まれていない，不均一性が大きくない〕は，便秘と身体活動性であった．ただし便秘はパーキンソン病の前駆症状である可能性があり，身体活動性もパーキンソン病発症前から抑制されている可能性がありうることに留意する必要がある．ノルウェーでの43,368名の平均12.6年の前方視的追跡研究によると，中等度の身体活動はパーキンソン病発症のリスクを減少させた[5]．

　次にエビデンスレベルが高かった危険因子（1,000例以上，$p<10^{-6}$，最大の研究がnull valueを含まない）は，うつまたは不安，βブロッカーの使用，頭部外傷の既往，血清尿酸値，および喫煙歴であった．しかしこの5つの危険因子は大きな不均一性を有していたり，95%予測区間がnull valueを含んでいたりsmall-study effectや過度に有意なバイアスをほのめかしていた．またβブロッカーの使用，頭部外傷の既往，血清尿酸値の3つは前方視的コホート研究

がなく，喫煙は不均一性が大きく95％予測区間がnull valueを含んでおり，うつや不安は前方視的コホート研究が2つのみであり95％予測区間が推定できなかった．前述のとおり，うつ・不安はパーキンソン病の前駆症状である可能性がある．また喫煙に関しては最近の症例対照研究によると，パーキンソン病患者は対照群よりもより容易に禁煙できるらしく[6]，これは前駆症状期のパーキンソン病患者ではニコチンに対する反応性が減少することによる可能性があることが示唆されている．

3. 協働的に作用する因子

協働的にパーキンソン病の発症に影響する環境因子の存在も知られてきている．例えば症例対照研究の結果によると，殺虫剤パラコート（1,1'-dimethyl- 4,4'-bipyridinium dichloride）と外傷性脳損傷とは協働的にパーキンソン病の発症リスクを増加させる[7]．

4. 遺伝子型と関連する因子

さらに環境因子と遺伝子多型による遺伝的修飾との関連性が近年知られてきている．例えば，コーヒー消費と関連したパーキンソン病発症リスクの減少は，*CYP1A2*（カフェイン代謝に最も関与しているチトクロームP450アイソフォームをエンコードしている）[8]や*GRIN2A*（N-methyl-D-aspartate receptorのサブユニットをエンコードしている）[9]の単一ヌクレオチドの遺伝子多型により影響を受ける．

5. 今後の検討が必要な事項

パーキンソン病の発症に関係すると考えられる環境因子は，促進因子，抑制因子の従来カテゴリーに加え，近年では性差や協働的に作用する因子や遺伝子多型と関連する因子などが判明してきている．元々パーキンソン病の発症には多因子が関与していることが知られているが，それぞれの因子同士の関連性はより複雑化してきており，より多面的かつ大規模での検討が真の病態解明のために期待される．

▌文献

1) Pringsheim T, Jette N, Frolkis A, et al. The prevalence of Parkinson's disease : a systematic review and meta-analysis. Mov Disord. 2014；29(13)：1583-1590.
2) Kieburtz K, Wunderle KB. Parkinson's disease : evidence for environmental risk factors. Mov Disord. 2013；28(1)：8-13.
3) Noyce AJ, Bestwick JP, Silveira-Moriyama L, et al. Meta-analysis of early nonmotor features and risk factors for Parkinson disease. Ann Neurol. 2012；72(6)：893-901.
4) Bellou V, Belbasis L, Tzoulaki I, et al. Environmental risk factors and Parkinson's disease : An umbrella review of meta-analyses. Parkinsonism Relat Disord. 2016；23：1-9.
5) Yang F, Trolle Lagerros Y, Bellocco R, et al. Physical activity and risk of Parkinson's disease in the Swedish National March Cohort. Brain. 2015；138(Pt 2)：269-275.
6) Ritz B, Lee PC, Lassen CF, et al. Parkinson disease and smoking revisited : ease of quitting is an early sign of the disease. Neurology. 2014；83(16)：1396-1402.
7) Lee PC, Bordelon Y, Bronstein J, et al. Traumatic brain injury, paraquat exposure, and their relationship to Parkinson disease. Neurology. 2012；79(20)：2061-2066.
8) Popat RA, Van Den Eeden SK, Tanner CM, et al. Coffee, ADORA2A, and CYP1A2 : the caffeine connection in Parkinson's disease. Eur J Neurol. 2011；18(5)：756-765.
9) Hamza TH, Chen H, Hill-Burns EM, et al. Genome-wide gene-environment study identifies glutamate receptor gene GRIN2A as a Parkinson's disease modifier gene via interaction with coffee. PLoS Genet. 2011；7(8)：e1002237.

5 | パーキンソン病の運動症状と非運動症状

1 | 運動症状

　パーキンソン病の運動症状は，無動 akinesia（もしくは運動緩慢 bradykinesia）を主要症状とし，振戦 tremor と（筋）強剛 rigidity で 3 大症状とする[1]．姿勢保持障害 loss of postural reflexes を加えて 4 大症状と呼ぶ場合や，前傾姿勢 flexed posture とすくみ現象 freezing を加えて 6 大症状とする場合もある[2,3]．振戦，無動，（筋）強剛については多くの患者で左右差が認められ，優位側は病歴を通じて不変であることが多い[4]．

1. 無動

　パーキンソン病患者では運動の開始が遅れ（開始遅延），運動自体が少なくなり（運動減少），動作が遅くなる（運動緩慢）．狭義には運動の減少を無動とし，運動の開始や遂行の遅れを運動緩慢とするが[5]，実地臨床での厳密な区別は困難であり，無動として広義に使用することも多い．無動は患者の ADL 障害に最も影響する．病初期には書字の拙劣さや小字症 micrographia，箸の使いにくさなど上肢の巧緻運動の障害として現れ，後に歩行，寝返り，着替えなど大きな動作に障害が進展する．不明瞭で声量の低下した発語や瞬目の減少，仮面様顔貌（hypomimia, mask-like face），流涎なども無動の部分症状である．全般的な無動は診察室での所作を時間をかけて観察し，部分症状としての無動は，歩行時の手の振りや足の引きずり，示指と母指のタップ運動，手掌の開閉，前腕の回内回外などにより評価する．

2. 振戦

　振戦の多くは 4～6 Hz の規則的な静止時振戦である．病理学的な裏付けのあるパーキンソン病患者 100 例の臨床症状を検討した報告によると，振戦を初発症状として発症した者は 69% であり，全経過中に振戦を呈したものは 75% であった[1]．動作時振戦が混在する場合や，少数ながら動作時振戦のみの場合もある．母指と示指・中指をすり合わせるような動きは，丸薬を丸める動作に喩え pill-rolling tremor と呼ばれている．歩行時によく出現し，精神的緊張や計算負荷などで増強がみられるが，睡眠時には消失する．また手指だけでなく，上肢全体，頸部，顔面，下肢にも認められることがあるが，頸部や頭部の振戦は本態性振戦よりも少ない．両手を前方水平に挙上すると振戦がいったん消失し，数秒～数十秒の潜時の後に再び現れるものを re-emergent tremor と呼び，潜時がみられない本態性振戦との鑑別に有用である[6]．他覚的な振戦が観察できなくても，患者は内的なふるえを訴える場合がある．振戦は目立ちやすく心理的な負担を伴いやすいが，筆記や箸を使う場合などには消失・軽減するため，実際の ADL には影響が少ないことが多い．

3. （筋）強剛

　強剛（筋強剛）は関節を他動的に動かした際，筋トーヌスの亢進により抵抗が増強している状態である．パーキンソン病の症状としての rigidity に対する訳語としては，従来「固縮」が汎用されてきたが，現在は「強剛」が用いられる[7]．強剛の有無や程度は他動的運動の速度には関係がなく，痙縮 spasticity と鑑別される．関節可動域を通じて抵抗がほぼ一定である場合

は，鉛管様強剛 lead-pipe rigidity と表現される．小刻みで規則的なひっかかりを伴う場合を歯車現象 cogwheel phenomenon と呼び，共存する振戦のためであるとされるが，振戦がなくても歯車様強剛がみられることもある．上肢では肘関節や手関節，下肢では股関節や膝関節の他動的関節運動により評価することが多い．体幹の強剛は，頸部の前後側屈や回旋，あるいは立位での体幹の回旋などにより評価する．対側の手の開閉や腕の挙上などの運動を行わせることにより手関節の強剛が増強・誘発されることがあり，通常の手技で強剛の評価が困難な場合に有用である．これを手首固化徴候と呼ぶこともあるが，原法では非評価側で机の上の物品をつかませることで評価側の強剛を評価している（Froment 徴候）[8]．

4. 姿勢保持障害

姿勢保持障害は病初期にみられることはほとんどなく，疾患の進行に従って出現してくる症状で，患者は安定した姿勢を保つことが困難となる．他動的な姿勢の動揺を評価するためにプルテスト pull test が汎用され，立位の患者に対して外力を加えると，押された方向に容易に転倒し，特に後方に転倒してしまう現象を後方突進現象 retropulsion と呼ぶ．

5. その他

a. 姿勢異常

立位静止時あるいは歩行時に体幹を前屈させてしまう姿勢異常がみられ，病期の進行に従って悪化する．体幹は前屈位となるが，頸部は後屈し，顎を突き出し，肘関節と手関節を屈曲させた独特の姿勢となる．胸椎下部あるいは腰椎で強い前屈を呈する体幹屈曲（腰曲がり）camptocormia[9] や側方への屈曲を呈する Pisa 症候群[10] がみられる場合もある．

b. すくみ現象

発語や手指のタップ運動，あるいは歩行などにおいて動作速度が加速してしまう加速現象や，動作の開始時や途中で停止してしまうすくみ現象も特徴的であり，特に歩行時にみられる場合はそれぞれ加速歩行 festination gait，すくみ足 freezing of gait と呼び，姿勢保持障害もあわせて歩行時の易転倒性の原因となる．すくみ足は方向転換時や歩行開始時，狭路通過時，目標地点到着直前などに生じやすい[11]．すくみ足は敷石や等間隔線をまたいで歩くなどの視覚刺激や，メトロノーム音などを聞くなどの聴覚刺激によって解除されることがあり，矛盾性歩行（奇異性歩行）kinésie paradoxale と呼ばれている．すくみ足には，ウェアリングオフのオフ時に出現する治療不十分のため出現するものとオン時にも出現する治療抵抗性のタイプが存在する．

文献

1) Hughes AJ, Daniel SE, Blankson S, Lees AJ. A clinicopathologic study of 100 cases of Parkinson's disease. Arch Neurol. 1993；50(2)：140-148.
2) Jankovic J. Parkinson's disease：clinical features and diagnosis. J Neurol Neurosurg Psychiatry. 2008；79(4)：368-376.
3) Fahn S, Kang UJ. Parkinson's disease. In：Louis ED, Mayer SA, Rowland LP, editors. Merritt's Neurology, 13th ed. Philadelphia：Wolters Kluwer；2016：pp.704-721.
4) Djaldetti R, Ziv I, Melamed E. The mystery of motor asymmetry in Parkinson's disease. Lancet Neurol. 2006；5(9)：796-802.
5) 柳澤信夫．大脳基底核の機能とその障害．山本光利(編)．パーキンソン病臨床の諸問題．中外医学社，2006：pp.2-27.
6) Jankovic J, Schwartz KS, Ondo W. Re-emergent tremor of Parkinson's disease. J Neurol Neurosurg Psychiatry. 1999；67

(5) : 646-650.
7) 日本神経学会用語委員会(編). 神経学用語集, 改訂第三版. 文光堂, 2008 : p.20.
8) Broussolle E, Krack P, Thobois S, et al. Contribution of Jules Froment to the study of parkinsonian rigidity. Mov Disord. 2007 ; 22(7) : 909-914.
9) Srivanitchapoom P, Hallett M. Camptocormia in Parkinson's disease : definition, epidemiology, pathogenesis and treatment modalities. J Neurol Neurosurg Psychiatry. 2016 ; 87(1) : 75-85.
10) Castrioto A, Piscicelli C, Pérennou D, et al. The pathogenesis of Pisa syndrome in Parkinson's disease. Mov Disord. 2014 ; 29(9) : 1100-1107.
11) Schaafsma JD, Balash Y, Gurevich T, et al. Characterization of freezing of gait subtypes and the response of each to levodopa in Parkinson's disease. Eur J Neurol. 2003 ; 10(4) : 391-398.

2 | 非運動症状

　パーキンソン病の中核症状は運動症状であるが，ほとんどの患者で非運動症状（表1）がみられ[1]，その疾患概念は，多彩な非運動症状を包括し，大きな変貌を遂げた．病理学的にも神経変性は，黒質線条体系のドパミンニューロンを越えて，非ドパミンニューロン系（ノルアドレナリン系，セロトニン系，アセチルコリン系など）へ広がり，非運動症状の出現に関与している[2]．また非運動症状は，パーキンソン病の病期によっても，発症前駆期/発症時にみられるもの，ウェアリングオフに伴って変動を呈するもの（nonmotor fluctuations）[3]と，L-ドパ治療に抵抗性のものに大別される[2]．さらに非運動症状の一部は，抗パーキンソン病薬投与に関連して惹起・増悪する点にも十分な注意が必要である[4]．

　非運動症状は，運動症状の重症度と独立してQOL低下をきたす．

表1 | パーキンソン病の非運動症状

睡眠障害		
覚醒障害	日中過眠（excessive daytime sleepiness；EDS）	
	突発的睡眠（sudden onset of sleep；SOOS）	
夜間の睡眠障害	夜間不眠	
	レム睡眠行動障害（REM sleep behavior disorder；RBD）	
	下肢静止不能症候群（むずむず脚症候群）（restless legs syndrome）	
	周期性四肢運動障害（periodic legs movement disorder；PLMD）	
	睡眠時無呼吸症候群（sleep apnea syndrome；SAS）	

精神・認知・行動障害		
気分障害	うつ 不安 アパシー（apathy；無感情） アンヘドニア（anhedonia；快楽の消失）	
幻覚・妄想	幻覚	幻視 幻聴 体感幻覚
	妄想・せん妄	
行動障害	衝動制御障害	病的賭博 性欲亢進 買いあさり むちゃ食い 常同反復動作（punding）
	ドパミン調節障害	
認知機能障害	遂行機能障害 注意障害 視空間認知障害 記憶障害	

自律神経障害		
心血管系症状	起立性低血圧 食事性低血圧	
排尿障害	頻尿 尿意切迫・切迫性尿失禁	
消化器症状	消化管運動障害（便秘） 流涎 嚥下障害	
性機能障害	勃起障害	
発汗障害その他	発汗発作（発汗過多） 発汗低下 脂漏	

感覚障害	
嗅覚障害	
痛み	筋骨格性疼痛 末梢神経-根性疼痛 ジストニア関連痛 中枢性疼痛 アカシジアに関連した不快感
視覚異常	

その他	
体重変化	体重減少 体重増加
疲労	

1. 睡眠障害
a. 日中過眠 excessive daytime sleepiness（EDS）
　EDS は，パーキンソン病罹病期間の長い患者，男性，自律神経障害や認知機能障害のある患者で多く，内服治療（高用量のドパミンアゴニストの内服，L-ドパとドパミンアゴニストの併用）も誘発因子となる．

b. 突発的睡眠 sudden onset of sleep（SOOS）
　前兆（眠気など）の有無にかかわらず，食事・会話，運転などの活動時に突発性に眠り込む病態である．EDS と同様の因子が関与する．

c. 夜間不眠
　睡眠障害は多岐にわたり頻度が高い．夜間不眠の症状としては，入眠困難，中途覚醒，早朝覚醒がみられる．

d. レム睡眠行動障害 REM sleep behavior disorder（RBD）
　睡眠随伴症状で，レム期の筋緊張低下の機構が障害され，夢内容に一致した異常行動（夢の行動化）が出現する．RBD はパーキンソン病の発症前/発症初期から出現していることが指摘されている．

e. 下肢静止不能症候群（むずむず脚症候群）restless legs syndrome
　夜間，特に入眠時に下肢の不快感，堪えがたい運動欲求（下肢を静止していると症状は増悪し，運動により改善する）を呈する病態である．

2. 精神・認知・行動障害
a. 気分障害
　うつの頻度は，定義や診断の問題があるが，通常，約4割程度とされ，パーキンソン病の発症前/発症初期からみられる．パーキンソン病では，うつのみならず，アパシー apathy（無感情，意欲の低下），アンヘドニア anhedonia（快感の消失，喜びが得られるような事柄への興味の減退）や不安なども含め，非常に幅の広い病態が「気分障害」と総称されている．

b. 幻覚・妄想
　パーキンソン病患者での頻度は，通常，約3～6割程度とされ，「誰かが通ったような気がした」，「床の上のほこりが動いて虫のように見えた」など，軽度の症状から始まり，明瞭な幻視，さらに妄想へと徐々に進行する．

c. 行動障害
　衝動制御障害 impulse control disorder（ICD）は男性患者では病的賭博や性欲亢進，女性患者では買いあさり，むちゃ食いとなって出現することが多い．常同反復動作 punding やドパミン調節障害 dopamine dysregulation syndrome（DDS）も知られる．

d. 認知機能障害
　パーキンソン病の病初期から遂行機能障害，注意障害，視空間認知障害などを呈する．その

後，記憶障害が出現しADLに支障をきたすと，認知症を伴うパーキンソン病Parkinson's disease with dementia（PDD）を呈する[5]．また，PDDへ進展する危険因子は，高齢，運動症状が重症である，振戦のない無動強剛型の運動障害，軽度認知機能低下 mild cognitive impairment（MCI）などであり，最近では重度の嗅覚障害やRBDの存在も危険因子とされる．またコリン作動性神経の障害はアルツハイマー型認知症よりも重篤であることが知られる．

3. 自律神経障害
a. 起立性低血圧
病初期からみられることもあるが，高齢者・長期パーキンソン病罹患例・重症例で頻度が高くなる．

b. 排尿障害
蓄尿障害と排出障害に大別されるが，パーキンソン病では蓄尿障害が主体で，頻尿，尿意切迫，切迫性尿失禁など，いわゆる過活動膀胱の臨床症状を呈する．

c. 消化管運動障害
極めて多彩な自律神経症状が出現するが，最も頻度が高いのは便秘である．発症前/発症初期から出現していることも多い．

d. 性機能障害
男性患者の勃起障害など，外来診療では顕在化しにくい症状である．

e. 発汗障害
発汗過多，発汗低下の両者がみられる．発汗発作は，進行期患者のオフ時や，ジスキネジアが出現しているオン時に出現することが多い．

f. 流涎
パーキンソン病の進行に伴い流涎の頻度が上昇する．唾液の嚥下回数の減少，姿勢異常（前傾姿勢や側弯），無動の増悪に伴う開口などが関与している．

4. 感覚障害
a. 嗅覚障害
パーキンソン病患者の約7〜8割に嗅覚障害がみられる．パーキンソン病の診断以前にほぼ完成しており，前駆期 prodromal stage に出現する重要な非運動症状で，パーキンソン病病期の進行の影響は受けないと考えられている．多くの患者は嗅覚低下を自覚していない．嗅覚喪失または低下の存在は，MDSの診断基準〔**序章1**（3頁）参照〕でも支持的基準の1つとして取り上げられた[6]．

b. 痛み
パーキンソン病における痛みの頻度は約6〜7割とされ，その病因は多彩かつ複数の要因が関与している．多くの症例でL-ドパ治療に伴う運動症状の変動に並行して出現する．

5. その他の非運動症状

a. 体重減少
「やせ」（体重減少）は患者からの訴えがあることも多く，その頻度は約5～6割とされる．

b. 疲労
約4～6割と高率にみられるが，発症機序はほとんど明らかにされていない．

6. パーキンソン病の発症時/発症前駆期の非運動症状
　パーキンソン病の発症初期，さらに運動症状が顕在化する以前（前駆期）から，多彩な非運動症状が出現していることが明らかとなってきた．なかでも高いエビデンスをもつのは，①嗅覚障害，② RBD，③便秘，④気分障害（うつ，不安）の4つである[7]．症状の先行期間 lead time の検討もなされているが，今後の課題である[8]．

文献

1) Barone P, Antonini A, Colosimo C, et al. The PRIAMO study：A multicenter assessment of nonmotor symptoms and their impact on quality of life in Parkinson's disease. Mov Disord. 2009；24(11)：1641-1649.
2) Lim SY, Fox SH, Lang AE. Overview of the extranigral aspects of Parkinson disease. Arch Neurol. 2009；66(2)：167-172.
3) Witjas T, Kaphan E, Azulay JP, et al. Nonmotor fluctuations in Parkinson's disease：frequent and disabling. Neurology. 2002；59(3)：408-413.
4) Lim SY, Lang AE. The nonmotor symptoms of Parkinson's disease—an overview. Mov Disord. 2010；25(Suppl 1)：S123-S130.
5) Emre M, Aarsland D, Brown R, et al. Clinical diagnostic criteria for dementia associated with Parkinson's disease. Mov Disord. 2007；22(12)：1689-1707.
6) Postuma RB, Berg D, Stern M, et al. MDS clinical diagnostic criteria for Parkinson's disease. Mov Disord. 2015；30(12)：1591-1601.
7) Siderowf A, Lang AE. Premotor Parkinson's disease：concepts and definitions. Mov Disord. 2012；27(5)：608-616.
8) Berg D, Postuma RB, Adler CH, et al. MDS research criteria for prodromal Parkinson's disease. Mov Disord. 2015；30(12)：1600-1611.

I
抗パーキンソン病薬，外科手術，リハビリテーションの有効性と安全性

資料1 | 各薬剤の特徴

薬剤（一般名）	適応	投与量	有効性 単剤	有効性 L-ドパとの併用	副作用/併用禁忌
L-ドパ単剤	パーキンソン病 パーキンソン症候群	初回 200〜600 mg/日 維持量 2,000〜3,600 mg/日	すべての運動症状の改善 最も効果が高い抗パーキンソン病薬	該当なし	悪心，嘔吐，ジスキネジア，起立性低血圧，汗の黒色着色
L-ドパ/DCI配合剤 L-ドパ/カルビドパ(100:10) L-ドパ/ベンセラジド(100:25)	パーキンソン病 パーキンソン症候群	初回 100〜300 mg/日 維持量 300〜800 mg/日		該当なし	
L-ドパ/DCI/COMT配合剤 L-ドパ/カルビドパ/エンタカポン(100:10:100)	パーキンソン病（ウェアリングオフが認められる場合）	1回 100〜200 mg．1日8回を超えない	ウェアリングオフの改善	該当なし	傾眠，幻覚，不眠症，ジスキネジア，ジストニア
空腸投与用L-ドパ/カルビドパ配合剤(20 mg/5 mg/mL)	パーキンソン病（既存の薬物療法で十分な効果が得られないウェアリングオフ）	朝 5〜10 mL．その後 2〜6 mL/hr．1日 16時間まで．1日最大 100 mL	ウェアリングオフの改善	該当なし	腹痛，便秘，ジスキネジア，腸瘻部位痛，チューブトラブル
ブロモクリプチン	パーキンソン症候群	1日1回 1.25〜2.5 mg を朝食直後に経口投与から始め，1〜2週毎に 2.5 mg ずつ増量し維持量 1日 15.0〜22.5 mg．1日量 5.0 mg の場合は朝食および夕食直後に，7.5 mg 以上の場合は毎食直後に分けて経口投与	すべての運動症状の改善	すべての運動症状の改善	心臓弁膜症，胸膜線維症など
ペルゴリド	早期および進行期パーキンソン病	1日1回 50μg を夕食直後 2日間投与，2〜3日毎 1日 50μg ずつ増量し，第1週末には1日 150μg を投与する 第2週目は1日 300μg より開始，2〜3日毎 1日 150μg ずつ増量し，第2週末には1日 600μg を投与する 1日量 100μg の場合は朝食および夕食直後に，150μg 以上の場合は毎食直後に分けて経口投与． 第3週目は1日 750μg より開始，以後維持量 1日 750〜1,250μg	すべての運動症状の改善	すべての運動症状の改善	心臓弁膜症，胸膜線維症など
タリペキソール	早期および進行期パーキンソン病	1日1回 0.2 mg または 0.4 mg を夕食後に経口投与から始め，1週間毎に1日量として 0.4 mg ずつ漸増し，維持量を定める．1日量が 0.8 mg の場合は2回に分けて朝食後および夕食後に，1.2 mg 以上の場合は3回に分けて毎食後経口投与する．標準1日 1.2〜3.6 mg	すべての運動症状の改善	すべての運動症状の改善 ウェアリングオフの改善	突発的睡眠，幻覚，妄想，せん妄，起立性低血圧，衝動制御障害など
カベルゴリン	早期および進行期パーキンソン病	1日 0.25 mg から始め，2週目には1日 0.5 mg とし，以後経過を観察しながら，1週間毎に1日量として 0.5 mg ずつ増量し，維持量を定めるが，最高用量は 1日 3 mg とする．いずれの投与量の場合も 1日1回朝食後経口投与する	すべての運動症状の改善	すべての運動症状の改善	幻覚，妄想，失神，せん妄，錯乱，間質性肺炎，胸膜炎，胸水，胸膜線維症，肺線維症，心膜炎，心嚢液貯留，心臓弁膜症，衝動制御障害など

（つづく）

資料1 （つづき）

薬剤（一般名）	適応	投与量	有効性 単剤	有効性 L-ドパとの併用	副作用/併用禁忌
プラミペキソール速放剤	早期および進行期パーキンソン病	1日量0.25 mgから始め，2週目に1日量を0.5 mgとし，1週間毎に0.5 mgずつ増量し維持量1日1.5〜4.5 mg．1日量が1.5 mg未満の場合は2回に分割して朝夕食後に，1.5 mg以上の場合は3回に分割して毎食後経口投与．1日4.5 mgを超えない	すべての運動症状の改善	すべての運動症状の改善	突発的睡眠，下腿浮腫，起立性低血圧，衝動制御障害など
プラミペキソール徐放剤	早期および進行期パーキンソン病	1日1回0.375 mg食後経口投与から始め，2週間に1日0.75 mgとし，以後1週間毎に1日量として0.75 mgずつ増量し維持量1日1回1.5〜4.5 mg食後経口投与．1日4.5 mgを超えない	すべての運動症状の改善	すべての運動症状の改善	突発的睡眠，下腿浮腫，起立性低血圧，衝動制御障害など
ロピニロール速放剤	早期および進行期パーキンソン病	1回0.25 mg，1日3回経口投与（1日量0.75 mg）から始め，1週間に1日量として0.75 mgずつ増量し，4週間に1日量を3 mgとする．必要に応じ，1日量として1.5 mgずつ1週間以上の間隔で増量し，維持量を定める．1日量15 mgを超えない	すべての運動症状の改善	すべての運動症状の改善	突発的睡眠，極度の傾眠，幻覚，妄想，興奮，錯乱，せん妄，起立性低血圧，衝動制御障害など
ロピニロール徐放剤	早期および進行期パーキンソン病	1日1回2 mgから始め，2週目に4 mg/日とする．必要に応じ，2 mg/日ずつ1週間以上の間隔で増量．いずれの投与量の場合も1日1回経口投与．1日量16 mgを超えない	すべての運動症状の改善	すべての運動症状の改善	突発的睡眠，極度の傾眠，幻覚，妄想，興奮，錯乱，せん妄，起立性低血圧，衝動制御障害など
ロチゴチン	早期および進行期パーキンソン病	1日1回4.5 mgから始め，1週間毎に1日量として4.5 mgずつ増量し維持量1日9〜36 mg．1日36 mgを超えない	すべての運動症状の改善	すべての運動症状の改善	突発的睡眠，下腿浮腫，起立性低血圧，衝動制御障害，適用部位反応など
アポモルヒネ	パーキンソン病におけるオフ症状の改善（L-ドパ含有製剤の頻回投与および他の抗パーキンソン病薬の増量などを行っても十分に効果が得られない場合）	パーキンソン病におけるオフ症状の発現時に皮下投与する．1回1 mgから始め，以後経過を観察しながら1回量として1 mgずつ増量し，維持量を定める．最高投与量は1回6 mg	該当なし	オフ症状の改善	突発的睡眠，傾眠，QT延長，失神，狭心症，血圧低下，起立性低血圧，幻視，幻覚，幻聴，妄想，衝動制御障害など
セレギリン	早期および進行期パーキンソン病	1日1回2.5 mgを朝食後服用から始め，2週毎に1日量として2.5 mgずつ増量し，1日最大10 mgとする（L-ドパ併用時の標準維持量1日7.5 mg，非併用時1日10 mg）．1日量が5.0 mg以上の場合は朝食および昼食後に分服する．なお，年齢，症状に応じて適宜増減する	早期パーキンソン病患者の運動症状の改善，L-ドパ開始遅延，L-ドパ増量抑制	ウェアリングオフの改善，L-ドパ平均作用時間の延長，オフ症状の改善	悪心・嘔吐，ジスキネジア，幻覚，食欲不振，めまい・ふらつき　併用禁忌：三環系抗うつ薬，SSRI，SNRI，ペチジン，トラマドールなどとの併用は，セロトニン症候群を引き起こす可能性があるために禁忌

（つづく）

資料1 | （つづき）各薬剤の特徴

薬剤（一般名）	適応	投与量	有効性 単剤	有効性 L-ドパとの併用	副作用/併用禁忌
エンタカポン	日内変動が認められる進行期パーキンソン病（L-ドパ/カルビドパまたはL-ドパ/ベンセラジドとの併用）	単独では使用せず，必ずL-ドパ製剤と併用する．通常，成人には1回100 mgを経口投与する．なお，症状により1回200 mgを投与することができる	該当なし	オフ症状の改善	L-ドパの増強作用によるジスキネジア，悪心，下痢，便秘．無害であるが，尿が褐色に変色
アマンタジン	早期パーキンソン病の症状変動	初期量1日100 mgを1〜2回に分割，1週間後に維持量として1日200 mgを2回に分割，経口投与する．1日300 mgを超えない	多くの症例に有効であるが，症状改善率は高くなく，無効例もある	不明（十分なエビデンスがない）	薬剤中止後の高体温症．腎排泄のため，腎障害のある患者や高齢者では低用量から開始．透析患者には禁忌
	進行期パーキンソン病の症状変動	初期量1日100 mgを1〜2回に分割，1週間後に維持量として1日200 mgを2回に分割，経口投与する．1日300 mgを超えない	不明（十分なエビデンスがない）	不明（十分なエビデンスがない）	
	進行期パーキンソン病のL-ドパ誘発性ジスキネジア	初期量1日100 mgを1〜2回に分割，1週間後に維持量として1日200 mgを2回に分割，経口投与する．1日300 mgを超えない	ジスキネジアの改善	ジスキネジアの改善	
トリヘキシフェニジル	特発性パーキンソニズム，その他のパーキンソニズム，向精神薬によるパーキンソニズム	1日目1 mg，2日目2 mg，以後1日につき2 mgずつ増量し，維持量6〜10 mgを3〜4回に分割経口投与	すべての運動症状の改善	不明（十分なエビデンスがない）	幻覚，せん妄，閉塞隅角緑内障，口渇，便秘，排尿困難，食欲不振，認知機能低下
ビペリデン	特発性パーキンソニズム，その他のパーキンソニズム，向精神薬によるパーキンソニズム	1回1 mg 1日2回より始め，維持量3〜6 mgを分割経口投与			
ドロキシドパ	パーキンソン病（ホーン-ヤールHoehn-Yahr重症度分類3度）におけるすくみ足，立ちくらみの改善	1日量100 mg，1日1回の経口投与より始め，隔日に100 mgずつ増量，最適投与量を定め維持量とする（標準維持量は1日600 mg，1日3回分割投与）．なお，年齢，症状により適宜増減するが，1日900 mgを超えないこととする	一般に他剤併用下で用いられる	すくみ足と起立時のふらつき感に対しては，おそらく有効．起立性低血圧に対しては有効だが，海外のエビデンスで用量が異なることに注意	悪心，血圧上昇，頭痛・頭重感，幻覚，食欲不振，めまい，胃痛，動悸など

（つづく）

資料1 （つづき）

薬剤（一般名）	適応	投与量	有効性		副作用/併用禁忌
			単剤	L-ドパとの併用	
ゾニサミド	進行期パーキンソン病（トレリーフ®のみ適応）	（L-ドパ配合剤に他の抗パーキンソン病薬を使用しても十分に効果が得られなかった場合）本剤は，L-ドパ配合剤と併用する．通常，成人に1日1回25 mgを経口投与する．なお，パーキンソン病における症状の日内変動（ウェアリングオフ）の改善には，1日1回50 mgを経口投与する	該当なし	ウェアリングオフの改善．すべての運動症状の改善 振戦に対する有用性も報告されている（本態性振戦などへの有効性も検討されているが保険適用外）	眠気，ジスキネジア，食欲不振，睡眠障害，便秘，薬疹（Stevens-Johnson症候群，中毒性表皮壊死融解症），腎・尿路結石
イストラデフィリン	進行期パーキンソン病	L-ドパ配合剤と併用する．通常，成人には20 mgを1日1回経口投与する．なお，症状により40 mgを1日1回経口投与できる．	該当なし	ウェアリングオフの改善	ジスキネジア，傾眠，便秘，悪心，幻視，胸部不快感，虚血性心疾患のある患者は不整脈が悪化する可能性があるとして慎重投与

詳細は各薬剤の添付文書を参照すること．

資料2 | L-ドパ換算用量

換算量に関しては，統一基準があるわけではないため，代表的な表を記す．
薬物相互の変更時にこの換算表を用いる際，この換算表は目安であり，患者の症状に応じて適宜用量の調整をすること．

表1 | L-ドパ換算用量相当量（levodopa equivalent daily dose：LEDD）への換算表[*1]

薬剤名	変換倍率
L-ドパ（DCIと合剤）	×1
デュオドーパ®	×1.11
エンタカポン（またはスタレボ®）	L-ドパ×0.33
セレギリン	×10
ラサジリン	×100
ブロモクリプチン	×10
カベルゴリン	×66.7
ペルゴリド	×100
プラミペキソール	×100
ロピニロール	×20
ロチゴチン	×13.3
アポモルヒネ	×10
アマンタジン	×1

〔Tomlinson CL, et al. Systematic review of levodopa dose equivalency reporting in Parkinson's disease. Mov Disord. 2010；25(15)：2649-2653. を引用・改変〕

表2 | ドパミンアゴニスト間での用量比

ドパミンアゴニスト（mg/日）	用量	用量	用量	用量
ロピニロール	2	4	6	8〜9
プラミペキソール	0.5	1.0	1.5	2.0
ブロモクリプチン	5	10	15	20
カベルゴリン	0.8	1.5	2〜2.5	3.0
ペルゴリド	0.5	1.0	1.5（適応外）	2.0（適応外）
ロチゴチン	4.5	9	13.5	18

（パーキンソン病治療ガイドライン2011を引用・改変）

第1章 L-ドパ

1.1 | L-ドパ単剤

　L-ドパは，脳内に入り，芳香族アミノ酸脱炭酸酵素の作用でドパミンに変わり，減少しているドパミンを補い抗パーキンソン病効果を現す．L-ドパ単剤を使用した場合，末梢においてもL-ドパからドパミンへの代謝が行われ，消化器系，循環器系副作用の原因となる．

2008年10月以降のエビデンス

　検索した範囲で新しい報告はない．

ガイドライン作成委員会の結論

1. 有効性

　有効（「パーキンソン病治療ガイドライン2011」から変更なし）．
　早期および進行期パーキンソン病患者に対する対症効果は有効．
　パーキンソン病進行抑制効果は，十分なエビデンスがなく判定不能（「パーキンソン病治療ガイドライン2011」から変更なし）．

2. 安全性

　おそらく安全（「パーキンソン病治療ガイドライン2011」から変更なし）．
　消化器症状が高率にみられるため，L-ドパ/末梢性ドパ脱炭酸酵素阻害薬 dopa decarboxylase inhibitor（DCI）配合剤（以下，L-ドパ/DCI配合剤）の使用が勧められる．まれに不整脈・動悸など循環器系副作用を起こすこともある．心筋梗塞急性期には使用しないほうがよい．

3. 臨床への応用

　末梢性副作用や導入に時間がかかるなど問題点が多かったが，脳血液関門を通過しないDCIとの併用により有効性および安全性が高くなった．単剤と配合剤の力価はおおよそ1：5である．

4. 今後検討されるべき事項

　「パーキンソン病治療ガイドライン2011」から変更なし．
　L-ドパ単剤はL-ドパ/DCI配合剤より末梢性副作用は多いが，ジスキネジアの発生は少ない．副作用，QOLを含め，単独療法の利点に関する前方視的研究が必要である．

1.2 | L-ドパ/DCI 配合剤

　末梢性 DCI は，L-ドパからドパミンへの代謝を阻害するが，血液脳関門を通過しないので，脳内でのドパミンへの代謝は阻害しない．これが末梢性といわれる理由である．末梢でのドパミンへの代謝が抑制されるため，L-ドパの必要量が 75～80% 削減され，また消化器系副作用も激減した．そのため治療の導入は容易になった一方で，ジスキネジアの頻度は増加した．また，L-ドパ開始後 5 年以上を経過すると，症状の日内変動が出現しやすくなる．

2008 年 10 月以降のエビデンス

　RCT，システマティックレビュー，メタ解析の報告が 2 報[1,2]あった．

ガイドライン作成委員会の結論

1. 有効性

　有効（「パーキンソン病治療ガイドライン 2011」から変更なし）．
　早期および進行期パーキンソン病患者に対する対症効果は有効．
　L-ドパは現在も早期および進行期パーキンソン病の運動症状改善について，最も強力な効果を示すと考えられる[3,4]．
　パーキンソン病進行抑制効果は十分なエビデンスがなく，判定不能（「パーキンソン病治療ガイドライン 2011」から変更なし）．
　2011 年以降のドパミンアゴニストを対照とした RCT の結果から，L-ドパの早期導入により少なくともオン時の運動機能は一貫して，より良い状態に維持されることが示された．メタ解析の結果からも運動機能はドパミンアゴニストおよび MAOB 阻害薬と比較して良く，脱落率も低いことが示された[2]．こうした結果は，L-ドパのウォッシュアウト後も継続することが示唆されたが，これは L-ドパの直接的な神経保護作用を示しているとする考えと，適切な線条体へのドパミン供給が維持されたことにより，それ以降の神経回路網が保護されたことを示しているとする考えがある．一般的には後者を支持する意見が多いが，いまだ結論は出ていない．

2. 安全性

　おそらく安全（「パーキンソン病治療ガイドライン 2011」から変更なし）．
　他剤と比較した短期間（数週程度）の臨床試験結果において，L-ドパ投与群での有害事象出現率はいずれもより低い結果であり，相対的に安全性は高いと考えられる．一方で，数か月以上の中・長期投与においては，ジスキネジアやウェアリングオフなどの運動合併症が MAOB 阻害薬やドパミンアゴニストより誘発されやすいことが改めて明確に示されている．
　L-ドパ投与により潜在的に神経変性が促進される可能性が理論的には推定されるが，これまでの臨床試験においてパーキンソン病患者に対して投与された L-ドパが神経毒性を呈したことを示すエビデンスはない〔第Ⅲ編 Q and A 2-1（150 頁）参照〕．

3. 臨床への応用

　2011年以降の臨床試験結果より，L-ドパを十分量投与することによって運動機能が長期にわたってより良い状態に維持されることが改めて示された．一方で，L-ドパの投与量と投与期間に依存して運動合併症の出現率が確実に上昇することも改めて示された．また，L-ドパで開始した場合，MAOB阻害薬やドパミンアゴニストで開始した場合と比較してQOLに良い影響を与えることができるが，運動合併症のリスクはより高いことが示された[1]．このためドパミンアゴニストなどの他剤を併用し，ドパミン補充療法全体として適切に調整することにより，十分な運動症状改善を図りつつ，可能な範囲でL-ドパの投与量を低用量に抑えることが重要であると考えられる．しかしながら，運動合併症の予防のみに重点を置いてL-ドパの使用を過度に抑制することは，運動症状の増悪につながる可能性もあるため慎重に対応しなければならない．

　なお，本邦ではL-ドパ/カルビドパ（100：10）配合剤とL-ドパ/ベンセラジド（100：25）配合剤の2種類がある．経験的には両剤の臨床効果には明らかな差はないことが多いが，カルビドパ製剤では，脱炭酸酵素阻害効果が弱く，末梢でのドパミン生成を抑制しきれずに，吐き気，動悸などの副作用が出ることがある．カルビドパ製剤で末梢性副作用が出た場合には，ベンセラジド製剤に変更してみるのも一法である．実際，本邦で，ベンセラジド製剤のほうがL-ドパの最高血中濃度（C_{max}）が高く，吸収量（AUC）が高いという報告[5]もある．

4. 今後検討されるべき事項

　最近報告されたL-ドパ持続経腸療法は，L-ドパ経口投与に伴う間欠的なL-ドパ血中濃度の変動を避けることにより，運動合併症を改善することができることを示した．このことは運動合併症の出現にはL-ドパの投与そのものよりも，L-ドパの血中濃度変動が重要であることを示唆しており，L-ドパのdrug-delivery system（薬物送達システム）を工夫することで十分な症候改善と運動合併症予防の両立を実現できる可能性がある[6]．また理論的には，早期からCOMT阻害薬を併用することでL-ドパ使用に伴う運動合併症出現が予防できる可能性が期待されるが，海外での臨床試験（STRIDE-PD試験）では期待された結果が得られなかった〔第Ⅰ編第4章（63頁）参照〕．

　こうした結果を踏まえて，今後もL-ドパの適切な投与量・投与方法と併用薬の選択をどのようにすべきかについて前方視的研究が必要である．

文献

1）PD Med Collaborative Group. Long-term effectiveness of dopamine agonists and monoamine oxidase B inhibitors compared with levodopa as initial treatment for Parkinson's disease (PD MED): a large, open-label, pragmatic randomised trial. Lancet. 2014; 384(9949): 1196-1205.
2）Xie CL, Zhang YY, Wang XD, et al. Levodopa alone compared with levodopa-sparing therapy as initial treatment for Parkinson's disease: a meta-analysis. Neurol Sci. 2015; 36(8): 1319-1329.
3）Goetz CG, Poewe W, Rascol O, et al. Evidence-based medical review update: pharmacological and surgical treatments of Parkinson's disease: 2001 to 2004. Mov Disord. 2005; 20(5): 523-539.
4）Lewitt PA. Levodopa for the treatment of Parkinson's disease. N Engl J Med. 2008; 359(23): 2468-2476.
5）Iwaki H, Nishikawa N, Nagai M, et al. Pharmacokinetics of levodopa/benserazide versus levodopa/carbidopa in healthy subjects and patients with Parkinson's disease. Neurol Clin Neurosci. 2015; 3(2): 68-73.
6）Poewe W, Antonini A. Novel formulations and modes of delivery of levodopa. Mov Disord. 2015; 30(1): 114-120.

1.3 | 長時間作用型 L-ドパ/DCI 配合剤

　L-ドパの運動症状に対する効果は既に確立しているが，半減期（$T_{1/2}$）の短さが運動合併症の原因となり，パーキンソン病治療の大きな問題になっている．海外では L-ドパ/DCI 配合剤の徐放剤 controlled-release（CR）があるが，これは L-ドパ濃度の上昇がなだらか〔最高血中濃度到達時間（T_{max}）が長い〕なために，患者にとっては効果の発現に時間がかかるので満足度は低く，本邦では開発されていない．IPX066（本邦未承認薬）は，L-ドパ/DCI 配合剤の速放剤 immediate release（IR）と CR を 1 つのカプセルに入れることで，効果の発現を早くかつ効果の持続を長くした薬剤で，2015 年 1 月に米国食品医薬局 Food and Drug Administration（FDA）で，11 月に欧州医薬品庁 European Medicines Agency（EMA）で承認された．
　現在までに（2018 年 3 月），本邦で承認済の薬剤はない．

エビデンス

　運動合併症のある進行期パーキンソン病患者を対象とした，ランダム化二重盲検，ダブルダミー試験として，IPX066 と L-ドパ配合剤速放剤を対照としたクロスオーバー試験 1 報[1]，並行群間試験 1 報[2]，および［L-ドパ配合剤速放剤＋エンタカポン］を対照としたクロスオーバー試験 1 報[3] がある．いずれも，IPX066 は対照薬に比較して有意にオフ時間を短縮した．
　L-ドパ未使用の早期患者を対象としたランダム化プラセボ対照二重盲検試験が 1 報[4] あり，運動機能（UPDRS part Ⅱ＋Ⅲ）および QOL（PDQ-39）の有意な改善を示した．

ガイドライン作成委員会の結論

1. 有効性
　早期，進行期ともに有効．
　IPX066 は最高血中濃度（C_{max}）の 50%（C_{50}）に達する時間は IR と同様で，C_{50} を維持できる時間が IR が 1.4 時間に対して 4 時間，服薬後有意な症状改善が 6 時間持続するという薬剤である[1,5]．
　IPX066 は L-ドパ/カルビドパとの二重盲検試験でも[2]，また，L-ドパ/カルビドパ＋エンタカポンとのクロスオーバー二重盲検試験でも，有意にオフ時間を短縮した[3]．
　当然ではあるが，L-ドパ未使用の早期患者でも二重盲検で明らかな効果を認め，副作用もこれまで L-ドパの副作用として知られているもののみであり，安全に効果を得られることが示されている[4]．

2. 安全性
　おそらく安全．L-ドパ/DCI 配合剤と同様と考えられる．

3. 臨床への応用
　これまで報告された論文では，少なくとも運動合併症に対しての効果は十分に期待できるものである[6,7]．今後パーキンソン病治療の基本薬となる可能性があり，本邦でも使用可能となることが期待される．

4. 今後検討されるべき事項

効果についてはほぼ自明と思われるが，日本人での薬物動態評価が必要である．

文献

1) Hauser RA, Ellenbogen AL, Metman LV, et al. Crossover comparison of IPX066 and a standard levodopa formulation in advanced Parkinson's disease. Mov Disord . 2011；26(12)：2246-2252.
2) Hauser RA, Hsu A, Kell S, et al. Extended-release carbidopa-levodopa (IPX066) compared with immediate-release carbidopa-levodopa in patients with Parkinson's disease and motor fluctuations：a phase 3 randomised, double-blind trial. Lancet Neurol. 2013；12(4)：346-356.
3) Stocchi F, Hsu A, Khanna S, et al. Comparison of IPX066 with carbidopa-levodopa plus entacapone in advanced PD patients. Parkinsonism Relat Disord. 2014；20(12)：1335-1340.
4) Pahwa R, Lyons KE, Hauser A, et al. Randomized trial of IPX066, carbidopa/levodopa extended release, in early Parkinson's disease. Parkinsonism Relat Disord. 2014；20(2)：142-148.
5) Hsu A, Yao HM, Gupta S, et al. Comparison of the pharmacokinetics of an oral extended-release capsule formulation of carbidopa-levodopa (IPX066) with immediated-release carbidopa-levodopa (Sinemet IR), sustained-release carbidopa-levodopa (Sinemet CR) and carbidopa-levodopa-entacapone (Stalevo). J Clin Pharmacol. 2015；55(9)：995-1003.
6) Poewe W, Antonini A. Novel formulations and modes of delivery of levodopa. Mov Disord. 2015；30(1)：114-120.
7) Rascol O, Perez-Lloret S, Ferreira JJ. New treatments for levodopa-induces motor complications. Mov Disord. 2015；30(11)：1451-1460.

1.4 | L-ドパ/DCI/COMT阻害薬配合剤

　L-ドパの主な代謝酵素はドパ脱炭酸酵素 dopa decarboxylase（DDC）であるが，DCIであるカルビドパやベンセラジドとの配合剤の使用により，副経路であるCOMT系が末梢のドパ代謝に重要な役割を占めるようになった．このCOMT活性を抑制しL-ドパの血中半減期を延長させることで，ウェアリングオフを改善する目的でCOMT阻害薬（エンタカポン）が開発された．このように，COMT阻害薬はL-ドパ/DCI配合剤と併用してはじめて効果を出現する薬剤であることから，L-ドパ/カルビドパ/エンタカポン配合剤（L-ドパ/DCI/COMT阻害薬配合剤；スタレボ®）が開発された．効果はエンタカポンの開発時に示されている．L-ドパ/カルビドパ配合剤にエンタカポンを併用した場合と，L-ドパ/カルビドパ/エンタカポン配合剤との効果に差があるかどうかについては，オープン試験での非劣性の報告[1]のみである．

エビデンス

　エビデンスについては，**第4章「COMT阻害薬」**（63頁）を参照されたい．

ガイドライン作成委員会の結論

1. 有効性
　有効．

2. 安全性
　安全．

3. 臨床への応用
　海外ではL-ドパ/カルビドパ配合剤は，L-ドパの25%のカルビドパが含まれるが，本邦では10%である．そのため本邦では海外とは異なりL-ドパ/DCI/COMT阻害薬配合剤でもDCIはL-ドパの10%配合となっている．また，スタレボ®配合錠L50とL100があるが，L-ドパ/DCI/COMT阻害薬の配合は，L50は50/5/100，L100は100/10/100であり，いずれの薬剤にもCOMT阻害薬は100 mg含まれていることに注意が必要である．
　また，本来はL-ドパ/カルビドパ配合剤100 mgとエンタカポン100 mgを併用した場合と，スタレボ® L100を使用した場合は同様であると思われるが，溶出性にやや違いがあり，患者が効果の違いを訴える場合があるので，変更時には注意を要する．

4. 今後検討されるべき事項
　1日の服用回数と，1日5回以上服用した場合の検討が必要である．

文献

1) Brooks DJ, Agid Y, Eggert K, et al. Treatment of end-of-dose wearing-off in parkinson's disease：stalevo（levodopa/carbidopa/entacapone）and levodopa/DDCI given in combination with Comtess/Comtan（entacapone）provide equivalent improvements in symptom control superior to that of traditional levodopa/DDCI treatment. Eur Neurol. 2005；53(4)：197-202.

1.5 | 空腸投与用 L-ドパ/カルビドパ配合剤(L-ドパ持続経腸療法)

　L-ドパは半減期が短いことが最大の欠点であり，このことがドパミン神経脱落の進行に伴い出現するウェアリングオフやジスキネジアなどの運動合併症発現の大きな要因となっている．腸管内に持続的に L-ドパを投与することで，これらの運動合併症を改善する試みは 1980 年代から行われ，一定の効果が得られることも報告されていた[1,2]．当初は大量の L-ドパ配合剤の溶解液を使う必要があり，また，1990 年代は，「L-ドパ自体が毒である」という考え方が中心となりドパミンアゴニストや DBS などへの期待が高まり，開発は停滞していた．しかし，2000 年代になり，ELLDOPA 研究の結果などから，L-ドパ毒性説は下火となり，運動合併症の十分な改善のためには，十分強いドパミン刺激を持続的に行う必要があり，L-ドパ持続経腸療法が見直されることになった．L-ドパ/カルビドパ (4:1) 配合剤のゲル剤が開発され，薬剤自体をコンパクトにすることが可能となり，2005 年にこのゲル剤を用いた臨床試験[3,4]が報告され，その後通常の経口 L-ドパ配合剤との二重盲検試験や大規模な長期のオープン試験が実施され，2016 年 9 月に本邦でも使用可能となった．

　なお，これらの臨床試験のなかで，L-ドパ持続経腸療法では，通常の経口 L-ドパ配合剤投与に比べて血中 L-ドパ動態の変動が極めて少ないばかりでなく，個体差がかなり小さいことが示された[5]．これは，L-ドパ経口投与による血中動態の個体差は服薬から小腸上部での吸収まで，つまり嚥下，食道機能，および胃排泄能に大きく依存していることを示唆している．

エビデンス

　主なものとして，経口 L-ドパ配合剤との二重盲検試験が 1 報[6]，大規模長期オープン試験が 2 報[7,8]，さらに，post hoc 解析として，1 時間以上の日常生活に支障となるジスキネジア troublesome dyskinesia (TD) のある患者のみを対象とした解析[9]および，4 つの試験の安全性の統合解析[10]がある．また，オープン試験ではあるが，本邦，韓国，台湾のアジア 3 国の国際共同試験の結果も報告され[11]，人種を超えてほぼ同様の結果が得られることが示された．

ガイドライン作成委員会の結論

1. 有効性

　有効.
　進行期パーキンソン病患者の運動合併症の改善効果に対する対症効果は有効.
　経胃瘻腸管内チューブを設置したパーキンソン病患者を対象に，12 週間の L-ドパ持続経腸療法 ($n=35$) と経口 L-ドパ配合剤 ($n=31$) の二重プラセボの二重盲検試験[6]により，オフ時間はそれぞれ平均 4.04 時間，2.14 時間短縮，TD のないオン時間が，4.11 時間，1.86 時間延長し，いずれも持続経腸療法が有意に改善していた．
　また，オープン試験ではあるが，354 例の大規模国際共同治験[7]でオフ時間が 3 時間以上の進行期パーキンソン病患者を対象に 12 か月の観察で，オフ時間が平均 4.4 時間，TD のないオン時間が平均 4.8 時間延長し，TD のあるオン時間は 0.4 時間減少し，いずれも有意に改善し，この改善は 4 週間後から終了時 (12 か月後) まで持続した．欧州で行われたオープン試験

でも172例で12か月観察され，オフ時間は平均4.7時間，ジスキネジアを伴うオン時間は1.7時間いずれも有意に減少した[8]．いずれの試験もオン時の運動機能UPDRSやQOLの改善も認められた．また，後者では，非運動症状についてもNon-Motor Symptoms Assessment Scale（NMSS）で有意な改善を認めた．

　Antoniniらは文献6,7の試験の参加者のうち，ベースラインで1日1時間以上のTDのある重症者のみの結果をad hoc解析した[9]．二重盲検試験ではL-ドパ持続経腸療法群が11例，経口投与群は10例，オープン試験群は144例で，二重盲検試験の12週間では，経口群ではオフ時間は38%から25%に減少したが，TDを伴うオン時間は16%から15%と不変であった．L-ドパ持続経腸療法群ではオフ時間は35%から18%に，TDを伴うオン時間は20%から9%に半減した．さらに，オープン試験でもオフ時間は36%から14%に，TDを伴うオン時間は21%から10%に減少し，ジスキネジアのない時間が22%から50%に著増した．

2. 安全性

　おそらく安全．

　いずれの試験においても，胃瘻造設やデバイスにかかわる有害事象が30～40%に認められた[6-11]．特に重大な有害事象として，チューブ挿入の合併症（8.4%），腹痛（4.3%），腹膜炎（2.8%）などがある．これらは開始早期に多く3か月後までに減少し，その後肉芽形成は経過とともに軽度に増加するが，それ以外は頻度の増加はほとんどなかった[10]．

　一方，胃瘻やデバイスに関連しない有害事象としては，眠気，転倒，便秘などで，重大な有害事象としては肺炎が4.9%，転倒，股関節骨折，パーキンソン病悪化，体重減少，多発神経炎（ビタミンB_6，B_{12}欠乏による）がそれぞれ2.4%であった[10]．なお，調査中に8.3%の死亡があり，0.5%はこの治療に関連すると考えられた．

3. 臨床への応用

　進行期患者での運動合併症の改善は著明であり，QOLと非運動症状の改善も期待できる．効果が高いためか，脱落率は比較的少ないとされているが，胃瘻やデバイスに関連する有害事象は比較的多いので，適応は慎重に決める必要がある．

4. 今後検討されるべき事項

　胃瘻，デバイスにかかわる合併症を減らす方法について検討が必要である．適切な薬量設定により運動合併症の改善が期待できることから，簡便な薬量調整法を開発していく必要がある．

文献

1) Kurlan R, Rubin AJ, Miller C, et al. Duodenal delivery of levodopa for on-off fluctuations in parkinsonism：preliminary observation. Ann Neurol. 1986；20(2)：262-265.
2) Sage JI, Trooskin S, Sonsalla PK, et al. Long-term duodenal infusion of levodopa for motor fluctuations in parkinsonism. Ann Neurol. 1988；24(1)：87-89.
3) Nyholm D, Nilsson Remahl AI, Dizdar N, et al. Duodenal levodopa infusion monotherapy vs oral polypharmacy in advanced Parkinson disease. Neurology. 2005；64(2)：216-223.
4) Stocchi F, Vacca L, Ruggieri S, et al. Intermittent vs continuous levodopa administration in patients with advanced Parkinson disease：a clinical and pharmacokinetic study. Arch Neurol. 2005；62(6)：905-910.
5) Othman AA, Dutta S. Population pharmacokinetics of levodopa in subjects with advanced Parkinson's disease：levodopa-carbidopa intestinal gel infusion vs. oral tablets. Br J Clin Pharmacol. 2014；78(1)：94-105.

6) Olanow CW, Kieburtz K, Odin P, et al. Continuous intrajejunal infusion of levodopa-carbidopa intestinal gel for patients with advanced Parkinson's disease：a randomized, controlled, double-blind, double-dummy study. Lancet Neurol. 2014；13(2)：141-149.
7) Fernandez HH, Standaert DG, Hauser RA, et al. Levodopa-carbidopa intestinal gel in advanced Parkinson's disease：final 12-month, open-label results. Mov Disord. 2015；30(4)：500-509.
8) Antonini A, Yegin A, Preda C, et al. Global long-term study on motor and non-motor symptoms and safety of levodopa-carbidopa intestinal gel in routine care of advanced Parkinson's disease patients；12-month interim outcomes. Parkinson Relat Disord. 2015；21(3)：231-235.
9) Antonini A, Fung VS, Boyd JT, et al. Effect of levodopa-carbidopa intestinal gel on dyskinesia in advanced Parkinson's disease patients. Mov Disord. 2016；31(4)：530-537.
10) Lang AE, Rodriguez RL, Boyd JT, et al. Integrated safety of levodopa-carbidopa intestinal gel from prospective clinical trials. Mov Disord. 2016；31(4)：538-546.
11) Murata M, Mihara M, Hasegawa K, et al. Efficacy and safety of levodopa-carbidopa intestinal gel from a study in Japanese, Taiwanese, and Korean advanced Parkinson's disease patients. NPJ Parkinsons Dis. 2016；2：16020.

第 2 章　ドパミンアゴニスト

2.1 ｜ブロモクリプチン

2008 年 10 月以降のエビデンス

新たに 2011 年にメタ解析 1 報[1]の報告があった．また臨床上有意義と考えられる症例対照研究 1 報[2]の報告があった．

ガイドライン作成委員会の結論

1. 有効性

おそらく有効，しかし第 1 選択薬としては勧められない（「パーキンソン病治療ガイドライン 2011」から変更なし）．

有効性に関する報告の追加はない．

早期単独療法薬としては，運動症状改善効果，運動合併症抑制の点から，L-ドパに比較して有用とはいえない．また進行期の多剤併用療法では，運動症状改善効果，ウェアリングオフ改善効果の点から，他のドパミンアゴニストおよび tolcapone（本邦未承認）に比較して有用であるとはいえない．

2. 安全性

ほぼ安全，しかし心臓弁膜症関連問題があり，使用には心エコーなどで定期的な検査が必要である（「パーキンソン病治療ガイドライン 2011」から変更なし）．日本神経学会からの勧告も参照したうえで使用することが勧められる．

2011 年の麦角系ドパミンアゴニストと心臓弁膜症に関するメタ解析[1]では，ペルゴリドとカベルゴリンが中等度から重度の心臓弁膜症の危険因子であることが指摘されている．ブロモクリプチンは 2 試験[3,4]の結果が解析対象に含まれていたが有意な関連性は認められなかった．しかし症例報告[5]があることから否定はできないと結論されている．

2011 年にブロモクリプチン服用下での心エコー所見に関する症例対照比較試験[2]が報告され，各心機能パラメータには有意な違いは検出されなかった．

突発的睡眠について，ブロモクリプチンでは報告の追加はない．アゴニスト共通の副作用として認識する必要があるとされている（「パーキンソン病治療ガイドライン 2011」から変更なし）．

3. 臨床への応用

運動症状改善効果に対する有効性に関しては，早期単独療法薬としては明らかに有用であるとはいえず，進行期治療薬としては他のドパミンアゴニストに比較して同等か若干劣るものの，臨床的にはおそらく有効であろうと結論される．安全性に関しては心臓弁膜症の問題が指摘されているため，第 1 選択薬とはしないと結論される（「パーキンソン病治療ガイドライン 2011」から変更なし）．

4. 今後検討されるべき事項

　長期的な安全性と有効性，薬物動態，運動合併症の発現抑制効果などに関する，本剤単独およびL-ドパとの併用療法について検討が必要である（「パーキンソン病治療ガイドライン2011」から変更なし）．

文献

1) Rasmussen VG, Østergaard K, Dupont E, et al. The risk of valvular regurgitation in patients with Parkinson's disease treated with dopamine receptor agonists. Mov Disord. 2011；26(5)：801-806.
2) Tan LC, Ng KK, Au WL, et al. Bromocriptine use and myocardial function. Mov Disord. 2011；26(5)：923-924.
3) Kim JY, Chung EJ, Park SW, et al. Valvular heart disease in Parkinson's disease treated with ergot derivative dopamine agonists. Mov Disord. 2006；21(8)：1261-1264.
4) Tan LC, Ng KK, Au WL, et al. Bromocriptine use and the risk of valvular heart disease. Mov Disord. 2009；24(3)：344-349.
5) Serratrice J, Disdier P, Habib G, et al. Fibrotic valvular heart disease subsequent to bromocriptine treatment. Cardiol Rev. 2002；10(6)：334-336.

2.2 ペルゴリド

2008年10月以降のエビデンス

新たに2011年にメタ解析[1]，システマティックレビュー[2]の報告が各1報あった．また臨床上有意義と考えられる症例対照研究[3,4]の報告が2報あった．

ガイドライン作成委員会の結論

1. 有効性

有効（「パーキンソン病治療ガイドライン2011」から変更なし）．

有効性に関する報告の追加はない．

早期単独療法薬としては，運動症状改善効果はL-ドパに比較して有用であるとはいえないものの，運動合併症抑制の点ではL-ドパに比較して有用であるといえる．また進行期の多剤併用療法では，運動症状改善効果，ウェアリングオフ改善効果の点から有用であるといえる．

ドパミンアゴニストがQOLに及ぼす効果に関するシステマティックレビュー[1]が報告された．ペルゴリドについては，検者のみ盲検下で行われたCOMT阻害薬tolcapone（本邦未承認）とのオープン比較試験1報[5]のみ引用されていた．QOL評価には2つの方法が用いられ，いずれもペルゴリドが劣るという結果であった．ドパミンアゴニスト全体では方法の違いなどから一定の結論は出せないということであった．なお，後述する心臓弁膜症についても同様であるが，本邦におけるペルゴリドの治療承認用量は海外に比較して少ないので，海外データを参照する際には注意する必要がある．

2. 安全性

ほぼ安全，しかし心臓弁膜症関連問題があり，使用には心エコーなどで定期的な検査が必要である（「パーキンソン病治療ガイドライン2011」から変更なし）．日本神経学会からの勧告も参照したうえで使用することが勧められる．

2011年の麦角系ドパミンアゴニストと心臓弁膜症に関するメタ解析[1]では，ペルゴリドとカベルゴリンが中等度から重度の心臓弁膜症の危険因子であることが指摘されている．また心臓弁膜症に関しては3報の症例対照研究が報告されていた．ペルゴリドまたはカベルゴリンで治療を受けていた症例を中止群と継続群に分け心エコーで前方視的に検討した報告[3]では，平均22か月の観察期間で麦角系ドパミンアゴニスト中止群では21例中13例で改善が認められ，継続群では新規に7例が発症し心臓弁膜症は合計14例に増加した．新規発症者はいずれもペルゴリド服用者であった．ペルゴリドまたはカベルゴリン治療群と未治療群で心臓弁膜症を調べBNPとの関係を調べた報告[4]では，小規模な検討ではあるもののBNPは治療群の心臓弁膜症例で有意に高値で，心エコー所見とも関連性が認められた．これらの報告はともに麦角系ドパミンアゴニストの使用に際しては心臓弁膜症のモニターが必要であると結論している．

突発的睡眠について，ペルゴリドでは報告の追加はない．アゴニスト共通の副作用として認識する必要があるとされている（「パーキンソン病治療ガイドライン2011」から変更なし）．

3. 臨床への応用

　運動症状改善効果に対する有効性に関しては，早期単独療法あるいは進行期L-ドパ併用療法にも有用であると結論される．安全性に関しては心臓弁膜症の問題が指摘されているため第1選択薬とはしないと結論され，使用する場合には心エコーによるモニタリングが必要である．日本神経学会の勧告ではペルゴリド，カベルゴリン服用者には，心臓弁膜症，心不全，心肺後腹膜線維症などの発現に注意するとともに，開始3～6か月後の維持量に達した時点を目安とし，また6～12か月に1回の頻度で，身体所見，心エコー，胸部X線検査などにより異常のないことを確認することとしている．さらにできるだけ低用量で治療維持することとしている（「パーキンソン病治療ガイドライン2011」から変更なし）．

4. 今後検討されるべき事項

　長期的な安全性と有効性，薬物動態，運動合併症の発現抑制効果などに関する，本薬単独およびL-ドパとの併用療法について検討が必要である（「パーキンソン病治療ガイドライン2011」から変更なし）．

文献

1) Rasmussen VG, Østergaard K, Dupont E, et al. The risk of valvular regurgitation in patients with Parkinson's disease treated with dopamine receptor agonists. Mov Disord. 2011；26(5)：801-806.
2) Martinez-Martin P, Kurtis MM. Systematic review of the effect of dopamine receptor agonists on patient health-related quality of life. Parkinsonism Relat Disord. 2009；15(Suppl 4)：S58-S64.
3) Zanettini R, Antonini A, Gatto G, et al. Regression of cardiac valvulopathy related to ergot-derived dopamine agonists. Cardiovasc Ther. 2011；29(6)：404-410.
4) Watanabe H, Hirayama M, Noda A, et al. B-type natriuretic peptide and cardiovalvulopathy in Parkinson disease with dopamine agonist. Neurology. 2009；72(7)：621-626.
5) Koller W, Lees A, Doder M, et al. Randomized trial of tolcapone versus pergolide as add-on to levodopa therapy in Parkinson's disease patients with motor fluctuations. Mov Disord. 2001；16(5)：858-866.

2.3 | タリペキソール

2008年10月以降のエビデンス

検索した範囲で新しい報告はない．

ガイドライン作成委員会の結論

1. 有効性

有効（「パーキンソン病治療ガイドライン2011」から変更なし）．

早期単独療法，進行期のL-ドパとの併用療法ともに有効である．

L-ドパとの併用療法では重症度の軽い症例について有効性が高く，ウェアリングオフの軽減効果も示されている．

2. 安全性

安全（「パーキンソン病治療ガイドライン2011」から変更なし）．

日中過眠以外の副作用は少ない．

3. 臨床への応用

早期および軽症の進行期パーキンソン病患者に有用（「パーキンソン病治療ガイドライン2011」から変更なし）．

4. 今後検討されるべき事項

高齢者パーキンソン病に対する安全性と有効性に関する試験が少なく，高齢を対象とした薬物動態に関する検討が必要である（「パーキンソン病治療ガイドライン2011」から変更なし）．

2.4 | カベルゴリン

2008年10月以降のエビデンス

メタ解析が2報[1,2]，システマティックレビューが1報[3]，臨床上有用と考えられる観察研究が1報[4]あった．

ガイドライン作成委員会の結論

1. 有効性

有効（「パーキンソン病治療ガイドライン2011」から変更なし）．

早期の患者に対して単独で用いられた場合，運動症状の改善が得られる．ただし，その効果はL-ドパには劣る．一方で，運動合併症のリスクはL-ドパより低い．

進行期の患者に対してL-ドパと併用で用いられた場合，運動症状の改善とオフ時間の短縮が期待できる．QOLに関するシステマティックレビューではRCT 1件（症例数161，追跡期間3か月）と観察研究3件（症例数34～207，追跡期間3～24か月）が分析され，評価尺度はPDQ-39もしくはPDQ-8であった．4件すべてで有意なQOLの改善が示され，エンタカポンと比較したRCTではQOLの改善はカベルゴリン追加群でエンタカポン追加群と同等であった[3]．

2. 安全性

ほぼ安全（「パーキンソン病治療ガイドライン2011」から変更なし）．

ただし，心臓弁膜症を惹起する可能性があるので，ドパミンアゴニストの第1選択薬とはしない．また，突発的睡眠に関する注意も勧告された．

カベルゴリンの全般的な安全性については，安全性と忍容性に関するメタ解析の記載によると嘔気，めまい，眠気，ジスキネジア，不眠，頭痛，嘔吐，幻覚，錯乱，便秘，腹痛の有害事象の危険率はプラセボと有意差を認めなかった．起立性低血圧はプラセボと比較して有意に危険率が高かった[1]．

麦角系ドパミンアゴニストと心臓弁膜症に関するメタ解析では，本邦からの1報告を含む8件の観察研究が分析されており，その結果としてはカベルゴリンは中等度から重度の心臓弁膜症の危険因子とされている[2]．麦角系ドパミンアゴニストと心臓弁膜症および脳性ナトリウム利尿ペプチド brain natriuretic peptide（BNP）との関連を調べた研究では，ペルゴリドもしくはカベルゴリンを服用している患者は服用してない患者および対照群と比較して中等度以上の弁逆流が有意に多く，BNPは重度の弁逆流や複数の弁逆流で高値を示した．カベルゴリン服用患者においては，定期的な心臓超音波検査とBNP測定を併用することも有用である可能性が示唆される[4]．

3. 臨床への応用

カベルゴリンはパーキンソン病の早期治療薬，進行期の症状コントロール薬として有用である．ただし，服用は心臓弁膜症発症の危険率を上げ，これまでの研究からその危険率は累積投与量との関連が報告されているため，第1選択薬としてはならず，他剤での治療を優先すべ

きである．服用に際しては定期的な心臓超音波検査でのモニタリングが必要であり，できるだけ低用量とするように留意すべきである．

4. 今後検討されるべき事項

高齢者パーキンソン病に対する安全性と有効性に関する試験が少なく，高齢を対象とした薬物動態に関する検討が必要である（「パーキンソン病治療ガイドライン 2011」から変更なし）．

文献

1) Kulisevsky J, Pagonabarraga J. Tolerability and safety of ropinirole versus other dopamine agonists and levodopa in the treatment of Parkinson's disease：meta-analysis of randomized controlled trials. Drug Saf. 2010；33(2)：147-161.
2) Rasmussen VG, Østergaard K, Dupont E, et al. The risk of valvular regurgitation in patients with Parkinson's disease treated with dopamine receptor agonists. Mov Disord. 2011；26(5)：801-806.
3) Martinez-Martin P, Kurtis MM. Systematic review of the effect of dopamine receptor agonists on patient health-related quality of life. Parkinsonism Relat Disord. 2009；15(Suppl 4)：S58-S64.
4) Watanabe H, Hirayama M, Noda A, et al. B-type natriuretic peptide and cardiovalvulopathy in Parkinson disease with dopamine agonist. Neurology. 2009；72(7)：621-626.

2.5 プラミペキソール（速放剤，徐放剤）

2008年10月以降のエビデンス

新たにメタ解析が4報[1-4]，システマティックレビューが1報[5]あった．RCTが12報[6-18]あった．また臨床上有意義と考えられるオープン長期試験が2報[6,19]，症例対照研究が1報[20]あった．

2010年以降，非麦角系ドパミンアゴニストの徐放剤が開発され，その臨床試験結果が相次いで報告された．本邦ではプラミペキソールの徐放剤が2011年に発売開始された．

ガイドライン作成委員会の結論

1. 有効性

有効（「パーキンソン病治療ガイドライン2011」から変更なし）．

プラミペキソール徐放剤の有効性を検討したRCTの結果が4報[10-12,14]報告されているが，早期パーキンソン病を対象とする2報[11,14]と進行期パーキンソン病を対象とする2報[10,12]で，進行期パーキンソン病を対象とするうちの1報[10]は本邦からの報告である．

早期パーキンソン病539例を無作為にプラセボ，速放剤，徐放剤の3群に振り分け33週間後のUPDRS part Ⅱ＋Ⅲスコアの変化量を主要評価項目として徐放剤の非劣性を検証した試験[11]では，速放剤，徐放剤ともにプラセボに対して有意な改善を認め，その効果は同等であることが示された．PDQ-39スコアも両者の改善効果は同等であった．安全面でも両者に有意な違いは認められなかった．本試験に先んじて行われた早期パーキンソン病259例を同様に3群に振り分けて18週間後のUPDRS part Ⅱ＋Ⅲスコアの変化量を主要評価項目として行われた試験[14]でも，速放剤と徐放剤はプラセボに対して有意な改善を認め，その効果は同等であることが示された．安全面でも両者に有意な違いは認められなかった．

また早期未治療パーキンソン病535例を対象として，プラセボまたはプラミペキソールで9か月間治療後に全例実薬へ変更する，いわゆるdelayed-start試験[7]がプラミペキソールでも行われた．全例実薬に移行した15か月後のUPDRS変化量を主要評価項目としたところ，両群ともにUPDRS変化量はベースラインから有意に改善したものの，両群間で改善効果に有意な違いは認めなかった．本試験参加者のうち123例が線条体ドパミントランスポーターsingle photon emission computed tomography（SPECT）試験にも参加したが，15か月間の取り込み変化量はプラセボ開始群とプラミペキソール開始群で有意な違いは認めなかった．delayed-start試験方法による疾患修飾作用の可能性は示唆されないという結果であった．

進行期パーキンソン病を対象とする本邦の試験[10]では，L-ドパ治療中のパーキンソン病112例に対して二重盲検下で速放剤または徐放剤を投与し，12週間後のUPDRS part Ⅱ＋Ⅲスコアの変化量を主要評価項目として評価，引き続いて徐放剤のみのオープン試験を行い速放剤からの切り替え結果を報告した．二重盲検試験では両治療群ともベースラインから有意な運動症状改善を認め，引き続き行われたオープン試験では速放剤から徐放剤への即日切り替えに問題はなかった．進行期パーキンソン病507例を対象に18週間後のUPDRS part Ⅱ＋Ⅲスコアの変化量を主要評価項目として行われた二重盲検試験[12]では，速放剤と徐放剤ともにベースラインから有意な改善が認められた．オフ時間の短縮効果も両者とも有意に認められたが，

各々には有意な差はなく UPDRS part Ⅱ＋Ⅲ スコアの改善およびオフ時間の短縮効果は同等であった．引き続いて行われた 249 例を対象とする 33 週間にわたるオープン長期試験でもこれらの改善効果が認められた．後述する安全面では両者とも問題は認めなかった．

徐放剤の登場により速放剤からの即日切り替え試験の結果が報告されている．前述した報告[10]の他に 2 報[8,18]の報告がある．うち 1 報[8]は症状変動を伴う進行期パーキンソン病 517 例をプラセボ，速放剤，徐放剤の 3 群に振り分け，32 週間後の UPDRS part Ⅱ＋Ⅲ スコアの変化量を主要評価項目として二重盲検試験を行い，引き続いて全例を徐放剤に切り替えてオープン試験を行った結果を報告している．速放剤，徐放剤ともに運動症状およびオフ時間の短縮を認め，徐放剤から速放剤への即日切り替えに，これらの有効性および安全面でも問題はなかった．もう 1 報[18]が速放剤から徐放剤への即日切り替え試験として初めて行われた二重盲検試験で，速放剤による 2〜4 週間の非盲検期間後，パーキンソン病 156 例を速放剤または徐放剤による 2 群に振り分け，4 週間の二重盲検期終了時の UPDRS part Ⅱ＋Ⅲ スコアの変化量を主要評価項目として評価した結果を報告している．徐放剤から速放剤への即日切り替えには運動症状に対する有効性の変化はなく安全面でも問題はなかった．これらの試験結果は速放剤から徐放剤への即日切り替えが実臨床上も安全に可能であることを示している．

長時間作用型非麦角系ドパミンアゴニストの有効性と安全性について検討したメタ解析が 2 報[1,2]報告されている．プラセボと比較検討した報告[1]では，UPDRS の part Ⅱ および part Ⅲ の各スコアと合計スコアはいずれも有効で運動合併症ではオフ時間短縮と日常生活に支障となるジスキネジア troublesome dyskinesia を伴わないオン時間延長が認められた．また従来の速放型非麦角系ドパミンアゴニストと比較検討した報告[2]では，UPDRS の part Ⅱ および part Ⅲ の各スコアと運動合併症ではオフ時間短縮が認められた．

パーキンソン病の気分障害に対する抗うつ薬の効果と忍容性について検討したメタ解析が 2 報[3,4]報告されている．11 件の臨床試験を対象に行われたメタ解析[3]では，効果および忍容性の双方の観点から三環系抗うつ薬が最善であり，次いでプラミペキソールと SNRI，SSRI は最後に選択するべき薬剤であるとした．ただしプラミペキソールの抗うつ効果を検討した報告[15]は 1 報しかなく，結論付けるには不十分といえる．プラミペキソールとプラセボを比較した臨床試験 7 件を対象に UPDRS part Ⅰ スコアを解析対象として行われたメタ解析[4]では，プラミペキソール群で有意なスコアの改善が認められた．しかし UPDRS part Ⅰ スコアを解析対象とすること自体に問題がないとはいえ，結果自体に大きな意義はないといえる．前述した二重盲検試験[15]では 323 例を対象に 12 週間後のベックうつ病自己評価尺度 Beck Depression Inventory（BDI）スコアを検討したところプラミペキソール群で有意な改善が認められた．

ドパミンアゴニストが QOL に及ぼす効果に関するシステマティックレビュー[5]が報告された．プラミペキソールについては，試験デザインが二重盲検比較試験 4 報とオープン試験 4 報，QOL 評価方法が 6 通り，対照薬はプラセボ，L-ドパ，ブロモクリプチン，ロチゴチンなど，検討方法が多様性に富んでいたことから一定の結論は出せないということであった．しかしドパミンアゴニストは概して QOL を悪化させることはないといえる．

長期試験として早期パーキンソン病を対象とするプラミペキソール速放剤に関するオープン試験[19]の結果と，早期および進行期パーキンソン病を対象とするプラミペキソール徐放剤に関するオープン試験[6]の結果が報告された．速放剤に関しては CALM-PD 研究のコホートを平均 6 年間の長期にわたり観察した結果[19]が報告された．ADL は L-ドパ開始群とプラミペキソール開始群で有意な違いはなかったものの運動合併症は L-ドパ開始群に有意に多く，エプワース睡眠スケール Epworth Sleepiness Scale はプラミペキソール開始群が有意に高かった．

徐放剤に関しては早期パーキンソン病を対象として行われた2つの二重盲検試験[11,18]と進行期パーキンソン病を対象として行われた二重盲検試験[12]のコホートを対象に徐放剤へ切り替えて長期観察した結果[6]が報告された．UPDRS part Ⅱおよびpart Ⅲの各スコアおよび合計スコアは，早期パーキンソン病および進行期パーキンソン病ともに，徐放剤に切り替えて二重盲検期も含めて113週間にわたり長期に観察した結果，速放剤と徐放剤のいずれで治療開始した場合でも同程度の有効性が維持されていた．

2. 安全性

「パーキンソン病治療ガイドライン2011」以降，追加された徐放剤も含め，ほぼ安全．

長時間作用型非麦角系ドパミンアゴニストの有効性と安全性について検討したメタ解析[1,2]が報告された．プラセボと比較検討した報告[1]では，早期パーキンソン病でめまい，眠気，便秘，嘔吐が，進行期パーキンソン病で不眠の頻度が高く，悪心は両方で頻度が高い．また従来の速放型非麦角系ドパミンアゴニストと比較検討した報告[2]では，臨床試験からの脱落例数には差がなく，非麦角系ドパミンアゴニストによく知られた10の有害事象として挙げられた，悪心，眠気，めまい，頭痛，便秘，ジスキネジア，幻覚，起立性低血圧，嘔吐，背部痛にも差がなかった．

二重盲検試験3件[11,12,18]に引き続き行われた徐放剤を用いた長期オープン試験に関する報告[6]では，10％以上の頻度で認められた有害事象として，早期パーキンソン病では傾眠(15.1％)，末梢性浮腫(11.7％)，背部痛(10.6％)が，進行期パーキンソン病ではジスキネジア(27.4％)，傾眠(13.6％)が認められた．またこれらの有害事象により中断した症例は，早期パーキンソン病9.8％と進行期パーキンソン病7.9％で概ね違いは認められなかった．

衝動制御障害とドパミンアゴニストに関する報告が散見され，プラミペキソールに関連して症例対照研究が1報[20]，横断研究が2報[21,22]報告されている．症例対照報告はブラジルからの報告[20]で，パーキンソン病152例と健常対照212例に対して病的賭博，強迫的性行動，買いあさり，むちゃ食い（過食）について調査し，パーキンソン病では健常対照に対し有意に衝動制御障害が高頻度であった．衝動制御障害には喫煙歴のあった者，若年者，プラミペキソール服用者および1日用量が高い者が有意に多く，L-ドパ服用者が有意に少なく，多変量解析では喫煙とプラミペキソール用量が独立した危険因子と報告された．米国食品医薬品局データベースを用いた横断研究[21]ではプラミペキソール，ロピニロール，アリピプラゾールなどのドパミンD_3受容体に親和性の高いドパミンアゴニストと衝動制御障害の関連性が認められた．パーキンソン病3,090例を対象に衝動制御障害を調査した横断研究[22]では，13.6％に衝動制御障害を認め，ドパミンアゴニスト服用者が有意に高頻度で，プラミペキソールおよびロピニロール服用者が同程度に高頻度であった．

3. 臨床への応用

「パーキンソン病治療ガイドライン2011」から徐放剤が追加され薬剤選択の選択肢が増えたが，有効性と安全面で大幅な変更点はなく，臨床的有用性には変更はない．

運動症状改善効果に対する有効性に関しては，速放剤，徐放剤ともに早期単独療法あるいは進行期L-ドパ併用時にも有用であると結論される．運動合併症に関しても，徐放剤は速放剤と同等のオフ時間の短縮効果とtroublesome dyskinesiaを伴うオン時間を増やすことなくオン時間を増やす効果が期待できる．またうつ合併例ではその気分障害改善に有益である可能性がある．

一方,日中過眠,突発的睡眠,衝動制御障害,強迫性障害,末梢性浮腫の有害事象が速放剤,徐放剤を問わず認められるため,使用する場合にはこれらに注意を要すると結論される.プラミペキソール速放剤に疾患修飾作用は確認されない.

4. 今後検討されるべき事項

「パーキンソン病治療ガイドライン 2011」から徐放剤が追加され,その作用時間の持続性からドパミン受容体に対する持続的な刺激のパーキンソン病治療における臨床的意義について関心がもたれる.現在のところ,パーキンソン病発症早期から長期に持続的ドパミン受容体刺激療法を行った場合の運動合併症に及ぼす影響は不明である.今後も引き続き,長期的な安全性と有効性,薬物動態,運動合併症の発現抑制効果などに関する,本剤単独およびL-ドパとの併用療法について検討が必要である.

文献

1) Zhou CQ, Zhang JW, Wang M, et al. Meta-analysis of the efficacy and safety of long-acting non-ergot dopamine agonists in Parkinson's disease. J Clin Neurosci. 2014;21(7):1094-1101.
2) Zhou CQ, Lou JH, Zhang YP, et al. Long-acting versus standard non-ergot dopamine agonists in Parkinson's disease: a meta-analysis of randomized controlled trials. CNS Neurosci Ther. 2014;20(4):368-376.
3) Liu J, Dong J, Wang L, et al. Comparative efficacy and acceptability of antidepressants in Parkinson's disease: a network meta-analysis. PLoS One. 2013;8(10):e76651.
4) Leentjens AF, Koester J, Fruh B, et al. The effect of pramipexole on mood and motivational symptoms in Parkinson's disease: a meta-analysis of placebo-controlled studies. Clin Ther. 2009;31(1):89-98.
5) Martinez-Martin P, Kurtis MM. Systematic review of the effect of dopamine receptor agonists on patient health-related quality of life. Parkinsonism Relat Disord. 2009;15(Suppl 4):S58-S64.
6) Hauser RA, Schapira AH, Barone P, et al. Long-term safety and sustained efficacy of extended-release pramipexole in early and advanced Parkinson's disease. Eur J Neurol. 2014;21(5):736-743.
7) Schapira AH, McDermott MP, Barone P, et al. Pramipexole in patients with early Parkinson's disease (PROUD): a randomised delayed-start trial. Lancet Neurol. 2013;12(8):747-755.
8) Schapira AH, Barone P, Hauser RA, et al. Success rate, efficacy, and safety/tolerability of overnight switching from immediate- to extended-release pramipexole in advanced Parkinson's disease. Eur J Neurol. 2013;20(1):180-187.
9) Drijgers RL, Verhey FR, Tissingh G, et al. The role of the dopaminergic system in mood, motivation and cognition in Parkinson's disease: a double blind randomized placebo-controlled experimental challenge with pramipexole and methylphenidate. J Neurol Sci. 2012;320(1-2):121-126.
10) Mizuno Y, Yamamoto M, Kuno S, et al. Efficacy and safety of extended-versus immediate-release pramipexole in Japanese patients with advanced and L-dopa-undertreated Parkinson disease: a double-blind, randomized trial. Clin Neuropharmacol. 2012;35(4):174-181.
11) Poewe W, Rascol O, Barone P, et al. Extended-release pramipexole in early Parkinson disease: a 33-week randomized controlled trial. Neurology. 2011;77(8):759-766.
12) Schapira AH, Barone P, Hauser RA, et al. Extended-release pramipexole in advanced Parkinson disease: a randomized controlled trial. Neurology. 2011;77(8):767-774.
13) Kieburtz K. Twice-daily, low-dose pramipexole in early Parkinson's disease: a randomized, placebo-controlled trial. Mov Disord. 2011;26(1):37-44.
14) Hauser RA, Schapira AH, Rascol O, et al. Randomized, double-blind, multicenter evaluation of pramipexole extended release once daily in early Parkinson's disease. Mov Disord. 2010;25(15):2542-2549.
15) Barone P, Poewe W, Albrecht S, et al. Pramipexole for the treatment of depressive symptoms in patients with Parkinson's disease: a randomised, double-blind, placebo-controlled trial. Lancet Neurol. 2010;9(6):573-580.
16) Brodsky MA, Park BS, Nutt JG. Effects of a dopamine agonist on the pharmacodynamics of levodopa in Parkinson disease. Arch Neurol. 2010;67(1):27-32.
17) Micallef J, Rey M, Eusebio A, et al. Antiparkinsonian drug-induced sleepiness: a double-blind placebo-controlled study of L-dopa, bromocriptine and pramipexole in healthy subjects. Br J Clin Pharmacol. 2009;67(3):333-340.
18) Rascol O, Barone P, Hauser RA, et al. Efficacy, safety, and tolerability of overnight switching from immediate-to once daily extended-release pramipexole in early Parkinson's disease. Mov Disord. 2010;25(14):2326-2332.
19) Parkinson Study Group CALM Cohort Investigators. Long-term effect of initiating pramipexole vs levodopa in early Parkinson disease. Arch Neurol. 2009;66(5):563-570.
20) Valença GT, Glass PG, Negreiros NN, et al. Past smoking and current dopamine agonist use show an independent and

dose-dependent association with impulse control disorders in Parkinson's disease. Parkinsonism Relat Disord. 2013 ; 19(7) : 698-700.
21) Moore TJ, Glenmullen J, Mattison DR. Reports of pathological gambling, hypersexuality, and compulsive shopping associated with dopamine receptor agonist drugs. JAMA Intern Med. 2014 ; 174(12) : 1930-1933.
22) Weintraub D, Koester J, Potenza MN, et al. Impulse control disorders in Parkinson disease : a cross-sectional study of 3090 patients. Arch Neurol. 2010 ; 67(5) : 589-595.

2.6 ロピニロール（速放剤，徐放剤）

2008年10月以降のエビデンス

メタ解析が3報[1-3]，システマティックレビューが1報[4]，RCTが9報あった[5-13]．臨床上有意義と考えられる観察研究が6報あった[14-19]．

ガイドライン作成委員会の結論

1. 有効性

有効（「パーキンソン病治療ガイドライン2011」から変更なし）．

ロピニロール速放剤の早期の患者に対する対症効果は有効であり，進行期の患者にL-ドパと併用することによってUPDRS part IIとpart IIIのスコアを有意に改善し，オフ時間を減らせることが「ガイドライン2011」で確認されている．新たに進行期の患者でロチゴチン貼付剤と同等の運動症状改善を認めた報告[5]があった．

ロピニロール徐放剤はプラセボと比較して有意な効果が報告されており[6]，早期患者に対する対症効果は速放剤と同等であり，忍容性にも違いはない[7]．既にL-ドパを服用している患者に追加投与することにより，L-ドパ追加と比較してジスキネジアの発現を有意に抑制する[8]．ロピニロール徐放剤を進行期の患者にL-ドパと併用することにより，オフ時間の短縮，オン時間の延長，日常生活に支障となるジスキネジアtroublesome dyskinesiaを伴わないオン時間の延長，UPDRS part IIとpart IIIのスコアの改善，QOLの改善が期待できる[9,10]．患者によっては夜間症状や睡眠の質の改善も期待できる[11,12]．

a. 有効性の詳細

進行期の患者に対してロピニロール速放剤もしくはロチゴチン貼付剤を併用した二重盲検RCTではUPDRS part IIIスコアの改善に差を認めなかった[5]．

進行期の患者345例に主要評価項目をオフ時間としてロピニロール徐放剤とプラセボを追加投与した二重盲検RCTでは，平均用量11.4 mgを服用したロピニロール群でプラセボ群に比してオフ時間が有意に短縮し，L-ドパが平均506.6 mgから411.6 mgに減量された．troublesome dyskinesiaを伴わないオン時間もロピニロール群でプラセボ群に比して有意に延長し，UPDRS part II, part III, PDQ-39のmobility, ADL, emotional well-beingもプラセボ群に比してロピニロール群で有意に改善した[6]．

ドパミンアゴニストで治療開始後3か月以内もしくはL-ドパで治療開始後6か月以内の早期の患者161例を対象として，ロピニロール速放剤と徐放剤の単独療法の効果をクロスオーバーデザインで検討した二重盲検RCTでは，速放剤と徐放剤でUPDRS part IIIのベースラインからの改善は同等で，徐放剤は速放剤に対して劣らないと結論された．速放剤から徐放剤および徐放剤から速放剤への翌日切り替えは忍容性に問題を認めず，徐放剤は速放剤に比べて速く漸増されたが，やはり忍容性に問題を認めなかった[7]．

主要評価項目をジスキネジア出現までの時間としてL-ドパの服用が3年以内で用量600 mg未満，ウェアリングオフはないかあっても軽度の患者を対象としてロピニロール速放剤もしくはL-ドパを症状に応じて追加投与した二重盲検RCTが報告されている．本研究は症例組み

入れが進まず，研究全体でのジスキネジア発現が当初見込みよりも少なかったことより途中で打ち切りになったが，その後の症例情報の見直しと解析を行ったところ，L-ドパ群（104例，平均284 mg/日）でのジスキネジア発現が17%（18例，開始6か月以内5例，6〜9か月5例，9〜12か月5例，12か月以降3例）であったのに対して，ロピニロール群（104例，平均用量10 mg/日）では3%（3例，開始6か月以内2例，6〜9か月1例，9〜12か月0例，12か月以降0例）と有意に少なかった．2群間でのUPDRS part Ⅱとpart Ⅲのスコアには有意差を認めなかったことから，運動症状はほぼ同等に改善されたと結論されている．有害事象にも2群間で差がなく，L-ドパにドパミンアゴニストを追加投与してジスキネジアの抑制を報告した初めての報告と結論されている[8]．

　進行期の患者393例を対象としてロピニロール徐放剤もしくはプラセボを追加投与して主要評価項目としてオフ時間短縮を検討した24週間のRCTではロピニロール群の平均オフ時間短縮が2.1時間とプラセボ群の0.3時間に比して有意に優れていた．L-ドパの用量はロピニロール群でベースラインから平均278 mg，プラセボ群で164 mg減量されており，ロピニロール群の用量は平均18.8 mg/日であった．副次的評価項目ではオン時間，troublesome dyskinesiaのないオン時間，UPDRS part Ⅱ，part Ⅲ，ベックうつ病自己評価尺度Beck Depression Inventory（BDI）-Ⅱ，PDQ-39のmobility，ADL，emotional well-being，stigma communicationの各サブスケールとPDSSが24週間の時点で有意にロピニロール群で良好であった[9]．本研究ではプラセボと比べてオフ時間は開始2週間から，UPDRS part Ⅱとpart Ⅲは開始4週間からと比較的早い段階で有意な改善を認めている[13]．また，本研究では夜間症状[11]および睡眠[12]の詳細な検討も報告されている．PDSSで調べた夜間症状については，上述したようにロピニロール群でプラセボ群に比して有意に改善しているが，特に全般的な睡眠の質および起床時の運動症状がベースラインで悪い患者でプラセボ群と比べて有意に改善を認めている[11]．患者日誌を用いた睡眠の検討では夜間覚醒のある患者ではロピニロール服用後に有意に減少し，覚醒時にオンであることが増えている[12]．

　ウェアリングオフを有する進行期の患者343例に対してロピニロール速放剤もしくは徐放剤を追加投与した二重盲検RCTでは，主要評価項目である20%以上オフが減った患者は速放剤群51%に対して徐放剤群66%と有意に徐放剤群で多かった．試験薬剤の用量は速放剤群10.4 mg，徐放剤群18.6 mg，ベースラインからのL-ドパ減量は速放剤群で113 mg，徐放剤群で162 mgであった[10]．

2. 安全性

　ほぼ安全（「パーキンソン病治療ガイドライン2011」から変更なし）．

　ロピニロール速放剤については「日中過眠，突発的睡眠などの睡眠障害，衝動性行動障害，強迫性障害に留意すべきである」ことがガイドライン2011で確認されている．ロピニロール徐放剤についても同様と考えられ，嘔気やめまい，ジスキネジアなどの有害事象についても注意する必要がある．複数の研究結果からロピニロールはプラミペキソールと同様に衝動制御障害のリスクを有意に高めると考えられており，衝動制御障害のリスクが一般に高い若い患者では特に留意が必要である．

　ロピニロールの安全性・忍容性を他のドパミンアゴニストおよびL-ドパと比較したメタ解析が2010年に報告されている[3]．ロピニロールはブロモクリプチンと比較して便秘の相対危険率が低く，L-ドパと比べてジスキネジアの相対危険率が低い．プラミペキソールと比べると嘔気，めまい，眠気，ジスキネジアの相対危険率が高く，不眠，頭痛，幻覚，錯乱，便秘の

相対危険率が低い．眠気，頭痛，起立性低血圧，錯乱，便秘，腹痛はプラセボ群と有意差がなかった．

ドパミンアゴニスト徐放剤の有効性と安全性について，プラセボと比較した研究のメタ解析では解析対象9報のうち，ロピニロール徐放剤についてはPahwaの報告[9]1報である．本メタ解析ではドパミンアゴニスト徐放剤はプラセボと比較して有意に嘔気が多く，頭痛は違いがない．早期患者ではふらつき，眠気，便秘，嘔吐，不眠が多く，進行期の患者ではジスキネジアと幻覚が多い傾向にあると結論されている[1]．

衝動制御障害については複数の報告で有意にドパミンアゴニスト服用で多く，プラミペキソールとロピニロールの間で頻度に違いはなく[14-17]，ロチゴチンで少ないとされている[16]．特に衝動制御障害のリスクが一般に高い若い患者での処方には，十分有用性と安全性のバランスを考える必要がある．

3. 徐放剤と速放剤の比較

ロピニロール徐放剤は食事の影響を受けづらく[18]，効果と安全性は速放剤とほぼ同等と考えられる[2]．長期の効果と安全性も報告されている[19]が不十分であり，今後のさらなる知見の蓄積が必要である．

ドパミンアゴニスト速放剤と徐放剤を比較したメタ解析では解析対象8報のうち，ロピニロール徐放剤 vs ロピニロール速放剤が2研究，ロチゴチン貼付剤 vs ロピニロール速放剤が1研究含まれている．メタ解析の結果としては徐放剤のUPDRS part Ⅱ, part Ⅲ, オフ時間短縮に対する効果は速放剤と同等であり，脱落や有害事象に差がない．全般的に徐放剤は速放剤に劣らないと結論されている[2]．

4. 臨床への応用

「パーキンソン病治療ガイドライン2011」の時点ではロピニロール速放剤の有効性と安全性が確認されていた．今回の改訂ではロピニロール徐放剤のエビデンスが蓄積されており，全般的な有効性と安全性はほぼ同等と考えられる．運動合併症がないか，あっても軽度のウェアリングオフのみのL-ドパ服用患者にロピニロール徐放剤を追加投与することによって，L-ドパ追加よりもジスキネジア発現が抑制されたことは持続的薬物輸送 continuous drug delivery (CDD) の有用性を示唆するものと考えられるが，さらに同様の知見が蓄積される必要がある．

5. 今後検討されるべき事項

「パーキンソン病治療ガイドライン2011」と同様に，高齢者パーキンソン病に対する安全性と有効性に関する試験が少なく，高齢者を対象とした薬物動態に関する検討が必要である．

2017年3月時点において，本邦においてロピニロール貼付剤の臨床試験（プラセボおよびロピニロール徐放剤を対照とした無作為化二重盲検3群間比較試験）が進行中であり，近いうちに結果が判明するものと考えられる．

文献

1) Zhou CQ, Zhang JW, Wang M, et al. Meta-analysis of the efficacy and safety of long-acting non-ergot dopamine agonists in Parkinson's disease. J Clin Neurosci. 2014；21(7)：1094-1101.

2) Zhou CQ, Lou JH, Zhang YP, et al. Long-acting versus standard non-ergot dopamine agonists in Parkinson's disease: a meta-analysis of randomized controlled trials. CNS Neurosci Ther. 2014；20(4)：368-376.
3) Kulisevsky J, Pagonabarraga J. Tolerability and safety of ropinirole versus other dopamine agonists and levodopa in the treatment of Parkinson's disease: meta-analysis of randomized controlled trials. Drug Saf. 2010；33(2)：147-161.
4) Martinez-Martin P, Kurtis MM. Systematic review of the effect of dopamine receptor agonists on patient health-related quality of life. Parkinsonism Relat Disord. 2009；15(Suppl 4)：S58-S64.
5) Mizuno Y, Nomoto M, Hasegawa K, et al. Rotigotine vs ropinirole in advanced stage Parkinson's disease: a double-blind study. Parkinsonism Relat Disord. 2014；20(12)：1388-1393.
6) Zhang Z, Wang J, Zhang X, et al. The efficacy and safety of ropinirole prolonged release tablets as adjunctive therapy in Chinese subjects with advanced Parkinson's disease: a multicenter, double-blind, randomized, placebo-controlled study. Parkinsonism Relat Disord. 2013；19(11)：1022-1026.
7) Stocchi F, Hersh BP, Scott BL, et al. Ropinirole 24-hour prolonged release and ropinirole immediate release in early Parkinson's disease: a randomized, double-blind, non-inferiority crossover study. Curr Med Res Opin. 2008；24(10)：2883-2895.
8) Watts RL, Lyons KE, Pahwa R, et al. Onset of dyskinesia with adjunct ropinirole prolonged-release or additional levodopa in early Parkinson's disease. Mov Disord. 2010；25(7)：858-866.
9) Pahwa R, Stacy MA, Factor SA, et al. Ropinirole 24-hour prolonged release: randomized, controlled study in advanced Parkinson disease. Neurology. 2007；68(14)：1108-1115.
10) Stocchi F, Giorgi L, Hunter B, et al. PREPARED: Comparison of prolonged and immediate release ropinirole in advanced Parkinson's disease. Mov Disord. 2011；26(7)：1259-1265.
11) Ray Chaudhuri K, Martinez-Martin P, Rolfe KA, et al. Improvements in nocturnal symptoms with ropinirole prolonged release in patients with advanced Parkinson's disease. Eur J Neurol. 2012；19(1)：105-113.
12) Reichmann H, Cooper J, Rolfe K, et al. Sleep Duration and "on" Time during Different Periods of the Day and Night in Patients with Advanced Parkinson's Disease Receiving Adjunctive Ropinirole Prolonged Release. Parkinsons Dis. 2011；2011：354760.
13) Hersh BP, Earl NL, Hauser RA, et al. Early treatment benefits of ropinirole prolonged release in Parkinson's disease patients with motor fluctuations. Mov Disord. 2010；25(7)：927-931.
14) Weintraub D, Koester J, Potenza MN, et al. Impulse control disorders in Parkinson disease: a cross-sectional study of 3090 patients. Arch Neurol. 2010；67(5)：589-595.
15) Poletti M, Logi C, Lucetti C, et al. A single-center, cross-sectional prevalence study of impulse control disorders in Parkinson disease: association with dopaminergic drugs. J Clin Psychopharmacol. 2013；33(5)：691-694.
16) Garcia-Ruiz PJ, Martinez Castrillo JC, Alonso-Canovas A, et al. Impulse control disorder in patients with Parkinson's disease under dopamine agonist therapy: a multicentre study. J Neurol Neurosurg Psychiatry. 2014；85(8)：840-844.
17) Moore TJ, Glenmullen J, Mattison DR. Reports of pathological gambling, hypersexuality, and compulsive shopping associated with dopamine receptor agonist drugs. JAMA Intern Med. 2014；174(12)：1930-1933.
18) Hattori N, Hasegawa K, Sakamoto T. Pharmacokinetics and effect of food after oral administration of prolonged-release tablets of ropinirole hydrochloride in Japanese patients with Parkinson's disease. J Clin Pharm Ther. 2012；37(5)：571-577.
19) Hauser RA, Reichmann H, Lew M, et al. Long-term, open-label study of once-daily ropinirole prolonged release in early Parkinson's disease. Int J Neurosci. 2011；121(5)：246-253.

2.7 ロチゴチン

2008年10月以降のエビデンス

新たにメタ解析が3報[1-3]，RCTが6報[4-9]あった．また臨床上有意義と考えられるRCTのpost hoc解析が4報[10-13]，オープン長期試験が3報[14-16]あった．

非麦角系ドパミンアゴニストの徐放剤の開発に引き続き，ロチゴチン貼付剤が本邦では2013年に発売され，最大承認用量は本邦では1日36 mgと設定された．

ガイドライン作成委員会の結論

1. 有効性

有効（「パーキンソン病治療ガイドライン2011」から変更なし）．

ロチゴチン貼付剤の有効性を検討したRCTの結果が5報[4-8]報告されているが，早期パーキンソン病を対象とする1報[7]と進行期パーキンソン病を対象とする3報[4-6]で，起床時の運動症状と睡眠障害に関する報告が1報[8]である．早期パーキンソン病の1報[7]と進行期パーキンソン病のうちの2報[4,5]は本邦からの報告である．ロチゴチンの有効性と安全性を調べたメタ解析[3]に含まれていたのはこのうち1報[8]のみであった．

早期パーキンソン病172例に対してロチゴチン2〜16 mg（24時間吸収量換算）またはプラセボを12週間貼付しUPDRS part Ⅱ＋Ⅲを比較検討[7]したところ，プラセボ群に対して有意な改善が認められた．ベースラインからの改善度が20％を超えたレスポンダー率は30.7％であった．

進行期パーキンソン病を対象とした本邦の試験2報[4,5]について，L-ドパ治療中の進行期パーキンソン病420例をロチゴチン，プラセボおよびロピニロールの各投与3群に分けて16週間後のオン時のUPDRS part Ⅲスコアを主要評価項目として有効性および非劣性性を検討した試験[4]では，ロチゴチン群およびロピニロール群はプラセボ群に対して有意にUPDRS part Ⅲスコアは改善し，ロチゴチン群はロピニロール群に対し同等の改善を示した．2次評価項目であるオン時のUPDRS part Ⅱスコアにもまた同様の結果が得られた．オン時間はプラセボに対して有意に延長し日常生活に支障となるジスキネジアtroublesome dyskinesiaを伴うオン時間は増えたものの有意差は認めなかった．これらオン時間についてもロピニロール群に対して同等の効果を認めた．

また同様にL-ドパ治療中の進行期パーキンソン病174例に対してロチゴチンまたはプラセボを12週間投与し，UPDRS part Ⅲスコアを主要評価項目として実施された試験[5]では，ロチゴチンは有意にUPDRS part Ⅲスコアを改善し，20％あるいは30％レスポンダー率は有意に高値であった．2次評価項目であるオフ時間についてもロチゴチン群はプラセボ群に対して有意な改善が認められた．

L-ドパ治療中で2.5時間以上のオフを有する進行期パーキンソン病409例を対象に12週間後のロチゴチン用量とオフ時間短縮効果との関係を主要評価項目とした試験[6]では，プラセボ群に対してロチゴチン群は8 mg（24時間吸収量換算）以上で有意なオフ時間短縮効果が認められた．2次評価項目であるオン時間に対する効果では4 mg（24時間吸収量換算）以上で有意な延長効果が，また覚醒時間に対するオフ時間の割合では4および8 mg（24時間吸収量換算）で

有意な短縮効果が認められた．これらの結果と安全性を踏まえ，ロチゴチン用量とオフ時間短縮効果には有意ではないものの用量依存傾向も認められたことから，本試験では低用量から治療を開始して改善効果が得られるまで漸増することが実臨床に適しているとしている．

なおこれらの試験では，ロチゴチンの用量表記方法が1日吸収量すなわち1日24時間で体内に吸収される用量で表記されている．その理由は，諸外国では承認用量が1日吸収量で表記されているのに対して，本邦は総含有量で表記（4.5～36 mg/日）されていることによる．

起床時の運動障害を有するパーキンソン病287例を対象に，4週間の維持期間前後に入院下で起床時服薬前のUPDRS part Ⅲスコアと睡眠障害検査であるPDSS-2スコアを主要評価項目として行われた試験[8]では，ロチゴチン群は有意にUPDRS part Ⅲスコアを改善し睡眠障害の程度も改善した．また本試験からはpost hoc解析が4報[10-13]報告されている．Likert pain scaleを用いた痛みに対する効果を分析した報告[10]では，ロチゴチン群は有意な改善が認められ，UPDRS part ⅢスコアまたはPDSS-2スコアから求められたレスポンダーでは非レスポンダーよりも明らかな改善が認められた．Non-Motor Symptoms Assessment Scale（NMSS）を用いた非運動症状に対する効果を分析した報告[11]では，早朝起床時のUPDRS part ⅢスコアとNMSSおよびPDSS-2スコアには弱い相関関係が認められた．またNMSSのsleep/fatigueおよびmood/apathyの各ドメインに対する効果を分析した報告[12]では，いずれもロチゴチン群で有意な改善が認められた．PDQ-8を用いたQOLに対する効果を分析した報告[13]では，いくつかの項目で有意な改善が認められ，QOLに対しても有益である可能性が示されていた．

長期試験としては，早期パーキンソン病を対象として行われた2つの試験[17-19]の各コホートについて長期安全性と有効性を6年間検討したオープン試験2報[14,16]が報告された．前者はパーキンソン病381例，後者はパーキンソン病217例が登録され，その52%と47%が長期試験を完了，両者ともに24%が有害事象，6%が効果不十分で中止となった．有害事象としては前者が眠気18%，適応部位反応12%，悪心9%など，後者が眠気23%，転倒17%，末梢性浮腫14%などが高頻度であった．試験期間中に前者は69%，後者は74%がL-ドパ追加を必要とし，その17%および25%がジスキネジアをきたした．UPDRS part Ⅱ+Ⅲスコアは，長期試験移行4年間および2年間は本試験のベースラインを下回っていた．また進行期パーキンソン病を対象として行われた2試験[20,21]の長期オープン試験[15]が報告された．どちらも約50%が長期試験を完了，有害事象は典型的なドパミン関連症状であった．UPDRS part Ⅱおよびpart Ⅲスコアは本試験のベースラインをpart Ⅱは軽度上回り（0.8と0.2），part Ⅲは下回っていた（2.8と4.1）．

長時間作用型非麦角系ドパミンアゴニストの有効性と安全性について検討したメタ解析が2報[1,2]報告され，有効性について簡潔にはUPDRSのpart Ⅱ，part Ⅲと運動合併症に対して有効であった．詳細はプラミペキソールの項〔第2章2.5（41頁）参照〕に触れた．ロチゴチンの有効性と安全性に関するメタ解析[3]が報告された．既出の試験[8]を含む6試験を対象としてメタ解析が行われ，UPDRS part Ⅱ，part Ⅲの各スコアおよびUPDRSのpart Ⅱ+Ⅲ合計スコアのいずれもプラセボに対して有意な改善を認めた．

2. 安全性

ほぼ安全．

長時間作用型非麦角系ドパミンアゴニストの有効性と安全性について，プラセボ[1]と速放型非麦角系ドパミンアゴニスト[2]に対して検討したメタ解析[1,2]が報告された．詳細はプラミペキソールの項に述べたが，安全性について簡潔にはプラセボに対して副作用は頻度が高いもの

の脱落率は差がなかった．

ロチゴチンの有効性と安全性に関するメタ解析[3]が報告された．安全性では有意に高い有害事象による中断率，適応部位反応，嘔吐，ジスキネジアを認めた．適応部位反応はプラセボより高頻度であったものの重篤な有害事象には有意な違いは認めなかった．またその解析に含まれる試験以降の試験[4-7]でも，早期パーキンソン病[7]では安全性には問題はなかった．進行期パーキンソン病を対象とする3試験[4-6]について，ロチゴチン，プラセボおよびロピニロールの各投与3群に分けて行われた試験[4]では軽度から中等度の有害事象のみで頻度にはプラセボと差はなかった．ジスキネジアに関して，ロチゴチン群では16.1%，ロピニロール群では13.8%とプラセボ群1.2%に対して有意な増加を認めた．プラセボと比較した試験[5]では有害事象はロチゴチン群が多く，適応部位反応，悪心，傾眠などが報告されたが，それによる試験中断率はプラセボ群8.0%に対してロチゴチン群は12.6%と大きな違いは認めなかった．ロチゴチン用量との関連性を調べた試験[6]では，適応部位反応，悪心，口渇，ジスキネジアが高用量でより高頻度に認められた．

メタ解析[3]にも含まれていた試験であるが，引き続き行われた早期パーキンソン病を対象とする2件[17-19]と進行期パーキンソン病を対象とする2件[20,21]のコホートを用いて，65歳前後および75歳前後で分けて年齢による有害事象の違いを早期および進行期パーキンソン病ごとに検討したpost hoc解析[22]が報告された．早期パーキンソン病では65歳で分けると悪心と頭痛が若年側に多く，75歳で分けると悪心が若年側にめまいが高齢側に多かった．進行期パーキンソン病では65歳で分けると悪心が若年側に75歳で分けると転倒が高齢側に多かった．これらの有害事象は，頻度も重症度も臨床的には年齢を問わず安全であることが示された．

進行期パーキンソン病130例を対象に心電図のQT延長を調べた無作為化二重盲検比較試験[9]が報告されたが，ロチゴチンは高用量使用下でも心電図に対する影響はない．

ロチゴチン，プラミペキソール，ロピニロールなどの非麦角系ドパミンアゴニストによる治療と衝動制御障害に関する横断研究が1報[23]報告され，パーキンソン病233例中39%に衝動制御障害を認めたが，ロチゴチンと比較するとプラミペキソールまたはロピニロールは有意に頻度が高かった．

3. 臨床への応用

「パーキンソン病治療ガイドライン2011」以降に承認され，治療薬としては初めての貼付剤である．

運動症状改善効果に対する有効性に関しては，早期単独治療あるいは進行期L-ドパ併用時にも有用であると結論される．運動合併症に関しては，オフ時間短縮効果とtroublesome dyskinesiaを伴うオン時間を増やすことなくオン時間を増やす効果が期待できる．これらは他の非麦角系ドパミンアゴニストとの非劣性が証明されている．また起床時の運動症状改善効果に対しても有効である可能性がある．非運動症状に関しては，睡眠障害，痛み，気分障害に対して有効である可能性がある．

一方，日中過眠，突発的睡眠，末梢性浮腫の有害事象が他の非麦角系ドパミンアゴニストと同様に認められるため，使用する場合にはこれらに注意を要すると結論される．衝動制御障害については他の非麦角系ドパミンアゴニストに比して頻度が低い可能性がある．

疾患修飾作用は，問えるエビデンスはない．

4. 今後検討されるべき事項

　貼付剤である特徴から，標的部位への持続的薬物輸送とドパミン受容体に対する持続的刺激が期待され，その臨床的意義について関心がもたれる．「パーキンソン病治療ガイドライン2011」から本邦の臨床試験が報告されたが，現在のところ，パーキンソン病発症早期から長期に持続的ドパミン受容体刺激療法を行った場合の運動合併症に及ぼす影響は不明である．今後も引き続き，長期的な安全性と有効性，薬物動態，運動合併症の発現抑制効果などに関する，本剤単独療法およびL-ドパとの併用療法について検討が必要である．

文献

1) Zhou CQ, Zhang JW, Wang M, et al. Meta-analysis of the efficacy and safety of long-acting non-ergot dopamine agonists in Parkinson's disease. J Clin Neurosci. 2014；21(7)：1094-1101.
2) Zhou CQ, Lou JH, Zhang YP, et al. Long-acting versus standard non-ergot dopamine agonists in Parkinson's disease：a meta-analysis of randomized controlled trials. CNS Neurosci Ther. 2014；20(4)：368-376.
3) Zhou CQ, Li SS, Chen ZM, et al. Rotigotine transdermal patch in Parkinson's disease：a systematic review and meta-analysis. PLoS One. 2013；8(7)：e69738.
4) Mizuno Y, Nomoto M, Hasegawa K, et al. Rotigotine vs ropinirole in advanced stage Parkinson's disease：a double-blind study. Parkinsonism Relat Disord. 2014；20(12)：1388-1393.
5) Nomoto M, Mizuno Y, Kondo T, et al. Transdermal rotigotine in advanced Parkinson's disease：a randomized, double-blind, placebo-controlled trial. J Neurol. 2014；261(10)：1887-1893.
6) Nicholas AP, Borgohain R, Chaná P, et al. A randomized study of rotigotine dose response on "off" time in advanced Parkinson's disease. J Parkinsons Dis. 2014；4(3)：361-373.
7) Mizuno Y, Nomoto M, Kondo T, et al. Transdermal rotigotine in early stage Parkinson's disease：a randomized, double-blind, placebo-controlled trial. Mov Disord. 2013；28(10)：1447-1450.
8) Trenkwalder C, Kies B, Rudzinska M, et al. Rotigotine effects on early morning motor function and sleep in Parkinson's disease：a double-blind, randomized, placebo-controlled study (RECOVER). Mov Disord. 2011；26(1)：90-99.
9) Malik M, Andreas JO, Hnatkova K, et al. Thorough QT/QTc study in patients with advanced Parkinson's disease：cardiac safety of rotigotine. Clin Pharmacol Ther. 2008；84(5)：595-603.
10) Kassubek J, Chaudhuri KR, Zesiewicz T, et al. Rotigotine transdermal system and evaluation of pain in patients with Parkinson's disease：a post hoc analysis of the RECOVER study. BMC Neurol. 2014；14：42.
11) Swick TJ, Friedman JH, Chaudhuri KR, et al. Associations between severity of motor function and nonmotor symptoms in Parkinson's disease：a post hoc analysis of the RECOVER Study. Eur Neurol. 2014；71(3-4)：140-147.
12) Ray Chaudhuri K, Martinez-Martin P, Antonini A, et al. Rotigotine and specific non-motor symptoms of Parkinson's disease：post hoc analysis of RECOVER. Parkinsonism Relat Disord. 2013；19(7)：660-665.
13) Ghys L, Surmann E, Whitesides J, et al. Effect of rotigotine on sleep and quality of life in Parkinson's disease patients：post hoc analysis of RECOVER patients who were symptomatic at baseline. Expert Opin Pharmacother. 2011；12(13)：1985-1998.
14) Giladi N, Boroojerdi B, Surmann E. The safety and tolerability of rotigotine transdermal system over a 6-year period in patients with early-stage Parkinson's disease. J Neural Transm (Vienna). 2013；120(9)：1321-1329.
15) LeWitt PA, Boroojerdi B, Surmann E, et al. Rotigotine transdermal system for long-term treatment of patients with advanced Parkinson's disease：results of two open-label extension studies, CLEOPATRA-PD and PREFER. J Neural Transm (Vienna). 2013；120(7)：1069-1081.
16) Elmer LW, Surmann E, Boroojerdi B, et al. Long-term safety and tolerability of rotigotine transdermal system in patients with early-stage idiopathic Parkinson's disease：a prospective, open-label extension study. Parkinsonism Relat Disord. 2012；18(5)：488-493.
17) Giladi N, Boroojerdi B, Korczyn AD, et al. Rotigotine transdermal patch in early Parkinson's disease：a randomized, double-blind, controlled study versus placebo and ropinirole. Mov Disord. 2007；22(16)：2398-2404.
18) Watts RL, Jankovic J, Waters C, et al. Randomized, blind, controlled trial of transdermal rotigotine in early Parkinson disease. Neurology. 2007；68(4)：272-276.
19) Jankovic J, Watts RL, Martin W, et al. Transdermal rotigotine：double-blind, placebo-controlled trial in Parkinson disease. Arch Neurol. 2007；64(5)：676-682.
20) Poewe WH, Rascol O, Quinn N, et al. Efficacy of pramipexole and transdermal rotigotine in advanced Parkinson's disease：a double-blind, double-dummy, randomised controlled trial. Lancet Neurol. 2007；6(6)：513-520.
21) LeWitt PA, Lyons KE, Pahwa R. Advanced Parkinson disease treated with rotigotine transdermal system：PREFER Study. Neurology. 2007；68(16)：1262-1267.

22) Oertel W, LeWitt P, Giladi N, et al. Treatment of patients with early and advanced Parkinson's disease with rotigotine transdermal system：age-relationship to safety and tolerability. Parkinsonism Relat Disord. 2013；19(1)：37-42.
23) Garcia-Ruiz PJ, Martinez Castrillo JC, Alonso-Canovas A, et al. Impulse control disorder in patients with Parkinson's disease under dopamine agonist therapy：a multicentre study. J Neurol Neurosurg Psychiatry. 2014；85(8)：840-844.

2.8 | アポモルヒネ

アポモルヒネは非選択的なドパミン D_1 および D_2 受容体に作用する非麦角系のドパミンアゴニストである．半減期が短いことから経口薬には不向きであるが，皮下注射として投与することにより速やかに効果を発現し，その作用は強力でL-ドパに比肩しうる．本邦では2012年3月より単回皮下注射が保険適用され，臨床で使用されている．持続皮下注射は本邦未承認であり，治験の計画もない（2018年3月時点）．

エビデンス

システマティックレビューが1報[1]，その後に実施されたRCTが4報[2-5]あり，うち2報[4,5]は本邦における第Ⅱ相，第Ⅲ相臨床試験である．

ガイドライン作成委員会の結論

1. 有効性

有効．

アポモルヒネ単回皮下注射は進行期のパーキンソン病患者のオフ症状からのレスキュー治療として有効であり，高い奏効率と速やかな効果が期待できる．その効果は10～20分で発現し，概ね90分後には減弱する．

2004年に報告されたシステマティックレビューでは，L-ドパと併用するアポモルヒネ単発皮下注射について，8研究が分析されており，その内訳は1件のRCT，短期の観察研究1件，長期の観察研究6件である．これらの合計195例の結果としては1回用量平均3.4 mg，1日用量平均12.5 mgを3.6回に分けて投与することによりオフ時間が平均46%短縮しており，この間のL-ドパの増量は5%であった．RCTではオフからのレスキューがプラセボ群では23%成功に対してアポモルヒネ群では95%成功と有意差を認めた．二次評価項目としてジスキネジアを評価した3研究ではジスキネジアの時間が33%延長し，重症度が14%増加している．ほとんどの研究で有意なUPDRS part Ⅲの改善を認め，RCTではプラセボ群で1%改善に対してアポモルヒネ群で62%改善と有意差を認め，対照群のないオープン試験では32%の改善であった[1]．

2007年に報告されたアポモルヒネを3か月以上使用した62例の進行期パーキンソン病患者（平均年齢65.5歳，平均罹病期間15年，オン時UPDRS part Ⅲ 22.89，典型的アポモルヒネ1回用量平均3.82 mg）を対象としたプラセボ対照RCTではプラセボ群に比してアポモルヒネ群で有意なUPDRS part Ⅲの改善を認めている．このうち，典型的用量を用いた群は投与20分後に有意差を認めたのに対して，典型的用量+0.2 mgを用いた群は投与10分後から有意差を認めた．いずれの群も投与90分後には効果がほぼ消失してプラセボ群と有意差を認めなくなっている[2]．他の進行期パーキンソン病患者56例（発症平均年齢55.7歳，平均年齢66.6歳）を対象としたプラセボ対象ランダム化クロスオーバー研究では，アポモルヒネ皮下注射を1回用量2 mgずつ10 mgまで増量する際に，4 mgの時点でアポモルヒネもしくはプラセボに割り付けて投与した後にクロスオーバーして検討している．本研究では投与後20分，40分，90分後でプラセボ群に比して有意なUPDRS part Ⅲの改善が観察されている．本邦で16例に対して

行われた第Ⅱ相臨床試験[4]は二重盲検並行群間比較デザインで検討され，ドンペリドン併用下で，開始用量を1回1 mgとして，漸増法により患者毎の維持用量を決定した．アポモルヒネの用量は平均3.4 mg±1.4 mgであった．UPDRS part Ⅲのスコアがアポモルヒネ投与群では投与前47.9±15.1，投与20分後23.1±14.7，変化量の最小二乗平均値は−24.0であったのに対し，プラセボ群では各々43.0±13.7，40.2±18.7，−4.1であり，有意差を認めた．アポモルヒネ皮下注射から概ね20分後にオン状態となり，効果時間はおよそ60分であった．本邦の第Ⅲ相臨床試験[5]はプラセボ対照クロスオーバーデザインで31例に対して検討された．1回1 mgより開始し，漸増法により患者毎の維持用量を決定した後，在宅投与した．1例が有害事象，2例が同意撤回により脱落し，無作為化された28例で有効性が検討された．クロスオーバー期の維持量は2.7 mg，外来期の平均投与回数1.55回，平均1日用量4.49 mgであった．在宅投与12週間時点で，アポモルヒネの維持用量およびプラセボを1回ずつ投与したところ，UPDRS part Ⅲのスコアがアポモルヒネ投与では投与前41.0±17.4，投与20〜40分後16.9±15.2，変化量の最小二乗平均値は−24.5であったのに対し，プラセボでは各々42.5±16.8，39.9±18.6，−2.3であり，有意差を認めた．

2. 安全性

ほぼ安全．

アポモルヒネ単回皮下注射による有害事象としてはあくび，めまい，嘔気，眠気，ジスキネジアが多く，その効果の極期に一致して出現する．これらの多くは軽度かつ一過性である．その他に低血圧症状や心拍低下，心電図変化も報告されており，低血圧症状がみられた場合には減量もしくは中止を考慮するとともに，不整脈の発現に注意する必要がある．

2007年に報告されたプラセボ対照RCTでは有害事象についてはアポモルヒネ群とプラセボ群の間に有意差を認めなかったが，あくびや眠気，めまいはアポモルヒネ群で多い傾向であった[2]．他の進行期パーキンソン病患者を対象としたプラセボ対照ランダム化クロスオーバー研究ではアポモルヒネ投与で有意に低血圧症状がみられ，投与20分，40分後が主体であった．アポモルヒネ投与では軽度ながらプラセボ群に比して有意な心拍の減少とQT時間の延長を認め，投与40分が最も顕著であった．その他の有害事象は全般に軽度であったが，投与20分，40分後が有意に多く，頻度としてはあくび，めまい，嘔気，眠気，ジスキネジアが多くみられた[3]．本邦で行われた第Ⅱ相臨床試験[4]ではドンペリドン30 mg/日を併用していた．有害事象は，アポモルヒネ群で10例中7例に発現し，注射部位反応と眠気が各々4例，あくびと眠気，便秘各々2例であった．その他には複数の症例に生じた有害事象は認めなかった．本邦の第Ⅲ相臨床試験[5]では31例中87.1%に有害事象が発現し，好酸球増多25.8%，嘔気22.6%，眠気19.4%，ジスキネジア16.1%，あくび16.1%であった．重大な有害事象はなく，中等度の有害事象は4例で認め，嘔気と低血圧2例，嘔吐1例，眠気1例，あくび1例，冷汗1例であった．低血圧，姿勢性浮遊感，頭痛のため増量期に用量3 mgで1例が中止した．有害事象は1日で消失した．6例で有害事象のため減量し，眠気2例，低血圧と姿勢性浮遊感，嘔気，ジスキネジア，あくびが各1例であった．31例中，5例は予防的にドンペリドンもしくはモサプリドを服用していた．ドンペリドンを服用していた1例と薬剤を予防的に使用していなかった6例で嘔気が生じ，1例が嘔吐を伴った．嘔気が生じた7例中2例でドンペリドンを追加し，1例でアポモルヒネを減量した．

3. 臨床への応用

　進行期パーキンソン病患者のオフ症状に対するレスキュー治療として使用する．オフの発現時に皮下注射する．導入にあたってはその患者の典型的なオフ時に1回1 mgより開始して効果を確認する．十分な効果が得られない場合は1回あたりの用量を1 mg単位で増量する（最高用量6 mg）．侵襲的な治療であることより確実な手技が必要であり，導入時には十分な訓練と習熟の確認が欠かせない．オフ時の運動緩慢のため自ら皮下注射を行うことが難しい患者の場合には介護者による皮下注射が必要となるため，導入前にオフ時の動作レベルと介護者の協力体制を確認する．

4. 今後検討されるべき事項

　本邦では承認から日が浅く，長期効果は不明である．より長期の効果，特に患者および介護者のQOLに関する検討が必要である．また，本治療を導入した場合のその後の侵襲的な治療法（DBS，L-ドパ持続経腸療法など）の適応への影響も検討されるべきであろう．

文献

1) Deleu D, Hanssens Y, Northway MG. Subcutaneous apomorphine: an evidence-based review of its use in Parkinson's disease. Drugs Aging. 2004；21(11)：687-709.
2) Pahwa R, Koller WC, Trosch RM, et al. Subcutaneous apomorphine in patients with advanced Parkinson's disease: a dose-escalation study with randomized, double-blind, placebo-controlled crossover evaluation of a single dose. J Neurol Sci. 2007；258(1-2)：137-143.
3) Pfeiffer RF, Gutmann L, Hull KL Jr, et al. Continued efficacy and safety of subcutaneous apomorphine in patients with advanced Parkinson's disease. Parkinsonism Relat Disord. 2007；13(2)：93-100.
4) Nomoto M, Kubo S, Nagai M, et al. A Randomized Controlled Trial of Subcutaneous Apomorphine for Parkinson Disease：A Repeat Dose and Pharmacokinetic Study. Clin Neuropharmacol. 2015；38(6)：241-247.
5) Hattori N, Nomoto M. Sustained efficacy of apomorphine in Japanese patients with advanced Parkinson's disease. Parkinsonism Relat Disord. 2014；20(8)：819-823.

第 3 章 モノアミン酸化酵素 B (MAOB) 阻害薬

　モノアミン酸化酵素 B monoamine oxidase B（MAOB）阻害薬は，ドパミンの分解酵素である MAOB の働きを阻害することによって，脳内のドパミン濃度を上昇させ，パーキンソニズムを改善する．現在世界的に使用されている MAOB 阻害薬は，非可逆的選択的に MAOB を阻害するセレギリンとラサギリンである．ラサギリンは，2018 年 3 月に本邦でも製造承認された．また可逆的選択的 MAOB 阻害薬の safinamide は欧州で使用されており，ナトリウムイオンチャネル阻害作用やグルタミン酸放出抑制作用を併せもっており，現在国内で臨床試験が終了し，製造承認申請予定である（2018 年 3 月時点）．

3.1 ｜ セレギリン

　セレギリンはアンフェタミン骨格構造をもつ MAOB 阻害薬で，現在本邦で使用可能な唯一の MAOB 阻害薬である．健常成人にセレギリン 2.5〜10 mg を単回投与した際の最高血中濃度到達時間（T_{max}）は 0.08〜2.42 時間，半減期（$T_{1/2}$）は 0.22〜0.48 時間であるが，MAOB 阻害効果は非可逆的なため，最高 40 日まで効果が持続する．食事の影響は受けない．肝臓（チトクローム P450：CYP2D6 および 3A4）で代謝され，主に尿中に排泄される．なお 2015 年 12 月より本邦でもセレギリンの単独療法が保険適用になった．

2008 年 10 月以降のエビデンス

　RCT は 1 報（ラサギリンを含む）．メタ解析は，早期パーキンソン病患者を対象としたものが 3 報（2 報はラサギリンを含む），進行期パーキンソン病患者を対象としたものが 2 報（ラサギリンを含む）であった．

ガイドライン作成委員会の結論

1. 有効性

a. 早期パーキンソン病患者に対する運動症状改善効果

　有効（「パーキンソン病治療ガイドライン 2011」から変更なし）．

　セレギリンの単独療法による，早期パーキンソン病患者の運動症状改善効果，L-ドパ開始遅延効果，また L-ドパ増量抑制効果は，既に DATATOP 試験とその延長試験で確認されていた．非盲検試験ながら，早期パーキンソン病患者の初期治療における，L-ドパ単独療法群と L-ドパ以外の薬物療法群（MAOB 阻害薬：セレギリン 77%，ラサギリン 23%，あるいはドパミンアゴニスト）の有効性を 7 年間比較検討した PD MED 試験によると，MAOB 阻害薬は少なくともドパミンアゴニストと比較して運動症状，日内変動に対し同等以上に有効であった[1]．

b. 進行期パーキンソン病患者に対する運動症状改善効果

　有効（「パーキンソン病治療ガイドライン 2011」から変更なし）．

ウェアリングオフ，end of dose akinesia，early morning dystonia を改善し，L-ドパ平均作用時間の延長効果，オフ時の症状改善効果がある．

c. パーキンソン病進行抑制効果
十分なエビデンスがなく判定不能（「パーキンソン病治療ガイドライン 2011」から変更なし）．

d. 通常使用量
1日1回5 mg を7日間連続投与すると，投与4日後より血小板 MAOB 酵素活性はほぼ完全に阻害される．L-ドパと併用する場合の標準維持量は1日 7.5 mg で，症状により最大 10 mg までとされる．L-ドパを併用しない単独療法の場合は 10 mg を朝昼に分けて内服する．10 mg を超える内服は MAOB 阻害選択性が失われるため禁忌である．

2. 安全性
安全（「パーキンソン病治療ガイドライン 2011」から変更なし）．

単独療法では安全性は高い．L-ドパとの併用療法では，L-ドパの効果を増強するために L-ドパの副作用発現頻度は増加する．三環系抗うつ薬，SSRI，SNRI，ペチジン，トラマドールなどとの併用は，セロトニン症候群を引き起こす可能性があるために禁忌である．

3. 臨床への応用
早期パーキンソン病患者では，セレギリンの単独療法で軽度の運動症状改善効果，L-ドパ開始遅延効果が認められるので，運動症状が軽度の場合には第1選択薬の1つになる．初期からの L-ドパとの併用では，L-ドパ服用量の減量効果はあるが，ウェアリングオフ出現抑制効果はなく，長期継続服用では不随意運動出現頻度は有意に高い．進行期患者では運動症状の変動の改善効果を認める．ジスキネジアを増悪させやすいので，ジスキネジアが既に出現している患者ではセレギリンの併用は避ける．

4. 今後検討されるべき事項
本邦でもセレギリンの単独療法が可能になったので，早期パーキンソン病患者における精神症状や認知機能などへの影響や効果の検討，MAOB 阻害薬と L-ドパまたはドパミンアゴニスト併用群と L-ドパまたはドパミンアゴニスト単独群における長期効果の比較検討などが望まれる．

文献
1) PD Med Collaborative Group. Long-term effectiveness of dopamine agonists and monoamine oxidase B inhibitors compared with levodopa as initial treatment for Parkinson's disease（PD MED）：a large, open-label, pragmatic randomised trial. Lancet. 2014；384(9949)：1196-1205.

3.2 ラサギリン

ラサギリンはアンフェタミン骨格構造をもたないMAOB阻害薬で，セレギリンの5〜10倍のMAOB阻害効果を認める．健常成人にラサギリン1〜2 mgを単回投与した際のT_{max}は0.5〜1時間，$T_{1/2}$は1.5〜3.5時間であるが，MAOB阻害効果は非可逆的なため，最高40日まで効果が持続する．食事の影響は受けない．ラサギリンは肝臓（チトクロームP450：CYP1A2）で代謝を受け，主に尿中に排泄される．

2008年10月以降のエビデンス

1報のメタ解析（安全性）と9報のRCTがある（運動症状3報，非運動症状3報，安全性3報）．その他TEMPO試験，ADAGIO試験，PRESTO試験，LARGO試験などのRCTの複数の再解析が行われた．前回ガイドライン作成時，既に欧米では広く使用されていたが，本邦では2018年3月に製造承認されたばかりであり，現時点（2018年3月時点）で国内のエビデンスは公表されていない．

ガイドライン作成委員会の結論

1. 有効性

a. 早期パーキンソン病患者に対する運動症状改善効果

有効（「パーキンソン病治療ガイドライン2011」から変更なし）．

ラサギリン1 mgおよび2 mg/日の単独投与による早期パーキンソン病患者の運動症状改善効果は，既にTEMPO試験，ADAGIO試験で確認されていた．ドパミンアゴニスト（プラミペキソールあるいはロピニロール）単独療法にラサギリン1 mgの18週間の追加投与は，プラセボと比べて有意にUPDRS合計スコアを改善した[1]．ADAGIO試験の再解析では，ラサギリン1 mgはすべての運動症状の項目を改善し[2]，ラサギリン1 mgのearly start群ではdelayed start群（プラセボ期）と比べて，追加の抗パーキンソン病薬を必要とする患者の割合が少なかった[3]．また非盲検試験ながらTEMPO試験の延長試験では，ラサギリン1 mg継続と抗パーキンソン病薬の投与により，平均3.6年の観察期間ではearly start群のUPDRS合計スコアがdelayed start群よりも有意に低く[4]，ラサギリンによる早期治療の優位性が示された．

b. 進行期パーキンソン病患者に対する運動症状改善効果

有効（「パーキンソン病治療ガイドライン2011」から変更なし）．

ラサギリン0.5 mgおよび1 mg/日のL-ドパへの追加投与による進行期パーキンソン病患者のオフ時間の短縮，運動症状改善効果は既にPRESTO試験，LARGO試験で確認されていた．日常生活に支障となるジスキネジアtroublesome dyskinesiaの悪化が認められたが（PRESTO試験），エンタカポンとは差がなかった（LARGO試験）．ラサギリン1 mg/日は，アジア人（中国人）においてもプラセボと比べて有意にオフ時間を短縮した[5]．

c. 非運動症状に対する症状改善効果

一部有効．

ラサギリン1 mg/日は，軽度の認知機能障害を有するが認知症でないパーキンソン病患者の認知機能を改善した[6]が，嗅覚機能は改善しなかった[7]．ADAGIO試験の再解析では，ラサギリン1 mgはThe Movement Disorder Society（MDS）-UPDRS partⅠで評価される非運動症状の悪化を有意に抑制した[8]．

d. パーキンソン病進行抑制効果

十分なエビデンスがなく判定不能（「パーキンソン病治療ガイドライン2011」から変更なし）．

TEMPO試験の非盲検継続試験[4]，ADAGIO試験などの結果はエビデンスとしては十分とはいえず，ラサギリンに神経保護作用があるかどうかは判定不能．

2. 安全性

安全．

通常使用量では臨床上問題になるチラミン効果はみられない[9]．L-ドパへの追加投与での検討で，ラサギリン0.5 mgおよび1 mg/日投与による血圧上昇者の比率はプラセボ群と比べて高くなかった[10]．ドパミンアゴニスト（プラミペキソール）単独療法とラサギリン1 mg単独療法を比較すると，消化器症状，睡眠障害はラサギリン群でより少なかった[11]．健常成人への投与による心循環器系への影響の検討では，QTc時間，血圧，脈拍に変化はなかった[12]．またPRESTO試験，LARGO試験の再解析によると，高齢者（70歳以上）への投与でも効果と安全性は70歳未満と同様である[13]．しかし，ラサギリンはCYP1A2で代謝を受けるので，シプロフロキサシンなどのCYP1A2を抑制する薬剤との併用，肝障害のある患者には注意が必要である．

3. 臨床への応用

早期の運動症状改善から，進行期のウェアリングオフ改善まで有用であると考えられる．進行期の症例では日常生活に支障となるジスキネジアに留意する必要がある．早期パーキンソン病患者に対する運動症状改善効果は，セレギリンとラサギリンで差はないが[14]，オフ時間の短縮にはラサギリンにより高いエビデンスがある．

4. 今後検討されるべき事項

本邦では欧米とL-ドパ使用量に差があることから，運動症状改善効果，ジスキネジアの発現などについては本邦での知見を積む必要がある．またパーキンソン病進行抑制効果については，バイオマーカーを用いた検討なども必要になろう．

文献

1) Hauser RA, Silver D, Choudhry A, et al. Randomized, controlled trial of rasagiline as an add-on to dopamine agonists in Parkinson's disease. Mov Disord. 2014；29(8)：1028-1034.
2) Jankovic J, Berkovich E, Eyal E, et al. Symptomatic efficacy of rasagiline monotherapy in early Parkinson's disease：post-hoc analyses from the ADAGIO trial. Parkinsonism Relat Disord. 2014；20(6)：640-643.
3) Rascol O, Fitzer-Attas CJ, Hauser R, et al. A double-blind, delayed-start trial of rasagiline in Parkinson's disease（the ADAGIO study）：prespecified and post-hoc analyses of the need for additional therapies, changes in UPDRS scores, and non-motor outcomes. Lancet Neurol. 2011；10(5)：415-423.
4) Hauser RA, Lew MF, Hurtig HI, et al. Long-term outcome of early versus delayed rasagiline treatment in early Parkinson's disease. Mov Disord. 2009；24(4)：564-573.
5) Zhang L, Zhang Z, Chen Y, et al. Efficacy and safety of rasagiline as an adjunct to levodopa treatment in Chinese patients

with Parkinson's disease: a randomized, double-blind, parallel-controlled, multi-centre trial. Int J Neuropsychopharmacol. 2013; 16(7): 1529-1537.
6) Hanagasi HA, Gurvit H, Unsalan P, et al. The effects of rasagiline on cognitive deficits in Parkinson's disease patients without dementia: a randomized, double-blind, placebo-controlled, multicenter study. Mov Disord. 2011; 26(10): 1851-1858.
7) Haehner A, Hummel T, Wolz M, et al. Effects of rasagiline on olfactory function in patients with Parkinson's disease. Mov Disord. 2013; 28(14): 2023-2027.
8) Poewe W, Hauser RA, Lang A, et al. Effects of rasagiline on the progression of nonmotor scores of the MDS-UPDRS. Mov Disord. 2015; 30(4): 589-592.
9) Chen JJ, Wilkinson JR. The monoamine oxidase type B inhibitor rasagiline in the treatment of Parkinson disease: is tyramine a challenge? J Clin Pharmacol. 2012; 52(5): 620-628.
10) White WB, Salzman P, Schwid SR. Transtelephonic home blood pressure to assess the monoamine oxidase-B inhibitor rasagiline in Parkinson disease. Hypertension. 2008; 52(3): 587-593.
11) Viallet F, Pitel S, Lancrenon S, et al. Evaluation of the safety and tolerability of rasagiline in the treatment of the early stages of Parkinson's disease. Curr Med Res Opin. 2013; 29(1): 23-31.
12) Mendzelevski B, Sprenger CR, Spiegelstein O, et al. Cardiac safety of rasagiline, a selective monoamine oxidase type B inhibitor for the treatment of Parkinson's disease: a thorough QT/QTc study. Int J Clin Pharmacol Ther. 2014; 52(3): 192-201.
13) Tolosa E, Stern MB. Efficacy, safety and tolerability of rasagiline as adjunctive therapy in elderly patients with Parkinson's disease. Eur J Neurol. 2012; 19(2): 258-264.
14) Marconi S, Zwingers T. Comparative efficacy of selegiline versus rasagiline in the treatment of early Parkinson's disease. Eur Rev Med Pharmacol Sci. 2014; 18(13): 1879-1882.

第 4 章 カテコール–*O*–メチル基転移酵素（COMT）阻害薬

　L-ドパの主な代謝酵素はドパ脱炭酸酵素 dopa decarboxylase（DDC）であるが，DCI のカルビドパやベンセラジドとの配合剤の使用により，副経路であるカテコール–*O*–メチル基転移酵素 catechol–*O*–methyl transferase（COMT）系が末梢のドパ代謝に重要な役割を占めるようになり，しかも，COMT によるドパの代謝産物である 3-*O*-methyldopa（3OMD）は半減期が 16 時間と長いことから，L-ドパ/DCI 配合剤を投与するほど 3OMD は増加する．3OMD の血液脳関門通過は L-ドパと同様に大型中性アミノ酸システムを用いるため，L-ドパと競合すると理解されている．以上より，L-ドパの末梢での代謝を抑制し，その結果，効果持続時間を延長する目的で COMT 阻害薬が開発された．現在本邦で使用可能な COMT 阻害薬はエンタカポンのみである．なお，エンタカポンは半減期が L-ドパと同様であるため，L-ドパと同時に服用する必要があり，L-ドパ/DCI/COMT 阻害薬配合剤が使用可能である．長時間作用（1 日 1 回服用）の COMT 阻害薬である opicapone が 2016 年に欧州で承認され，現在本邦でも開発中（2018 年 3 月時点）であることから，opicapone についても触れる．

2008 年 10 月以降のエビデンス

　進行期パーキンソン病患者を対象とした研究論文で新たな報告はなかった．早期患者を対象としたものは，Hauser ら[1]，Stocchi ら[2] の文献があるが，すでに「パーキンソン病治療ガイドライン 2011」で紹介している．すなわち，Hauser ら[1] は早期パーキンソン病患者を対象に L-ドパ/DCI 配合剤または L-ドパ/DCI 配合剤＋エンタカポンを 39 週間投与し，ADL と自覚的な症状改善度はエンタカポン併用群で有意に優れていたが，運動症状の改善度，客観的な症状改善度，運動合併症の発生では有意な差は認めなかったと報告している．また，Stocchi ら[2] は，早期からのエンタカポン併用でジスキネジア出現率が減少するかどうかについて 747 例を対象に 134 週間で評価したが，エンタカポン併用群のほうが L-ドパ単独群よりもジスキネジアの発現時期は有意に早く，また発現率も高いという結果であった（STRIDE-PD 試験）．本研究では早期患者に 1 日 4 回 3.5 時間ごとに L-ドパを投与しており，この量設定が不適切であったという議論もあるが，いずれにしても，早期 L-ドパ併用によりジスキネジア発現を予防するとのエビデンスは得られなかった．

　新たな大規模研究としては，軽度の運動合併症（生活の障害はごくわずかというレベル）のある 95 例の患者を対象に 12 週間，L-ドパ/DCI 群と L-ドパ/DCI＋エンタカポン群で，検討した．その結果，エンタカポン併用で有意に UPDRS part Ⅱ，Ⅲ，患者および医師の clinical global impression（CGI）は改善した[3]．

　opicapone については，600 例の進行期パーキンソン病患者を対象に，プラセボ，エンタカポン（1 回 200 mg を L-ドパ服用ごとに服用），opicapone 5 mg，25 mg，50 mg の 5 群に 1：1：1：1：1 で割り付け，14〜15 週間後にオフ時間はベースラインからそれぞれ，56 分，96.3 分，91.3 分，85.9 分，116.8 分減少した．以上より，opicapone 50 mg はプラセボに比較して有意にオフ時間を短縮し，エンタカポンとの非劣性を証明した．安全性には問題はなかった[4]．

ガイドライン作成委員会の結論

1. 有効性
a. 早期パーキンソン病患者に対する対症効果
不明(「パーキンソン病治療ガイドライン2011」から変更なし).エンタカポン併用によるジスキネジア発症の予防効果を証明するエビデンスはない.

b. 進行期パーキンソン病患者に対する対症効果
有効(「パーキンソン病治療ガイドライン2011」から変更なし).
ウェアリングオフに対して,オン時間の延長効果が確認されている[5].

2. 安全性
安全(「パーキンソン病治療ガイドライン2011」から変更なし).
L-ドパの増強作用により,ジスキネジア,悪心などが主な副作用である.下痢の頻度がやや高いが,便秘も少なくない.無害であるが,薬物により尿が褐色に変色する.
tolcapone(本邦未承認)で問題になった肝障害については,エンタカポンは長期試験でも報告されておらず,安全といえる.

3. 臨床への応用
ウェアリングオフのオン時間の延長効果が期待できる.

4. 今後検討されるべき事項
早期からのエンタカポン併用の有効性の有無については,用量設定も含め今後より多くのエビデンスの蓄積が必要である.

文献
1) Hauser RA, Panisset M, Abbruzzese G, et al. Double-blind trial of levodopa/carbidopa/entacapone versus levodopa/carbidopa in early Parkinson's disease. Mov Disord. 2009;24(4):541-550.
2) Stocchi F, Rascol O, Kieburtz K, et al. Initiating levodopa/carbidopa therapy with and without entacapone in early Parkinson disease: the STRIDE-PD study. Ann Neurol. 2010;68(1):18-27.
3) Tolosa E, Hernández B, Linazasoro G, et al. Efficacy of levodopa/carbidopa/entacapone versus levodopa/carbidopa in patients with early Parkinson's disease experiencing mild wearing-off: a randomised, double-blind trial. J Neural Transm (Vienna). 2014;121(4):357-366.
4) Ferreira JJ, Lees A, Rocha JF, et al. Opicapone as an adjunct to levodopa in patients with Parkinson's disease and end-of-dose motor fluctuations: a randomised, double-blind, controlled trial. Lancet Neurol. 2016;15(2):154-165.
5) Fox SH, Katzenschlager R, Lim SY, et al. The Movement Disorder Society Evidence-Based Medicine Review update: Treatments for the motor symptoms of Parkinson's disease. Mov Disord. 2011;26(Suppl 3):S2-S41.

第 5 章 アマンタジン

2008 年 10 月以降のエビデンス

2報のランダム化二重盲検比較試験の報告を追記した．アマンタジンの peak-dose ジスキネジアに対する長期効果についての臨床研究[1]と，アマンタジン徐放剤のジスキネジアに対する効果についての臨床研究[2]である．

ガイドライン作成委員会の結論

1. 有効性

a. 早期パーキンソン病患者に対する有効性

有効（「パーキンソン病治療ガイドライン 2011」から変更なし）．

多くの症例に有効であるが，症状改善率は高くなく，無効例も確認されている[3-8]．

b. 進行期パーキンソン病患者に対する有効性

❶ 症状変動に対する効果

不明（「パーキンソン病治療ガイドライン 2011」から変更なし）．

十分なエビデンスがなく判定不能．

❷ ジスキネジアに対する効果

有効（「パーキンソン病治療ガイドライン 2011」から変更なし）．

アマンタジンは「パーキンソン病治療ガイドライン 2011」では L-ドパ誘発性ジスキネジアに対して有用であるが，有効期間が 8 か月以下という結論であった[6]．しかし，2014 年に公表された試験[1]では，平均 3 年間以上は peak-dose ジスキネジアに対する効果が持続すると報告された．

Thomas らのランダム化二重盲検プラセボ対照比較試験[6]では，L-ドパ治療歴平均 7.5 年で，peak-dose ジスキネジアあるいは diphasic ジスキネジアを認める 40 例の進行期パーキンソン病症例（平均年齢 62.7 歳）において，アマンタジン 300 mg/日の最長 12 か月間投与が計画された．各々の症例につき，ジスキネジアが試験前と同等になるかあるいは悪化した時点で試験は終了とし，UPDRS, Dyskinesia Rating Scale（DRS）で評価された．アマンタジン投与 15 日後および 30 日後に，DRS は 45% 低下した．UPDRS part Ⅳ（32～34）も投与前あるいはプラセボ群と比較して有意に改善した．ジスキネジアの悪化により，プラセボ群では 1～3 か月で，アマンタジン群では 3～8 か月で試験終了となった．アマンタジンの有効平均期間は 4.9 か月（プラセボ 1.3 か月，有意差あり）であった．20 例中 11 例で中止後 10～20% のジスキネジア悪化を認め，効果が消失したわけではないことを示したが，「リバウンド」として好ましくない現象との判断も可能である．結論として，アマンタジン 300 mg/日はジスキネジアを軽減するが，効果の持続は 8 か月以下である．アマンタジン群の副作用は，1 例で頻脈，2 例で精神症状と網状皮斑が出現し試験が中止された．服薬中止後に 2 例で高体温症を認めた．

Ory-Magne らのランダム化二重盲検プラセボ対照比較試験[1]では，peak-dose ジスキネジアに対する長期効果をウォッシュアウト試験で検討した．アマンタジンを 6 か月以上（平均

3.4年），1日200 mg以上（平均259 mg）服薬中の患者57例を2群に分け，29例はアマンタジンを漸減しプラセボとし，27例はアマンタジンを継続した．3か月後，アマンタジン中止群はプラセボ群と比較してUPDRS part Ⅳ（32＋33）が有意に増悪し，ジスキネジアの増悪による脱落例も多かった．この試験では，アマンタジンを服薬中の患者を対象としており，元々，効果のある患者が選別されている可能性があるが，アマンタジンのpeak-doseジスキネジアに対する効果は平均3.4年後にも維持していることを示した．

Pahwaらのアマンタジンの徐放剤に関するランダム化二重盲検比較試験[2]では，83例を4群に分け，それぞれプラセボ，260 mg，340 mg，420 mgを就眠前に1回投与した．8週間後に主評価項目であるUnified Dyskinesia Rating Scale（UDysRS）の総スコアは，340 mg投与群のほうがプラセボ群に比べて有意に改善した．

2. 安全性

安全（「パーキンソン病治療ガイドライン2011」から変更なし）．

副作用として注目されるのは薬物中止後の高体温症であり，Thomasらの試験では20例中2例に出現していた[6]．高体温症の報告は他になく頻度は不明で，機序は悪性症候群との類似性が指摘されるが不明である．Thomasらの1例では，アマンタジンの再投与で解熱した．

アマンタジンは腎排泄なので，腎障害のある患者や高齢者では副作用に注意して低用量から開始する必要がある．「CKD診療ガイド2012」（日本腎臓学会）では，クレアチニンクリアランスによる減量が必要な薬物とされており，透析患者では禁忌である．

3. 臨床への応用

アマンタジンは，L-ドパ誘発性ジスキネジアに対して有効である．投与を中止した場合には，その後に現れる高体温症に注意が必要である．高齢者や腎機能低下では脱水などによりミオクローヌスやせん妄を生じることがあるので注意する必要がある．

4. 今後検討されるべき事項

投与量と有効期間について，多数例での検討が必要である．

特に，ジスキネジアに対する研究では，投与量が200〜300 mgと本邦の維持量（200 mg）に比較して高いと思われる．血中濃度との関係が検討されているが，改めて投与量の検討が必要である．

早期開始により運動合併症の発症率を低下させるかどうかの検討も必要と考えられる．

文献

1) Ory-Magne F, Corvol JC, Azulay JP, et al. Withdrawing amantadine in dyskinetic patients with Parkinson disease：the AMANDYSK trial. Neurology. 2014；82(4)：300-307.
2) Pahwa R, Tanner CM, Hauser RA, et al. Amantadine extended release for levodopa-induced dyskinesia in Parkinson's disease（EASED Study）. Mov Disord. 2015；30(6)：788-795.
3) Amantadine and other antiglutamate agents. management of Parkinson's disease. Mov Disord. 2002；17(Suppl 4)：S13-S22.
4) Crosby NJ, Deane KH, Clarke CE. Amantadine for dyskinesia in Parkinson's disease. Cochrane Database Syst Rev. 2003；CD003467.
5) Pahwa R, Factor SA, Lyons KE, et al. Practice Parameter：treatment of Parkinson disease with motor fluctuations and dyskinesia（an evidence-based review）：report of the Quality Standards Subcommittee of the American Academy of Neurology. Neurology. 2006；66(7)：983-995.

6) Thomas A, Iacono D, Luciano AL, et al. Duration of amantadine benefit on dyskinesia of severe Parkinson's disease. J Neurol Neurosurg Psychiatry. 2004；75(1)：141-143.
7) Paci C, Thomas A, Onofrj M. Amantadine for dyskinesia in patients affected by severe Parkinson's disease. Neurol Sci. 2001；22(1)：75-76.
8) da Silva-Júnior FP, Braga-Neto P, Monte FS, et al. Amantadine reduces the duration of levodopa-induced dyskinesia：a randomized, double-blind, placebo-controlled study. Parkinsonism Relat Disord. 2005；11(7)：449-452.

第 6 章 抗コリン薬

抗コリン薬のパーキンソン病治療への歴史は古く，19世紀にはベラドンナに由来する天然アルカロイドが用いられていた．しかし，臨床効果が一定せず，中毒作用もあるため，効果は不十分であった．1949年，Cunninghamは合成抗コリン薬であるトリヘキシフェニジルにアトロピン類似の薬理作用があり，かつ中毒作用が少ないことを報告した．以後パーキンソン病患者への臨床使用が始まり，今日に至っている．ビペリデンも使用可能であり，主に向精神薬投与によるパーキンソニズムの治療に用いられている．その作用であるが，線条体にはコリン系の介在ニューロンがあり，ドパミン受容体をもつシナプス後膜側の細胞の働きを，ムスカリン M_1 受容体を介して活性化する．これら細胞の一部は，パーキンソン病に伴うドパミンの減少で抑制が減り，過活動となっている．抗コリン薬はこの受容体を遮断し，アセチルコリン性介在ニューロンによる刺激を抑制して過活動状態を是正する．

2008年10月以降のエビデンス

検索した範囲で新しい報告はない．

ガイドライン作成委員会の結論

1. 有効性

a. 早期パーキンソン病患者に対する有効性

おそらく有効（「パーキンソン病治療ガイドライン2011」から変更なし）．

L-ドパ単剤，アマンタジンとほぼ同等の効果が期待できる．振戦に対してはL-ドパと同等，アマンタジンよりも有効率が高いとの報告[1,2]がある．L-ドパ非反応の振戦にも有効例がある[2]．

b. 進行期パーキンソン病患者に対する有効性

不明（「パーキンソン病治療ガイドライン2011」から変更なし）．

十分なエビデンスがなく，判定不能．

2. 安全性

おそらく安全（「パーキンソン病治療ガイドライン2011」から変更なし）．

一般的な急性の副作用として口渇，目のかすみ，悪心，食欲不振，便秘，排尿障害などがあり，長期投与では閉塞隅角緑内障を誘発することがある．Cochraneのシステマティックレビュー[3]では20週間程度の臨床治験期間中にも認知機能の低下，精神症状の誘発が報告され，治験脱落の主要因にも挙げられている．改善には投薬を中止する．このメタ解析報告後も認知機能低下，せん妄誘発，転倒の増加が報告されている[4]．

パーキンソン病では早期から，中枢のドパミンニューロンのみならずアセチルコリン系ニューロンも変性，脱落することが知られている[5]．これがパーキンソン病患者に生じるうつ，アパシー，幻覚・妄想や認知機能低下の背景となる．抗コリン薬以外にも，抗うつ薬（三環系，SSRIなど），抗精神病薬（クロザピン，オランザピン，クエチアピンなど），頻尿治療薬の一部

にも抗コリン作用がある．このような薬物を服用しているパーキンソン病患者の認知機能を経過観察すると，8年後には有意な認知機能低下を生じることが報告されている[6]．長期服用者の病理学的検討では，アルツハイマー病理が出現，拡大する可能性が指摘されている[7]．これらの理由で，認知症のある患者，および高齢者では使用を控えたほうがよい．なお，本邦でよく用いられるトリヘキシフェニジルは，緑内障患者，重症筋無力症患者で使用禁忌である．

3. 臨床への応用

抗コリン薬は早期パーキンソン病の振戦を含めた全般的症状を改善しうる．一方で，認知機能障害，せん妄，幻覚，便秘，排尿障害，口渇，場合によっては転倒などの運動障害を生じることが報告されており，高齢患者や認知機能が低下している患者では使用を控える．

4. 今後検討されるべき事項

若年で認知機能低下を認めない症例では有用と考えられ，そのエビデンスの確立が求められる．通常のドパミン補充療法薬で効果不十分な振戦などの症状に，有効かどうかの検討も望まれる．また，末梢への抗コリン作用（M_3受容体遮断）による流涎改善効果も検討が期待される．認知症発病誘発の可能性についても検証が必要である．

文献

1) 安藤一也, 祖父江逸郎, 河野慶三. Parkinson病に対するL-DOPAの効果—二重盲検法に由るTrihexyphenidylとの比較実験を中心として—. 医学のあゆみ 1970；75(2)：95-105.
2) Koller WC. Pharmacologic treatment of parkinsonian tremor. Arch Neurol. 1986；43(2)：126-127.
3) Katzenschlager R, Sampaio C, Costa J, et al. Anticholinergics for symptomatic management of parkinson's disease. Chochrane Database Syst Rev. 2003；(2)：CD003735.
4) Landi F, Dell'Aquila G, Collamati A, et al. Anticholinergic drug use and negative outcomes among the frail elderly population living in a nursing home. J Am Med Dir Assoc. 2014；15(11)：825-829.
5) Perry EK, Smith CJ, Court JA, et al. Cholinergic nicotinic and muscarinic receptors in dementia of Alzheimer, Parkinson and Lewy body types. J Neural Transm Park Dis Dement Sect. 1990；2(3)：149-158.
6) Ehrt U, Broich K, Larsen JP, et al. Use of drugs with anticholinergic effect and impact on cognition in Parkinson's disease：a cohort study. J Neurol Neurosurg Psychiatry. 2010；81(2)：160-165.
7) Perry EK, Kilford L, Lees AJ, et al. Increased Alzheimer pathology in Parkinson's disease related to antimuscarinic drugs. Ann Neurol. 2003；54(2)：235-238.

第7章 ドロキシドパ

7.1 | すくみ足・無動に対する効果

　2001年までのエビデンスとしては，6報の報告がある．このうち，パーキンソン病患者202例を対象とした多施設共同プラセボ対照無作為化試験では，プラセボに比べ有意に改善することが示されているが，中等度以上の改善を認めるものは約20%にとどまっている[1]．その他の5報の報告でも，ドロキシドパによるすくみ足や無動が改善したと報告されている（本邦のみの報告）．

2008年10月以降のエビデンス

　検索した範囲で新しい報告はない．

ガイドライン作成委員会の結論

1. 有効性

　おそらく有効（「パーキンソン病治療ガイドライン2011」から変更なし）．
　ドロキシドパ（600 mg/日）により運動症状全般，すくみ足がプラセボに比して有意に改善することが示されている．運動症状の著明改善，中等度改善以上は，ドロキシドパ群で7.8%，19.0%みられ，プラセボ群（同0%，12.7%）よりも有効である（$p<0.05$）．個別の症状では，すくみ足に効果がみられ，著明改善，中等度改善がドロキシドパ群5.4%，19.6%，プラセボ群0%，9.4%であった（$p<0.05$）[1]．

2. 安全性

　安全（「パーキンソン病治療ガイドライン2011」から変更なし）．

3. 臨床への応用

　すくみ足がオフ時に生じている場合は，オフ時間を短縮させるように治療を工夫することを優先し，オン時に生じている場合にはリハビリテーションを行うとともにドロキシドパ（600 mg）の使用を考慮する．約20%の患者には中等度以上の有効性が見込まれるが，約半数では無効であったことから，患者により効果が異なる可能性がある．

4. 今後検討されるべき事項

　有効性・安全性についてエビデンスを集積する必要がある．

7.2 | 起立性低血圧に対する効果

2008年9月までのエビデンスとしては，上述のパーキンソン病の運動症状に対するプラセボ対照無作為化試験のなかで，起立時のふらつき感の改善率が，ドロキシドパ群で55%，プラセボ群で20%と，有意に改善することが示されている[1]．また，パーキンソン病を対象としていない起立性低血圧に対するRCTにおいても，起立性低血圧に伴う自覚障害の改善が示されている[2-4]．プラセボに比して起立性低血圧を改善するかについては十分なエビデンスがない．

2008年10月以降のエビデンス

RCTの報告が3報あった．1報はパーキンソン病を対象とした報告であり，ドロキシドパ（300〜1,800 mg/日）内服1週間後にプラセボに比して浮遊感，軽度の頭痛，眩暈，眼前暗黒感の有意な改善を認め，平均収縮期血圧は実薬群で有意に高かった（名目上のp値：0.032）[5]．2報はパーキンソン病，多系統萎縮症，純粋自律神経不全，非糖尿病性自律神経障害を対象とした報告で，1報はドロキシドパ（300〜1,800 mg/日）内服1週間後に起立性低血圧に対する質問紙の各スコアの合計は実薬でプラセボ群に比して有意に改善し，起立時の平均収縮期血圧と臥位の平均収縮期血圧はともに改善した[6]．別の1報は，ドロキシドパ（300〜1,800 mg/日）内服2週間後に起立性低血圧に対する質問紙中の浮遊感と軽度の頭痛スコアは両群で差を認めなかったが，起立性低血圧症状が日常生活に影響するスコアは有意に改善し，post hocにて起立性低血圧に対する質問紙の各スコアの合計は実薬でプラセボ群に比して有意に改善した[7]．

ガイドライン作成委員会の結論

1. 有効性
有効（「パーキンソン病治療ガイドライン2011」は十分なエビデンスがなく判定不能）．
短期的には起立性低血圧に伴う症状を改善でき[5-7]，立位時収縮期血圧も上昇する[5,7]．しかし，海外のエビデンスであり，日本における投与量とは異なることに注意する必要がある．

2. 安全性
安全（「パーキンソン病治療ガイドライン2011」から変更なし）．

3. 臨床への応用
パーキンソン病の起立性低血圧に用いた場合，短期的には自覚症状の改善と起立時の血圧上昇が期待できる．

4. 今後検討されるべき事項
起立時のふらつき感の改善は本邦の投与量でも症状の改善が期待できる．しかし，起立時の血圧上昇は，海外からのエビデンスであり，本邦とは投与量が異なるため，検証が必要である．

ドロキシドパは末梢性ドパ脱炭酸酵素阻害薬 decarboxylase inhibitor（DCI）により中枢神経

外においてノルアドレナリンへの変化を阻害されるため，DCI 合剤との併用は留意する必要がある．しかし，この影響はカルビドパの 1 回投与量を 200 mg まで増量しないと認めないとの報告がある[8]．

透析時には，1 回 200〜400 mg を透析開始前に投与する．

文献

1) 楢林博太郎，中西孝雄，吉田充男，他．パーキンソン病における L-DOPS の治療効果―レボドーパ基礎治療例におけるプラセボを対照薬とした二重盲検比較法による検討．臨評価．1987；15(3)：423-457.
2) Fujisaki K, Kanai H, Hirakata H, et al. Midodrine hydrochloride and L-threo-3,4-dihydroxy-phenylserine preserve cerebral blood flow in hemodialysis patients with orthostatic hypotension. Ther Apher Dial. 2007；11(1)：49-55.
3) Iida N, Koshikawa S, Akizawa T, et al. Effects of L-threo-3,4-dihydroxyphenylserine on orthostatic hypotension in hemodialysis patients. Am J Nephrol. 2002；22(4)：338-346.
4) Akizawa T, Koshikawa S, Iida N, et al. Clinical effects of L-threo-3,4-dihydroxyphenylserine on orthostatic hypotension in hemodialysis patients. Nephron. 2002；90(4)：384-390.
5) Hauser RA, Isaacson S, Lisk JP, et al. Droxidopa for the short-term treatment of symptomatic neurogenic orthostatic hypotension in Parkinson's disease (nOH306B). Mov Disord. 2015；30(5)：646-654.
6) Kaufmann H, Freeman R, Biaggioni I, et al. Droxidopa for neurogenic orthostatic hypotension：a randomized, placebo-controlled, phase 3 trial. Neurology. 2014；83(4)：328-335.
7) Biaggioni I, Freeman R, Mathias CJ, et al. Randomized withdrawal study of patients with symptomatic neurogenic orthostatic hypotension responsive to droxidopa. Hypertension. 2015；65(1)：101-107.
8) Espay AJ, LeWitt PA, Kaufmann H. Norepinephrine deficiency in Parkinson's disease：the case for noradrenergic enhancement. Mov Disord. 2014；29(14)：1710-1719.

第 8 章 ゾニサミド

薬理作用であるが，抗てんかん作用はT型カルシウム（Ca）チャネルの遮断，グルタミン酸放出抑制，$GABA_A$受容体修飾作用，炭酸脱水酵素阻害などによる．抗パーキンソン作用についての機序は十分解明されていない．複数の機序が考えられており，ドパミンニューロンに対してはMAOB阻害，ドパミン神経活動活性化などによるドパミン放出の亢進が報告されている．シナプス後膜側の細胞に対しては，δ1受容体や代謝型グルタミン酸受容体metabotropic glutamate receptor（mGluR）を介する修飾作用が報告されている．T型Caチャネル遮断効果が振戦改善に関与している可能性がある．神経保護効果の可能性も指摘されている．

薬物代謝であるが，主として肝臓で代謝される．半減期（$T_{1/2}$）は94時間，最高血中濃度到達時間（T_{max}）は4.0時間である．

2008年10月以後のエビデンス

二重盲検試験の結果が新たに2報報告されている[1,2]．パーキンソン病の運動症状改善効果の他，振戦に焦点を当てたオープン試験の報告もある．

ガイドライン作成委員会の結論

1. 有効性

有効（「パーキンソン病治療ガイドライン2011」から変更なし）．

L-ドパ併用下でパーキンソン病の運動障害を有意に改善する．25〜50 mg/日で運動症状改善に有効と報告され，50 mgではオフ時間の短縮が期待できる．本態性振戦やL-ドパ非反応性の振戦への有効性も期待される[3]．

2. 安全性

安全（「パーキンソン病治療ガイドライン2011」から変更なし）．

副作用として眠気，ジスキネジア，食欲不振，睡眠障害，便秘などがある．しばしばアレルギーによる皮疹を生じ，まれには皮膚粘膜眼症候群（Stevens-Johnson症候群），中毒性表皮壊死融解症 toxic epidermal necrolysis（TEN）を生じるので注意が必要である．また，腎・尿路結石にも注意が必要である．パーキンソニズムを改善する25〜50 mgではジスキネジア[4]，幻覚，妄想，衝動制御障害などを悪化させずに運動障害を改善することが期待されている[5]．

3. 臨床への応用

運動症状の改善を目指し，それまでの薬物に追加する形で使用する．運動症状全般の改善に加え，オフ時間の短縮が期待できる．運動症状を改善させるが，ジスキネジアや精神症状は悪化させがたい可能性がある．一般の運動症状改善効果とは別に，振戦改善効果が期待できる．

4. 今後検討されるべき事項

治療効果に関する二重盲検試験結果が，本邦の報告のみである．他地域からの報告が待たれる．薬理学的には抗パーキンソン病作用機序のさらなる解明，神経保護効果[6,7]については臨

床的検証が期待される．

文献

1) Murata M, Hasegawa K, Kanazawa I, et al. Zonisamide improves wearing-off in Parkinson's disease：A randomized, double-blind study. Mov Disord. 2015；30(10)：1343-1350.
2) Murata M, Hasegawa K, Kanazawa I, et al：Randomized placebo-controlled trial of zonisamide in patients with Parkinson's disease. Neurol Clin Neurosci. 2016；4：10-15.
3) Zesiewicz TA, Elble RJ, Louis ED, et al. Evidence-based guideline update：treatment of essential tremor：report of the Quality Standards subcommittee of the American Academy of Neurology. Neurology. 2011；77(19)：1752-1755.
4) Murata M, Hasegawa K, Kanazawa I, et al. Zonisamide improves motor function in Parkinson disease：a randomized, double-blind study. Neurology. 2007；68(1)：45-50.
5) Bermejo PE, Ruiz-Huete C, Anciones B. Zonisamide in managing impulse control disorders in Parkinson's disease. J Neurol. 2010；257(10)：1682-1685.
6) Asanuma M, Miyazaki I, Diaz-Corrales FJ, et al. Neuroprotective effects of zonisamide target astrocyte. Ann Neurol. 2010；67(2)：239-249.
7) Sano H, Murata M, Nambu A. Zonisamide reduces nigrostriatal dopaminergic neurodegeneration in a mouse genetic model of Parkinson's disease. J Neurochem. 2015；134(2)：371-381.

第9章 イストラデフィリン

　イストラデフィリンは，世界で初めて開発されたパーキンソン病に対する新規作用機序をもつアデノシン A_{2A} 受容体拮抗薬である．アデノシン A_{2A} 受容体は，生体内物質であるアデノシンに対する受容体の1つで，G蛋白共役型受容体 G protein-coupled receptor（GPCR）の1つである．脳内では大脳基底核に分布し，運動機能の調節に関与していると考えられている．大脳基底核の中にある神経細胞はアデノシン A_{2A} 受容体によって興奮的に働き，γ-アミノ酪酸 γ-amino butyric acid（GABA）による抑制性のシグナルを分泌し，運動機能の増悪を招く．アデノシン A_{2A} 受容体を阻害することで興奮していた神経が抑制され，パーキンソン病による運動症状を改善させると考えられている．非ドパミン系の機序により効果を示すためドパミン系薬剤による副作用の問題を回避する選択肢が増えたといえる．
　2013年5月より，本邦では使用が可能となった．

エビデンス

　RCTのメタ解析が3報，RCTが10報であった．

ガイドライン作成委員会の結論

1. 有効性

　有効．
　L-ドパ含有製剤で治療中の運動合併症を併発しているパーキンソン病患者を対象に本薬を12週間投与したランダム化二重盲検比較試験を実施した結果，本剤20 mg投与および40 mg投与では，プラセボ投与と比較して主要評価項目とした1日平均オフ時間を短縮（20 mg/日内服下で1.31時間/日，$p=0.013$；40 mg/日内服下で1.58時間/日，$p<0.001$）させ，オン時のUPDRS part IIIスコアを改善（20～40 mg/日群にて5.7点，$p=0.006$）させた[1]．他のランダム化比較二重盲検試験においてもオフ時間の短縮が報告[2-5]されているが，運動症状の改善を認めたもののオフ時間には影響を与えなかったとする報告がある[6]．長期の観察期間（15か月および52週間）においても有用性が北米，本邦ともに報告される[7,8]．早期の患者においてプラセボと他の抗パーキンソン病薬を服用しない40 mg/日単独療法群のRCTを行ったところ，運動症状の改善に有意差を認めなかった[9]．L-ドパ併用下では有用である．L-ドパ非併用例に関する有用性の結論はでていない．

2. 安全性

　安全．
　国内後期第II相試験で最も多かった副作用はジスキネジア，次いで尿中蛋白陽性，幻覚であった．国内第III相比較試験でもジスキネジアが最も多く，次いで傾眠，便秘，悪心，幻視，胸部不快感が挙げられた．死亡に至った副作用は認められなかった．本剤の薬理作用であるアデノシン A_{2A} 受容体拮抗作用により，心筋虚血による不整脈が悪化する可能性があること，および国内臨床試験では心臓に明らかな疾患がある患者は除外していたことを考慮し，虚血性心疾患のある患者は不整脈が悪化する可能性があるとして慎重投与と設定されている．

3. 臨床への応用

進行期のオフ時間の短縮には有用であるが，早期における治療効果は現時点では報告されていない．

4. 今後検討されるべき事項

早期の患者を対象とした臨床試験が少ない．単独療法についてのランダム化二重盲検比較試験がないため，今後検討を要する．

文献

1) Mizuno Y, Hasegawa K, Kondo T, et al. Japanese Istradefylline Study Group. Clinical efficacy of istradefylline (KW-6002) in Parkinson's disease：a randomized, controlled study. Mov Disord. 2010；25(10)：1437-1443.
2) Mizuno Y, Kondo T. Japanese Istradefylline Study Group. Adenosine A2A receptor antagonist istradefylline reduces daily OFF time in Parkinson's disease. Mov Disord. 2013；28(8)：1138-1141.
3) Hauser RA, Hubble JP, Truong DD. Istradefylline US-001 Study Group. Randomized trial of the adenosine A (2A) receptor antagonist istradefylline in advanced PD. Neurology. 2003；61(3)：297-303.
4) LeWitt PA, Guttman M, Tetrud JW, et al. 6002-US-005 Study Group. Adenosine A2A receptor antagonist istradefylline (KW-6002) reduces "off" time in Parkinson's disease：a double-blind, randomized, multicenter clinical trial. Ann Neurol. 2008；63(3)：295-302.
5) Stacy M, Silver D, Mendis T, et al. A 12-week, placebo-controlled study (6002-US-006) of istradefylline in Parkinson disease. Neurology. 2008；70(23)：2233-2240.
6) Pourcher E, Fernandez HH, Stacy M, et al. Istradefylline for Parkinson's disease patients experiencing motor fluctuations：results of the KW-6002-US-018 study.Parkinsonism Relat Disord. 2012；18(2)：178-184.
7) Factor S, Mark MH, Watts R, et al. Istradefylline 6002-US-007 Study Group A long-term study of istradefylline in subjects with fluctuating Parkinson's disease. Parkinsonism Relat Disord. 2010；16(6)：423-426.
8) Kondo T, Mizuno Y；Japanese Istradefylline Study Group. A long-term study of istradefylline safety and efficacy in patients with Parkinson disease. Clin Neuropharmacol. 2015；38(2)：41-46.
9) Fernandez HH, Greeley DR, Zweig RM, et al. 6002-US-051 Study Group. Istradefylline as monotherapy for Parkinson disease：results of the 6002-US-051 trial. Parkinsonism Relat Disord. 2010；16(1)：16-20.

第10章 手術療法

　パーキンソン病に対する定位機能的外科手術は，L-ドパが治療薬として使用される以前から行われており，治療の歴史としては長いがL-ドパの登場以降はそれに取ってかわられた．しかし，内服薬の長期使用に伴って発現する運動合併症に対して，それまでの基礎研究の知見からその有効性が再度見直されるようになった．近年，パーキンソン病に対しては非可逆的な破壊術より，可逆的な刺激療法が行われることが多い．また近年は，L-ドパ持続経腸療法という，胃瘻を造設して持続的にゲル状のL-ドパ/カルビドパ製剤を投与する方法も行われることがある（第1章参照）．本項目では定位機能的外科手術に関して取り上げる．
　基本的にはRCT，メタ解析，システマティックレビューまたは前方視的観察研究，長期間の後方視的試験を採用した．

I. 破壊術

10.1 視床腹中間核破壊術

2008年10月以降のエビデンス

　2008年に両側刺激療法と定位脳手術による一側破壊術とのRCTが1報（パーキンソン病23例，本態性振戦6例，多発性硬化症5例）[1]，2012年に72例（パーキンソン病59例，本態性振戦13例）の24か月の経過を追ったガンマナイフによる一側破壊術の前方視的観察研究が1報[2]，および2013年に1〜152か月のガンマナイフによる一側破壊術の長期後方視的コホート研究が1報[3]ある．

ガイドライン作成委員会の結論

1. 有効性
　パーキンソン病の振戦の治療に有効（「パーキンソン病治療ガイドライン2011」から変更なし）．
　いずれの報告においても振戦の改善には効果を認めるが，他のパーキンソニズムに関しての効果は低い．また，振戦に対する効果も手術後の年数の経過とともに低下していく傾向にある．

2. 安全性
　「パーキンソン病治療ガイドライン2002」では永続的な合併症の頻度は14〜23％，「パーキンソン病治療ガイドライン2011」では6.7％と記載されている．今回引用した文献では0％[2]と29％[1]であり，歩行障害，構音障害が中心であった．いずれも一側破壊術のデータであり，以前のデータを考慮し，一側であればおそらく安全である．

3. 臨床への応用
　薬物療法で改善が不十分なパーキンソン病の振戦に対して有効である．

4. 今後検討されるべき事項

今後多数例でのRCTが望まれる．

文献

1) Schuurman PR, Bosch DA, Merkus MP, et al. Long-term follow-up of thalamic stimulation versus thalamotomy for tremor suppression. Mov Disord. 2008；23(8)：1146-1153.
2) Ohye C, Higuchi Y, Shibazaki T, et al. Gamma knife thalamotomy for Parkinson disease and essential tremor：a prospective multicenter study. Neurosurgery. 2012；70(3)：526-535；discussion 535-536.
3) Kooshkabadi A, Lunsford LD, Tonetti D, et al. Gamma Knife thalamotomy for tremor in the magnetic resonance imaging era. J Neurosurg. 2013；118(4)：713-718.

10.2 淡蒼球内節破壊術

2008年10月以降のエビデンス

2004年に報告された一側淡蒼球内節破壊術と両側視床下核刺激療法とのRCT[1]の長期成績が2009年に報告され[2]，同じ2009年に一側淡蒼球内節破壊術（18例）の5年間の後方視的観察研究が1報報告された[3]．同じく2009年に一側視床下核破壊術（4例）と一側淡蒼球破壊術（6例）のRCTが報告されている[4]．

ガイドライン作成委員会の結論

1. 有効性

パーキンソン病の主要運動症状ならびに薬物療法による運動合併症に対して有効である（「パーキンソン病治療ガイドライン2011」から変更なし）．

オフ時のUPDRS part Ⅲスコアの改善はすべての研究で報告されており，2009年の報告[3]ではオン時のジスキネジアの改善も認められている．一側視床下核破壊術との間に効果に差は認められなかった[4]．

2. 安全性

おそらく安全だが，両側破壊術は合併症の頻度が増すので推奨されない．

Esselinkらの2009年の報告[2]では，adverse eventとして認知機能低下や自殺が報告され，Cobanらの報告[4]では，同名性半盲が報告されている．上記はいずれも一側破壊術の結果である．

3. 臨床への応用

薬物療法で改善困難な運動合併症に対して有効である．

4. 今後検討されるべき事項

今後多数例でのRCTが望まれる．

文献

1) Esselink RA, de Bie RM, de Haan RJ, et al. Unilateral pallidotomy versus bilateral subthalamic nucleus stimulation in PD：a randomized trial. Neurology. 2004；62(2)：201-207.
2) Esselink RA, de Bie RM, de Haan RJ, et al. Long-term superiority of subthalamic nucleus stimulation over pallidotomy in Parkinson disease. Neurology. 2009；73(2)：151-153.
3) Strutt AM, Lai EC, Jankovic J, et al. Five-year follow-up of unilateral posteroventral pallidotomy in Parkinson's disease. Surg Neurol. 2009；71(5)：551-558.
4) Coban A, Hanagasi HA, Karamursel S, et al. Comparison of unilateral pallidotomy and subthalamotomy findings in advanced idiopathic Parkinson's disease. Br J Neurosurg. 2009；23(1)：23-29.

10.3 視床下核破壊術

2008年10月以降のエビデンス

2008年にパーキンソン病患者に対して両側視床下核刺激療法と両側視床下核破壊術,一側視床下核破壊術+一側視床下核刺激療法（総症例数16例）に関する報告[1]と,2009年に一側淡蒼球内節破壊術とのRCT[2]がある.

2009年に一側破壊術（89例）の最長36か月の報告がある[3].

2010年に両側破壊術の前方視的研究（10例）が1報ある[4].

ガイドライン作成委員会の結論

1. 有効性

パーキンソン病の主要運動症状と薬物療法の運動合併症に対して有効である（「パーキンソン病治療ガイドライン2011」から変更なし）.

オフ時のUPDRS part Ⅲスコア（一側破壊術の場合は対側の）は改善し,効果は3年程度持続し[3], L-ドパ換算用量相当量 Levodopa equivalent dose も減量できる[1,2]. 2009年の報告[3]では,対側のUPDRS part Ⅲスコアは改善し, L-ドパ誘発性ジスキネジアについては, peak-dose ジスキネジアは悪化傾向にあるが, diphasic ジスキネジアは改善した.認知機能の悪化もなかった[4].

2. 安全性

対側のヒョレア-バリズム様の不随意運動が出ることがあり,淡蒼球破壊術の追加[1,3]や内服による治療が必要となる症例[2]がある.

3. 臨床への応用

薬物療法が困難な運動合併症に対して有効であるが,術後対側の不随意運動が生じる可能性があり,追加の治療が必要となることがある.そのため,他の手術方法が不可能の場合に限り,進行期のパーキンソン病の治療法として適応が検討される.

4. 今後検討されるべき事項

前方視的研究はいずれも少数例の試験であり,今後,薬物療法との多数例でのRCTが望まれる.

文献

1) Merello M, Tenca E, Perez Lloret S, et al. Prospective randomized 1-year follow-up comparison of bilateral subthalamotomy versus bilateral subthalamic stimulation and the combination of both in Parkinson's disease patients: a pilot study. Br J Neurosurg. 2008;22(3):415-422.
2) Coban A, Hanagasi HA, Karamursel S, et al. Comparison of unilateral pallidotomy and subthalamotomy findings in advanced idiopathic Parkinson's disease. Br J Neurosurg. 2009;23(1):23-29.
3) Alvarez L, Macias R, Pavon N, et al. Therapeutic efficacy of unilateral subthalamotomy in Parkinson's disease: results in 89 patients followed for up to 36 months. J Neurol Neurosurg Psychiatry. 2009;80(8):979-985.
4) Bickel S, Alvarez L, Macias R, et al. Cognitive and neuropsychiatric effects of subthalamotomy for Parkinson's disease. Parkinsonism Relat Disord. 2010;16(8):535-539.

II. 脳深部刺激療法 deep brain stimulation(DBS)

10.4 視床腹中間核刺激療法

2008年10月以降のエビデンス

2008年に両側刺激療法と一側破壊術とのRCTが1報（刺激療法：パーキンソン病22例，本態性振戦7例，多発性硬化症5例）ある[1]．

ガイドライン作成委員会の結論

1. 有効性

パーキンソン病の振戦に対して有効である（「パーキンソン病治療ガイドライン2011」から変更なし）．

パーキンソン病群においてUPDRS part Ⅲスコアが5年間改善効果を維持していたが，歩行，姿勢反射障害は経過とともに悪化をした．

2. 安全性

上記試験では，疾患ごとの合併症の頻度の記載がないが，両側刺激療法全体での合併症の頻度は34例中6例で機器関連の合併症が発現し，すべてにおいて外科的処置を要した．機器関連以外では31例中6例で副作用が生じており，パーキンソン病では構音障害のみであった．

3. 臨床への応用

薬物療法で改善が不十分なパーキンソン病の振戦に対して有効であるが，両側刺激療法の場合には構音障害の発現に注意する．

4. 今後検討されるべき事項

今後，多数例でのRCTが望まれる．

文献

1) Schuurman PR, Bosch DA, Merkus MP, et al. Long-term follow-up of thalamic stimulation versus thalamotomy for tremor suppression. Mov Disord. 2008；23(8)：1146-1153.

10.5 | 淡蒼球内節刺激療法

2008年10月以降のエビデンス

　Best Medical Therapy（BMT）とのRCT〔視床下核 subthalamic nucleus（STN）および淡蒼球内節 globus pallidus（GPi）〕が2報[1,2]あるが，Williamsらの報告[2]は99%の症例がSTN-DBSの症例のため，10.6に譲る．2009年の報告[1]の刺激部位ごとの比較を3年間追跡した成績[3]，BMT，GPi-DBS，STN-DBS間の認知機能に関する評価[4]，および症状ごとに分割した成績[5]がその後発表されている．

　両側STN-DBSとのRCTの報告は3報[6-8]あり，2015年には2013年の研究[7]の認知機能に関する報告[9]，2016年には精神症状に関する報告[10]がある．一側STN-DBSと一側GPi-DBSとのRCTの報告[11,12]もある．

　STN-DBSと比較したメタ解析[13,14]は2報あり，DBSとBMTを比較したメタ解析が1報ある[15]が，後者は解析に含まれているもののほとんどはSTN-DBS例であるため，10.6に記載する．さらに，うつと不安への影響に関するメタ解析が1報ある[16]．

ガイドライン作成委員会の結論

1. 有効性

　薬物療法が困難な運動合併症に有効である（「パーキンソン病治療ガイドライン2011」から変更なし）．オフ時間の短縮およびオン時間の延長[1]，刺激オン/薬物オフ時（オン/オフ）のUPDRS partⅢスコアの改善[1,6,11,12]，オン/オフ時のバランス改善[8]が報告されている．STN-DBSとの比較では，UPDRS partⅢスコアの改善度に差のないもの[6,13,14]とSTN-DBSのほうが良好であったもの[7]，振戦優位の患者ではGPi-DBSのほうが有効であった[5]などの報告がある．Liuらのメタ解析[14]ではベックうつ病自己評価尺度 Beck Depression Inventory（BDI）スコアの改善度はSTNのほうが高かったが，一側STN-DBSとの比較[12]では差を認めなかった．バランスに関してはオン/オフ時のバランスの改善を認めるが，STN-DBSとの差は認めなかった[8]．

2. 安全性

a. 手術，機器に伴う合併症

　2009年のBMTとのRCT[1]では，40%の患者でserious adverse eventがあり，そのうちの83%が手術によるもの，機器によるもの，もしくは刺激によるものであったが，刺激部位ごとの報告はない．ほとんどは6か月以内に改善した．2010年のGPi-DBSとのRCT[6]では50.7%に何らかのserious adverse eventが認められた．手術に伴うと思われる合併症（創部感染，機器関連のトラブル，脳内血腫，脳出血）は11.9%であったが，99%は2年以内に改善した．

　2013年の報告[7]では65症例において290個のadverse eventsが生じているが脳出血，周術期痙攣，創部感染，麻痺は9.6%であった．

b. 高次脳機能，精神症状，その他の神経症状などへの影響

　2009年のBMTとのRCT[1]では易転倒性，歩行障害，うつ，WAIS-3，phonic fluencyの悪化がBMTより頻度の多いものとして挙げられているが，認知症評価スケールはBMTとの差

は認められなかった．2009年の研究[1]の経過を追った報告[3]では認知機能はGPi-DBS群またはSTN-DBS群どちらも徐々に低下するが，よりSTN-DBS群でより顕著であった．2009年の一側STN-DBSと一側GPi-DBSとの比較試験では，BDIスコアは，どちらの群でも改善している．

2010年の研究[6]の認知機能に対する評価[4]では，DBS施行群ではいくつかのprocessing speedやworking memoryを評価するバッテリーで，BMTに比較して低下を示しており，Hopkins Verbal Learning TestではSTN-DBS群よりGPi-DBS群でより低下していた．

2013年のSTN-DBSとGPi-DBSとのRCT[7]の長期成績の報告では両者ともにうつや躁，社会生活への影響を調べるためのスケールは刺激前後に変化がなく，刺激部位間の差も認められなかったが[10]，Stroop test，Wechsler Adult Intelligence ScaleはよりSTN-DBSで悪化する傾向にあった[9]．2014年のメタ解析[16]では，うつや不安は刺激後に改善傾向にある．

3. 臨床への応用

薬物療法で改善が不十分なパーキンソン病の運動合併症に対して有効である．合併症の多くは数か月以内に改善する．

4. 今後検討されるべき事項

高次脳機能およびうつへの影響および手術時期に関する検討が必要である．

文献

1) Weaver FM, Follett K, Stern M, et al. Bilateral deep brain stimulation vs best medical therapy for patients with advanced Parkinson disease: a randomized controlled trial. JAMA. 2009；301(1)：63-73.
2) Williams A, Gill S, Varma T, et al. Deep brain stimulation plus best medical therapy versus best medical therapy alone for advanced Parkinson's disease (PD SURG trial): a randomised, open-label trial. Lancet Neurol. 2010；9(6)：581-591.
3) Weaver FM, Follett KA, Stern M, et al. Randomized trial of deep brain stimulation for Parkinson disease: thirty-six-month outcomes. Neurology. 2012；79(1)：55-65.
4) Rothlind JC, York MK, Carlson K, et al. Neuropsychological changes following deep brain stimulation surgery for Parkinson's disease: comparisons of treatment at pallidal and subthalamic targets versus best medical therapy. J Neurol Neurosurg Psychiatry. 2015；86(6)：622-629.
5) Katz M, Luciano MS, Carlson K, et al. Differential effects of deep brain stimulation target on motor subtypes in Parkinson's disease. Ann Neurol. 2015；77(4)：710-719.
6) Follett KA, Weaver FM, Stern M, et al. Pallidal versus subthalamic deep-brain stimulation for Parkinson's disease. N Engl J Med. 2010；362(22)：2077-2091.
7) Odekerken VJ, van Laar T, Staal MJ, et al. Subthalamic nucleus versus globus pallidus bilateral deep brain stimulation for advanced Parkinson's disease (NSTAPS study): a randomised controlled trial. Lancet Neurol. 2013；12(1)：37-44.
8) St George RJ, Carlson-Kuhta P, Nutt JG, et al. The effect of deep brain stimulation randomized by site on balance in Parkinson's disease. Mov Disord. 2014；29(7)：949-953.
9) Odekerken VJ, Boel JA, Geurtsen GJ, et al. Neuropsychological outcome after deep brain stimulation for Parkinson disease. Neurology. 2015；84(13)：1355-1361.
10) Boel JA, Odekerken VJ, Geurtsen GJ, et al. Psychiatric and social outcome after deep brain stimulation for advanced Parkinson's disease. Mov Disord. 2016；31(3)：409-413.
11) Zahodne LB, Okun MS, Foote KD, et al. Greater improvement in quality of life following unilateral deep brain stimulation surgery in the globus pallidus as compared to the subthalamic nucleus. J Neurol. 2009；256(8)：1321-1329.
12) Okun MS, Fernandez HH, Wu SS, et al. Cognition and mood in Parkinson's disease in subthalamic nucleus versus globus pallidus interna deep brain stimulation: the COMPARE trial. Ann Neurol. 2009；65(5)：586-595.
13) Sako W, Miyazaki Y, Izumi Y, et al. Which target is best for patients with Parkinson's disease? A meta-analysis of pallidal and subthalamic stimulation. J Neurol Neurosurg Psychiatry. 2014；85(9)：982-986.
14) Liu Y, Li W, Tan C, et al. Meta-analysis comparing deep brain stimulation of the globus pallidus and subthalamic nucleus to treat advanced Parkinson disease. J Neurosurg. 2014；121(3)：709-718.
15) Perestelo-Perez L, Rivero-Santana A, Perez-Ramos J, et al. Deep brain stimulation in Parkinson's disease: meta-analysis of randomized controlled trials. J Neurol. 2014；261(11)：2051-2060.
16) Couto MI, Monteiro A, Oliveira A, et al. Depression and anxiety following deep brain stimulation in Parkinson's disease: systematic review and meta-analysis. Acta Med Port. 2014；27(3)：372-382.

10.6 視床下核刺激療法

2008年10月以降のエビデンス

Best Medical Therapy（BMT）とのRCTが3報[1-3]ある．2012年には2009年の報告[1]の刺激部位ごとの比較を3年間追跡した成績[4]，BMT，淡蒼球内節刺激療法 globus pallidus DBS（GPi-DBS），視床下核刺激療法 subthalamic nucleus DBS（STN-DBS）間の認知機能に関する評価[5]および症状ごとに分割した成績[6]がその後発表されている．

GPi-DBSとのRCTの報告は3報あり[7-9]，Oderkenらのその後の認知機能への影響を追跡調査した報告が2報ある[10,11]．2009年に一側STN-DBSと一側GPi-DBSとのRCTの報告がある[12,13]．この2つの報告は同一の母集団である．2014年に低頻度刺激と高頻度刺激の効果を比較したRCTが1報ある[14]．

GPi-DBSと比較したメタ解析が2報[15,16]，DBSとBMTを比較したメタ解析が2014年に1報[17]，うつと不安への影響に関するメタ解析が1報ある[18]．

ガイドライン作成委員会の結論

1. 有効性

パーキンソン病の主要運動症状ならびに薬物療法の運動合併症に対して有効である．抗パーキンソン薬の減量も期待できる．

運動合併症発現から3年以内の患者を対象とした研究では[3]，術後2年間追跡し，PDQ-39はBMT群に比べSTN-DBS群で有意に改善を認めた．

その他2報のBMTとのRCTでもオン/オフ時のUPDRS part IIIスコアの改善が認められ[1,2]メタ解析でも同様の結果であった[17]．2012年の36か月の経過観察の報告[4]では，36か月後のオン/オフ時のUPDRS part IIIスコアも試験開始前と比較して有意に改善していた．

GPi-DBSとのRCTでは，いずれもL-ドパ換算用量はSTN-DBS群で刺激後に減少していたが，オン/オフ時のUPDRS part IIIスコアの改善に差のないもの[7]とSTN-DBSが優位とするもの[8]とに結果が分かれている．2009年の一側GPi-DBSとのRCT[12,13]では6か月後のオン/オフ時のUPDRS part IIIスコアおよびベックうつ病自己評価尺度 Beck Depression Inventory（BDI）2nd edition，PDQ-39 summary indexの有意な改善を認めた．GPi-DBSとのバランスに関するRCT[9]では刺激前後でのバランスは最も良いオンでは変化がなく，オン/オフ時のバランスはGPiのほうが改善傾向にあった．

低頻度刺激と高頻度刺激のRCT[14]では，低頻度刺激のほうが刺激オン/薬物オン時のUPDRS part IIIスコアの改善度が高かった．

メタ解析では，UPDRS part IIIスコアの改善には両者には差がなかったが[15,16]，抗パーキンソン薬はSTN-DBSで有意に減量が可能であった[16]．

2. 安全性

a. 手術，機器に伴う合併症

2008年以降の報告では11.6[7]～40%[1]となっているが，永続的な合併症はほとんどなく，感染，出血が最も多い．GPi-DBSとの差はない．

b. 高次脳機能，その他の神経症状，精神症状などへの影響

うつに関して，対照群より頻度の高いとする報告[3,15,16]と，差を認めないとする報告[4,11]があるが，一側 STN-DBS と一側 GPi-DBS との RCT[12,13]では，BDI スコアは，どちらのtarget 群でも改善している．また言語に関して，phonic fluency は対照群に比べ悪化するとの報告が多い[2,8,17]．認知機能に関しては，対照群との差がないとの報告[3,7]，対照群より低下したとの報告[4,10]がある．2010 年の研究[7]の認知機能に対する評価[5]では，いくつかの処理能力を測るバッテリーで GPi-DBS 群より優位に低下していた．

3. 臨床への応用

薬物療法で改善が不十分なパーキンソン病の運動合併症および抗パーキンソン薬の減量に対して有効である．構音障害や phonic fluency の低下の発現に注意を要する．うつに対する効果は報告によりまちまちであり，一定したものはない．認知機能への影響に関しても様々な報告があり，結論付けることは難しい．

4. 今後検討されるべき事項

これまではベストオン時の症状の改善は難しいとされてきたが，いくつかの試験ではベストオン時の運動症状の改善を報告しているものもあり，今後，最適な手術時期の決定，ベストオン時の症状の改善の有無，認知機能，うつに代表される非運動症状，高次脳機能に対する評価が必要である．

文献

1) Weaver FM, Follett K, Stern M, et al. Bilateral deep brain stimulation vs best medical therapy for patients with advanced Parkinson disease: a randomized controlled trial. JAMA. 2009；301(1)：63-73.
2) Williams A, Gill S, Varma T, et al. Deep brain stimulation plus best medical therapy versus best medical therapy alone for advanced Parkinson's disease (PD SURG trial): a randomised, open-label trial. Lancet Neurol. 2010；9(6)：581-591.
3) Schuepbach WM, Rau J, Knudsen K, et al. Neurostimulation for Parkinson's disease with early motor complications. N Engl J Med. 2013；368(7)：610-622.
4) Weaver FM, Follett KA, Stern M, et al. Randomized trial of deep brain stimulation for Parkinson disease: thirty-six-month outcomes. Neurology. 2012；79(1)：55-65.
5) Rothlind JC, York MK, Carlson K, et al. Neuropsychological changes following deep brain stimulation surgery for Parkinson's disease: comparisons of treatment at pallidal and subthalamic targets versus best medical therapy. J Neurol Neurosurg Psychiatry. 2015；86(6)：622-629.
6) Katz M, Luciano MS, Carlson K, et al. Differential effects of deep brain stimulation target on motor subtypes in Parkinson's disease. Ann Neurol. 2015；77(4)：710-719.
7) Follett KA, Weaver FM, Stern M, et al. Pallidal versus subthalamic deep-brain stimulation for Parkinson's disease. N Engl J Med. 2010；362(22)：2077-2091.
8) Odekerken VJ, van Laar T, Staal MJ, et al. Subthalamic nucleus versus globus pallidus bilateral deep brain stimulation for advanced Parkinson's disease (NSTAPS study): a randomised controlled trial. Lancet Neurol. 2013；12(1)：37-44.
9) St George RJ, Carlson-Kuhta P, Nutt JG, et al. The effect of deep brain stimulation randomized by site on balance in Parkinson's disease. Mov Disord. 2014；29(7)：949-953.
10) Odekerken VJ, Boel JA, Geurtsen GJ, et al. Neuropsychological outcome after deep brain stimulation for Parkinson disease. Neurology. 2015；84(13)：1355-1361.
11) Boel JA, Odekerken VJ, Geurtsen GJ, et al. Psychiatric and social outcome after deep brain stimulation for advanced Parkinson's disease. Mov Disord. 2016；31(3)：409-413.
12) Zahodne LB, Okun MS, Foote KD, et al. Greater improvement in quality of life following unilateral deep brain stimulation surgery in the globus pallidus as compared to the subthalamic nucleus. J Neurol. 2009；256(8)：1321-1329.
13) Okun MS, Fernandez HH, Wu SS, et al. Cognition and mood in Parkinson's disease in subthalamic nucleus versus globus pallidus interna deep brain stimulation: the COMPARE trial. Ann Neurol. 2009；65(5)：586-595.
14) Khoo HM, Kishima H, Hosomi K, et al. Low-frequency subthalamic nucleus stimulation in Parkinson's disease: a randomized clinical trial. Mov Disord. 2014；29(2)：270-274.

15) Sako W, Miyazaki Y, Izumi Y, et al. Which target is best for patients with Parkinson's disease? A meta-analysis of pallidal and subthalamic stimulation. J Neurol Neurosurg Psychiatry. 2014；85(9)：982-986.
16) Liu Y, Li W, Tan C, et al. Meta-analysis comparing deep brain stimulation of the globus pallidus and subthalamic nucleus to treat advanced Parkinson disease. J Neurosurg. 2014；121(3)：709-718.
17) Perestelo-Perez L, Rivero-Santana A, Perez-Ramos J, et al. Deep brain stimulation in Parkinson's disease：meta-analysis of randomized controlled trials. J Neurol. 2014；261(11)：2051-2060.
18) Couto MI, Monteiro A, Oliveira A, et al. Depression and anxiety following deep brain stimulation in Parkinson's disease：systematic review and meta-analysis. Acta Med Port. 2014；27(3)：372-382.

第 11 章 パーキンソン病のリハビリテーション

　リハビリテーションは，内科的かつ外科的な治療に加えて行うことで，症状のさらなる改善やQOLの向上が期待できる治療法である．リハビリテーションの特徴は，患者本人が参加できる治療法という点にある．患者本人が参加するということは，患者本人の意欲やモチベーションが影響するということでもある．リハビリテーションは，患者の積極性を引き出すことにもつながり，患者やその家族を含む介護者の関心が高い．パーキンソン病のリハビリテーションは後述するように，有効性のエビデンスもあり，他の治療法と組み合わせて行うことが不可欠である．適切なリハビリテーションを提供するためには，パーキンソン病のリハビリテーションの種類，治療目標，具体的な治療方法，症状に応じたリハビリテーションの選択の仕方を学び，さらにエビデンスを研究，集積することが必要となる[1]．

　リハビリテーションはチームアプローチで行うが，医師・看護師のほかに，理学療法士(PT)・作業療法士(OT)・言語聴覚士(ST)・臨床心理士・義肢装具士・ソーシャルワーカーの他，近年では音楽療法士も参加するなど，多数の専門職の協業によって行われるべきものである．PT，OT，STが実際のリハビリテーションの訓練を行う．一般に，PTは運動療法を行う．OTは主に上肢の機能訓練などのADLの訓練を行う．STは，主に発声などの言語訓練や嚥下訓練を中心に行う[2]．

エビデンス

　運動療法に関しては，2010年以降のエビデンスを確認すると前方視的ランダム化単盲検並行群間比較試験が1報[3]，パイロットランダム化試験が1報[4]，RCTが1報[5]，作業療法に関してはRCTが3報[6-8]，言語訓練・嚥下訓練に関してはシステマティックレビューが1報[9]，音楽療法に関してはランダム化単盲検クロスオーバー試験が1報[10]があった．

ガイドライン作成委員会の結論

1. 有効性
　有効．

a. 運動療法
　運動療法には，リラクゼーション，緩徐な体幹の捻転運動，緩徐な関節可動域 range of motion（ROM）訓練とストレッチング，頸部と体幹部の捻転運動，背部の伸展と骨盤傾斜訓練，座位と姿勢制御，吸気と呼気相を意識した呼吸訓練，移動訓練（緩徐な移動や，ベッドから椅子への移乗を含む），反復運動を促進する自転車訓練，リズムをもったパターンでの歩行，音刺激に合わせた歩行，立位・バランス訓練，エアロビック訓練，ホームエクササイズ，筋力訓練などがある．

　「パーキンソン病治療ガイドライン2011」では，運動療法が，身体機能，健康関連QOL，筋力，バランス，歩行速度の改善に有効であることが示されている．2010年以降でのエビデ

ンスでは，エクササイズで少数ではあるが患者の血清中の脳由来神経栄養因子 brain-derived neurotrophic factor（BDNF）が有意に上昇することも報告され，動物実験と同様に患者でも神経保護作用の可能性が指摘されている[11,12]．トレッドミル歩行訓練やストレッチでの歩行や筋力増強への有効性も報告[3]されており，また，多くの報告は3か月の期間であるのに対して，2年間という長期での有効性の報告もある[4]．高強度の筋力訓練のほうが低強度訓練よりも2年後においても効果があり，L-ドパ投与量が抑制されたとの報告がある[5]．そのほか，太極拳，ロボットアシスト歩行訓練，LSVT BIG®を含めた認知行動療法，音楽療法，ダンスやビデオゲームによるエクササイズなどの多様な介入方法の有効性が報告されている[6]．

b. 作業療法

作業療法には，上肢の伸展を伴うROM訓練，ペグやビーズを用いた細かい上肢運動，反復運動を行う上肢エルゴメーター，移動訓練，安全技術，家族教育などがある[2]．最近のRCTの報告では，作業療法の介入にて3か月，6か月の観察期間でADLが改善し，介護者の負担を減らせたという報告がある．今後，症例数を増やす必要があるが，有用性が認められている[6-8]．

c. 言語訓練・嚥下訓練

STが行う訓練には，横隔膜呼吸訓練，構音訓練，嚥下訓練，顔面・口・舌の運動などがある．2010年のパーキンソン病に対する言語訓練・嚥下訓練のシステマティックレビューでは，発声や嚥下の改善が得られたが，長期的な効果は不明であるとされた[9]．その後，LSVT LOUD®では，24か月効果を有する報告が追加された[13]．しかし，本邦で実施するには保険制度上困難な点なども抱えている．

d. 音楽療法

パーキンソン病への音楽療法は，外部刺激により運動症状が改善することから注目されている．キュー（刺激）を用いたストラテジーで，外部からの音リズムが脳内の歩行リズムを喚起する機序を利用したものである[14,15]．Limらはリズム刺激（聴覚・視覚・触覚の合図を含む）のうち聴覚によるリズム刺激が最もパーキンソン病患者の歩行障害に対して効果的と報告している[16]．NieuwboerらはRehabilitation in Parkinson's disease：Strategies for cueing（RESCUE）トライアルで，3週間にわたり患者が選択したモダリティ（聴覚・視覚・触覚）によるリズム刺激を主とした運動療法のホームプログラムを実施し，歩行速度・歩幅・バランスの向上，転倒回数の減少を報告している[10]．音楽療法は受動的に聞くだけでなく参加型のものもあり，家族や社会とのコミュニケーションの手段ともなりうる．また音楽とダンスの組み合わせでのリハビリテーションも注目される．

2. 安全性

安全．

3. 臨床への応用

早期から進行期までどのステージにおいても介入すると有効性が高いと思われる．

4. 今後検討されるべき事項

　エビデンスを得るための試験デザインが難しいことが課題である．さらにパーキンソン病に特化した運動プログラムの構築が必要である．

文献

1) Keus SH, Munneke M, Nijkrake MJ, et al. Physical therapy in Parkinson's disease：evolution and future challenges. Mov Disord. 2009；24(1)：1-14.
2) Jain SS, Kirshblum SC. Parkinson's disease and other movement disorders. In：Delisa JA, et al.（eds）. Rehabilitation medicine：principles and practice, 3rd ed. Philadelphia：Lippincott；1998. pp.1035-1056.
3) Shulman LM, Katzel LI, Ivey FM, et al. Randomized clinical trial of 3 types of physical exercise for patients with Parkinson disease. JAMA Neurol. 2013；70(2)：183-190.
4) Frazzitta G, Maestri R, Bertotti G, et al. Intensive rehabilitation treatment in early Parkinson's disease：a randomized pilot study with a 2-year follow-up. Neurorehabil Neural Repair. 2015；29(2)：123-131.
5) Corcos DM, Robichaud JA, David FJ, et al. A two-year randomized controlled trial of progressive resistance exercise for Parkinson's disease. Mov Disord. 2013；28(9)：1230-1240.
6) Bloem BR, de Vries NM, Ebersbach G. Nonpharmacological treatments for patients with Parkinson's disease. Mov Disord. 2015；30(11)：1504-1520.
7) Sturkenboom IH, Graff MJ, Borm GF, et al. The impact of occupational therapy in Parkinson's disease：a randomized controlled feasibility study. Clin Rehabil. 2013；27(2)：99-112.
8) Foster ER, Bedekar M, Tickle-Degnen L. Systematic Review of the Effectiveness of Occupational Therapy-Related Interventions for People With Parkinson's Disease. Am J Occup Ther. 2014；68(1)：39-49.
9) Russell JA, Ciucci MR, Connor NP, et al. Targeted exercise therapy for voice and swallow in persons with Parkinson's disease. Brain Res. 2010；1341：3-11.
10) Nieuwboer A, Kwakkel G, Rochester L, et al. Cueing training in the home improves gait-related mobility in Parkinson's disease：the RESCUE trial. J Neurol Neurosurg Psychiatry. 2007；78(2)：134-140.
11) Frazzitta G, Maestri R, Ghilardi MF, et al. Intensive rehabilitation increases BDNF serum levels in parkinsonian patients：a randomized study. Neurorehabil Neural Repair. 2014；28(2)：163-168.
12) Petzinger GM, Fisher BE, McEwen S, et al. Exercise-enhanced Neuroplasticity Targeting Motor and Cognitive Circuitry in Parkinson's Disease. Lancet Neurol. 2013；12(7)：716-726.
13) Fox C, Ebersbach G, Ramig L, et al. LSVT LOUD and LSVT BIG：Behavioral Treatment Programs for Speech and Body Movement in Parkinson Disease. Parkinsons Dis. 2012；2012：391946. doi：10.1155/2012/391946.
14) de Dreu MJ, van der Wilk AS, Poppe E, et al. Rehabilitation, exercise therapy and music in patients with Parkinson's disease：a meta-analysis of the effects of music-based movement therapy on walking ability, balance and quality of life. Parkinsonism Relat Disord. 2012；18(Suppl 1)：S114-S119.
15) Ito N, Hayashi A, Ohkoshi N, et al：Music therapy in Parkinson's disease：Improvement of parkinsonian gait and depression with rhythmic auditory stimulation. In：Nakada T（ed）. Integrated Human Brain Science：Theory, Method Application（Music）. Elsevier Science B.V., 2000. pp.435-443.
16) Lim I, van Wegen, de Goede C, et al. Effects of external rhythmical cueing on gait in patients with Parkinson's disease：a systematic review. Clin Rehabil. 2005；19(7)：695-713.

第12章 公的制度・費用対効果

12.1 公的制度

パーキンソン病の公的支援制度のうち，医療費については，ホーン-ヤール Hoehn-Yahr 重症度分類が 3 度以上かつ生活機能障害度 2 度以上の患者では，難病医療費助成制度の対象となる．一方，重症度分類が 1，2 度の場合で①75 歳以上なら後期高齢者医療制度が，②75 歳未満なら医療保険制度が適用されるが，いずれも医療費が一定額を超えた場合は，高額療養費制度の適用となる．都道府県により差はあるが，身体障害者手帳を取得した重度心身障害者該当者には，所得に応じて医療費助成が適用される．福祉・介護面では，40 歳以上の場合は介護保険制度が，40 歳未満の場合は，障害者総合支援法や身体障害者福祉法が適用される．

医療費に関する支援制度

1. 難病医療費助成制度

2015 年 1 月に施行された難病の患者に対する医療等に関する法律（難病法）では，以下の 3 点が変更になった．

①医療費の自己負担額が 2 割に引き下げられた．
②外来・入院の区別を設定せず，世帯の所得に応じた 1 か月の医療費の自己負担上限額が設定された（表 1）．この自己負担上限月額と患者の 2 割負担額とを比較し，低いほうが患者負担額となる．また，月ごとの医療費総額が 5 万円（医療保険 2 割の負担の場合，医療費の自己負担が 1 万円）を超える月が年間 6 回以上ある場合は高額難病治療継続者として，負担額が軽減されることがある．
③自己負担額は，受診した複数の医療機関（薬局での保険調剤や訪問看護ステーションが行う訪問看護を含む）の支払額をすべて合算し算出される．各医療機関に「自己負担上限額管理票」を提出し，上限月額を超えた段階で，窓口での支払いはなくなる．難病医療費助成制度の有効期間は 1 年間であり，助成継続を希望する場合は，難病指定医または，協力難病指定医が作成した更新書類を提出する必要がある．なお，医療費助成対象にならない軽症者でも，月ごとの医療費総額（窓口での負担額ではないので注意が必要）が 33,330 円を超

表 1 難病医療費助成制度自己負担上限額

階層区分	区分の基準（市区町村民税）	自己負担上限額（月額）		
		一般	高額難病治療継続者[*1]	人工呼吸器等装着者[*2]
生活保護世帯	—	0 円	0 円	0 円
低所得Ⅰ	非課税(世帯)本人収入：～80 万円	2,500 円	2,500 円	1,000 円
低所得Ⅱ	非課税(世帯)本人収入：80 万円超	5,000 円	5,000 円	1,000 円
一般所得Ⅰ	課税 7.1 万円未満	10,000 円	5,000 円	1,000 円
一般所得Ⅱ	7.1 万円以上 25.1 万円未満	20,000 円	10,000 円	1,000 円
上位所得	25.1 万円以上	30,000 円	20,000 円	1,000 円

[*1] 月ごとの指定難病の医療費総額が 5 万円を超える月が年間 6 回以上ある場合．
[*2] 人工呼吸器などを装着している方の場合は，所得に関係なく一律 1,000 円となる．

える月が年間3回以上の場合は，助成対象になる．

2. 高額療養費制度

難病医療費助成制度の対象にならない患者は，医療保険制度や後期高齢者医療制度が適用されるが，医療費負担の上限が設定されている．1か月（暦月の1日から末日まで）にかかった医療費の自己負担額が一定額を超えた場合，加入している医療保険に申請（国民健康保険の人は市区町村の担当窓口に申請）することにより超過分が払い戻される．1か月の自己負担上限額は，年齢や所得に応じて決定される．

3. 身体障害者福祉法

症状進行とともに，身体障害者手帳交付（パーキンソン病患者は，肢体不自由に該当する）も考慮すべきである．都道府県により異なるが，重度の心身障害者では，所得に応じて医療費助成の適用となる．

介護・福祉に関する制度

1. 介護保険制度

通常は，65歳以上で介護必要時に介護保険サービスが利用可能となるが，パーキンソン病患者の場合は，40歳以上であればサービスが利用できる．市区町村の窓口に申請後，訪問調査と主治医意見書に基づき，要介護（1〜5），要支援（1〜2），非該当が決定される．介護度毎に1か月に利用できる金額の上限（限度額）が設定され，自己負担額は，限度額の1割または2割である（表2）．ただし，限度額を超えてサービスを利用した場合はすべて自己負担となる．

要介護者の居宅サービスや要支援者の介護予防サービスには，訪問介護・訪問入浴介護・訪問リハビリテーションのほか医師の指導で行われる療養管理指導・訪問看護や施設への通所介護・通所リハビリテーションや施設に短期間宿泊する入所生活介護・療養介護がある．自己負担額は要介護と要支援では異なる．要介護者は施設サービスとして，介護老人福祉施設（生活介護が中心），介護老人保健施設（介護やリハビリテーションが中心），介護療養型医療施設（医療が中心）が利用できる．施設サービスの費用は要介護度や施設の体制などにより異なり，居住費，食費，日常生活費は別途負担である．その他，生活環境を整えるサービスとして，福祉用具貸与・購入制度（1割または2割の自己負担要）がある．住宅改修費は要介護区分に関係なく

表2｜介護保険サービス利用限度額（1か月）

要介護度	利用限度額	自己負担（1割）	自己負担（2割）
要支援1	5万　　30円	5,003円	1万　　6円
要支援2	10万4,730円	1万　473円	2万　946円
要介護1	16万6,920円	1万6,692円	3万3,384円
要介護2	19万6,160円	1万9,616円	3万9,232円
要介護3	26万9,310円	2万6,931円	5万3,862円
要介護4	30万8,060円	3万　806円	6万1,612円
要介護5	36万　650円	3万6,065円	7万2,130円

1単位10円の場合．地域により異なる．

支給される.

　上記の介護サービスの自己負担が高額であったり，介護保険と医療保険の支払いが高額になった場合は，限度額を超えた分の払い戻し制度がある．

2. 身体障害者福祉法

　身体障害者手帳交付者には，特別障害者手当や障害者基礎年金以外に税金の減免や補装具の交付・修理，鉄道の運賃割引制度などがある．自治体毎に支援内容が異なる場合もあるので，各市区町村の担当窓口への確認が必要である．

3. 障害者総合支援法

　一定の障害があるが身体障害者手帳の取得ができない患者に対して，障害支援区分によりホームヘルプサービス，短期入所，日常生活用具給付，障害福祉サービスが利用できる．利用者負担額はサービス量と所得などに配慮した応能負担であり，月毎に限度額が設定されている．

12.2 | 費用対効果

　日本人口の高齢化に伴い，パーキンソン病の患者数は増加の一途をたどっており，本邦の医療財源への負荷も多大なものになりつつある．そこで，医療経済的に効率的な治療法を選定する研究（費用効果分析）が求められるようになってきた．欧米では1998年からパーキンソン病治療薬や手術療法などに関する費用効果分析結果が報告されているが，薬剤費や薬剤投与量，介護費などは各国によって事情が異なるため，海外で行われた研究結果をそのまま本邦に適用することはできない．

費用効果分析の手法

　医療経済学の分野では，ある薬剤・医療機器の価値を評価するのに質調整生存年 Quality Adjusted Life Years（QALYs）を指標とする手法が一般的に用いられている．QALYs は，すべての医療行為を評価するのに重要な2つの指標，すなわち，QOL と生存年数を1つの指標で表現したもので，完全に健康な状態の QOL を1，死亡を0として，その値〔効用値（QOL値）〕で生活できる年数との積の和で求められる．例えば，QOL 値 0.6 の健康状態で2年間生存した場合，1.2 QALY と計算され，完全に健康な状態で 1.2 年生存したのと同じ価値とされる．QOL 値は EuroQol 5 dimension（EQ-5D）日本語版などに基づいて測定される．ある薬剤・医療機器を患者に適用した場合（QALY A），適用しなかった場合（QALY B）に比べて QALYs をどれだけ追加できるかがその治療法の価値とされる．一方その治療を適用した場合（費用 A）としなかった場合（費用 B）の総費用を算定して，その差額と QALYs 増加分との比からその治療法の費用対効果が算出される．この費用対効果の評価指数は，増分費用効果比 Incremental Cost-Effectiveness Ratio（ICER）と呼ばれる．すなわち，ICER＝費用 A－費用 B/QALY A－QALY B と計算される．ある治療法の効果を QALYs に置き換えて評価し，費用との比をとることにより，すべての疾患に共通の指標となり，他疾患における治療法との比較が可能となる．一般に，ある薬剤・医療機器が医療経済的に有用である ICER の目安は 50,000 US ドル/QALY，すなわち，1 QALY を得るのに 50,000 US ドル以内の追加費用であればその治療法は有用であるとされている．日本では 1 QALY あたり 500～600 万円程度という調査がある．

パーキンソン病における費用効果分析

　ある薬剤・医療機器の ICER を求めるためには，通常，一定観察期間を設定して行われたその治療法の臨床試験の結果をもとに，モデルを用いて長期的な予後のシミュレーションを行う．パーキンソン病のような慢性疾患では，一般的に Markov model が用いられる．このモデルでは，ある治療法を行った場合と行わなかった場合に，5年ないし10年の間に，それぞれ何％の患者がホーン-ヤール Hoehn-Yahr 重症度分類や UPDRS の点数をどのように推移していくかをシミュレーションする．そして，それぞれのステージ，点数での総費用と QOL 値は，医療・介護施設と患者への質問票によって推定する．総費用には，薬剤費や入院費，介護費などの「直接医療費」に加えて，通院のための交通費や自宅改修費などの「直接非医療費」，通院や失職によって失われた労働賃金を「間接費用」として算入することもある．

　抗パーキンソン病薬を，本邦のデータに基づいて，Markov model を用いて費用効果分析を

行った研究は，Shimboら[1]のものが唯一である．

この研究は，日本人パーキンソン病患者に対して行われたRCT[2]のデータに基づき，L-ドパ単独療法群とL-ドパ+ブロモクリプチン群，L-ドパ+ペルゴリド群の費用対効果を検討したものである．費用には直接医療費のみを算入し，QOL値は無作為に選んだ1,200名のパーキンソン病患者に健康状態などを問うアンケート調査を行う横断的方法によって得た．この研究によると，ホーン-ヤール重症度分類2度のパーキンソン病患者ではL-ドパ+ブロモクリプチン群とL-ドパ+ペルゴリド群のL-ドパ単独療法群に対するICERはそれぞれ172,300 USドル/QALY，178,900 USドル/QALYであり，いずれも50,000 USドル/QALYを上回ったため，ブロモクリプチン，ペルゴリドとも効果に比して高価であると判定された．一方，ホーン-ヤール重症度分類3度以上の患者では，L-ドパ+ブロモクリプチン群とL-ドパ+ペルゴリド群では，いずれも薬剤費はL-ドパ単独療法群より高額であったが，入院費と介護費が低下することにより総直接医療費は安価に抑制され，一方QALYsはいずれの併用群でも増加した．したがってホーン-ヤール重症度分類3度以上では，L-ドパ単独療法よりもL-ドパとブロモクリプチンあるいはペルゴリドとの併用療法のほうが安価でかつ効果に優れ，費用効果分析で「dominant（優位）」であることが示された．一方，ジェネリック製剤のブロモクリプチンを使用した場合は，ホーン-ヤール重症度分類2度でも，L-ドパ単独療法群に比して総直接医療費は低い一方QALYsは高く，費用効果分析において「dominant」であることが明らかとなった．

一方，海外におけるパーキンソン病治療に関する費用効果分析研究によると，L-ドパ単独群よりも，プラミペキソール併用療法群，カベルゴリン併用療法群，ロピニロール併用療法群，エンタカポン併用療法群それぞれのほうが費用対効果において優れていると報告されている．

しかし，本邦におけるパーキンソン病治療の費用効果分析の研究はほとんど行われていないため，現在保険適用可能な多くの治療法に関して，最新の費用および効果のデータに基づいた報告はない．最近，本邦のパーキンソン病患者の直接医療費に関する報告がなされた[3]．今後，この分野の研究の発展が期待される．

文献

1) Shimbo T, Hira K, Takemura M, et al. Cost-effectiveness analysis of dopamine agonists in the treatment of Parkinson's disease in Japan. Pharmacoeconomics. 2001；19(8)：875-886.
2) Mizuno Y, Kondo T, Narabayashi H. Pergolide in the treatment of Parkinson's disease. Neurology. 1995；45(3 Suppl 3)：S13-S21.
3) Yoritaka A, Fukae J, Hatano T, et al. The Direct Cost of Parkinson Disease at Juntendo Medical University Hospital, Japan. Intern Med. 2016；55(2)：113-119.

II
Evidence Based Medicineの手法を用いた推奨

第1章 GRADE システムを用いたエビデンスの質と推奨

　本編は「Minds 診療ガイドライン作成の手引き 2014」（医学書院）で推奨されている GRADE アプローチに基づき，クリニカルクエスチョン clinical question（CQ）と推奨文の作成を行っている[1]〔序（ix頁）参照〕．GRADE システムを用いてガイドラインを作成する場合，まずアウトカム（治療などの介入に対する効果）を選定し，アウトカム全般に関係するエビデンスの質を評価し，そのうえで望ましい効果と望ましくない効果とのバランスについて判断し，そのプロセスを経た後，推奨を決定するのが原則である．このように，エビデンスの質に関する判断と推奨に関する判断とを分離し，独立して実施することが，推奨文を作成する際に重要である．

　本ガイドラインでは，クリニカルクエスチョンは PICO：患者（P：patients），介入（I：intervention），比較（C：comparison），アウトカム（O：outcome）に基づき定式化し，重大および重要なアウトカムを選定した．これらのアウトカムに関して，Preferred Reporting Items for Systematic Reviews and Meta-Analyses（PRISMA）チェックリストに基づきフローチャートを作成し，研究を抽出して比較できる研究デザインについてメタ解析を行った〔詳細は文献1）を参照のこと〕．各研究の質の評価（バイアスリスク risk of bias）およびメタ解析の評価を行い，GRADE の質の判定基準に則って，推奨レベルを選定した（表1）．このプロセスは「パーキンソン病診療ガイドライン」作成委員会ならびに患者，神経内科医，総合診療医，脳外科医，看護師，薬剤師により構成されたパネル会議において議論され，決定した．

1. アウトカムの選定方法

　アウトカムは，治療で生じる患者にとっての利益と不利益について考慮し，最適な治療戦略の決断に重要か，それとも重要でないかを判断し評価した．評価には9段階のスケール（7～9点；重大，4～6点；重大ではないが重要，1～3点；重要ではない）を用いた．重大であるもの，および重大ではないが重要であるものについて，評価した．

2. 重大なアウトカムに関する介入効果の臨床的意義に関する判断（臨床決断の閾値）

　メタ解析により得られたアウトカムの結果が臨床的に十分な効果があるかどうかについて，ガイドラインパネル委員会により設定された臨床決断の閾値と照らし合わせて信頼区間 confidence interval（CI）を評価する必要がある．この閾値は介入による改善度が患者にとって十分であり，コストや副作用，介入することによる不利益などを考慮して推奨するに値するほどの効果があるかで判断される．つまり，エビデンスの質は，信頼区間が"効果なし"のラインをまたぐより臨床決断の閾値が重要である．また，最も効果が低い場合を示す CI の下限が真実を反映していたとしても，その介入を支持し推奨できるかどうかを考慮する（図1）．

3. GRADE アプローチにおけるエビデンスの質

　推奨レベルを決定する根拠（エビデンス）はどのぐらい信頼があるかを，メタ解析とそれに用いた各 RCT の質を評価して，エビデンスレベルの高いものから A，B，C，D と表記している（表1）．つまり，エビデンスレベルの差は治療効果の優劣を示しているものではない．

表1｜推奨の強さ・エビデンスの質

推奨の強さ	
1（強い）	確実に行うことが強く推奨される場合
2（弱い）	条件を選べば推奨できる場合
エビデンスの質	
A（高）	介入の結果が，真の効果推定値に近いことに大きな確信がある．
B（中）	介入の結果が，真の効果推定値に対し，中等度の確信がある．つまり，真の効果は効果推定値に近いと考えられるが，大きく異なる可能性も否めない．
C（低）	介入の効果推定値に対する確信性に限界がある．真の効果は効果推定値とは大きく異なる可能性がある．
D（非常に低）	介入の効果推定値に対し，ほとんど確信がもてない．真の効果は，効果推定値とは大きく異なるものと考えられる．

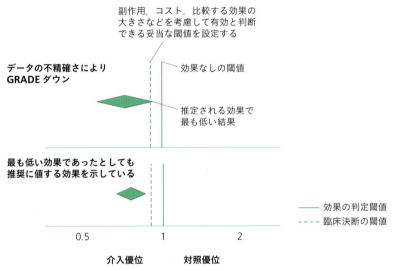

図1｜ガイドライン作成における臨床決断の閾値

4. 推奨の決定

　GRADEシステムでは推奨を「介入による望ましい効果が望まない効果を上回るか下回るかについて，どの程度確信できるかを示すもの」と定義している．望ましい効果とは，死亡率や罹患率の低下，QOLの改善，治療や費用に関する負担軽減が挙げられ，望ましくない効果とはその逆である．「強い」推奨を進める場合は，推奨に影響を与える様々な要因に対して確信をもつ必要がある．一方で患者の価値観で左右される場合や，状況に応じて推奨の強度が変わる場合，限定した患者に推奨できる場合，患者または医師の意見に基づく任意の推奨などは「弱い」推奨となる（**表1**）．推奨の強さを決定する4要因は全体的なエビデンスの質，望ましい効果と望ましくない効果のバランス，価値観と意向，必要資源量（コスト）の4つの要因により左右される．

　GRADEアプローチにより，エビデンスの質を決定した後に，介入の望ましい効果と望ましくない効果のバランス，価値観，意向，取り巻く環境（経済的な側面など）を考慮して，推奨の強さ（**強い推奨**：確実に行うことが強く推奨される場合，**弱い推奨**：条件を選べば推奨できる場合）と推奨の方向（推奨する：介入をすべきである，推奨しない：介入はすべきではない）を定める．

■文献

1) 相原守夫：診療ガイドラインのための GRADE システム第二版．凸版メディア株式会社．2015．

■資料

CQ 1，**CQ 2** の作成に使用したエビデンスプロファイル，Forest plot，Evidence to Decision テーブルなどの資料は，学会ホームページで公開する．

第2章 CQ 1 早期パーキンソン病の治療はどのように行うべきか

CQ 1-1
早期パーキンソン病は，診断後できるだけ早期に薬物療法を開始すべきか

> **推奨**
> - 早期パーキンソン病を未治療のまま経過観察することのリスクを考慮し，特別の理由がない限りにおいて，診断後できるだけ早期に治療開始することを提案する（**2C** 弱い推奨/エビデンスの質「低」）．
> - 付帯事項：治療介入により運動症状が改善することは明らかで，治療開始が遅れることにより障害が固定する可能性も示唆されている．しかし，早期介入による不利益に関する十分なエビデンスがないため，治療の開始に際してはその効果と副作用，コストなどのバランスを十分考慮する．

背景

早期パーキンソン病に対する治療介入はいつから開始するのがよいかは十分に考慮して決定すべき問題である．QOL を考慮すると早期からの治療介入が必要と思われるが，治療薬の副作用や治療コストなどの問題もあるため，治療開始時期を決定する明確なエビデンスはない．しかし十分な治療介入が遅れることにより，障害が固定される可能性も示唆されており，重要な問題である．

解説・エビデンス

早期パーキンソン病への治療介入について，L-ドパ，ドパミンアゴニスト，MAOB 阻害薬に関するメタ解析およびシステマティックレビューが報告されており，参考にした．しかし，2007 年 1 月から現在までの研究については不十分であり，109 頁の検索式を用いて改めて検索した．検索した論文は PRISMA 2009 flow に則ってスクリーニングを行い 17 本の論文[1-17] を検証した〔資料 CQ 1（108 頁）図 2〕．早期治療介入する群と遅れて治療介入する群と比較した検討（delayed start design）は，ドパミンアゴニストであるプラミペキソール 1 報，MAOB 阻害薬であるラサギリン 2 報のみであった．

パネル会議で討議した結果，以下の5点を重大および重要なアウトカムとして選定した．

アウトカム1：運動症状への有効性（UPDRS part Ⅲスコア）9点
アウトカム2：薬剤の副作用（短期的，長期的）8点
アウトカム3：ジスキネジア 7点
アウトカム4：運動の日内変動 7点
アウトカム5：精神症状 7点

これらのアウトカムのなかで有効性については短期的には症状の改善，長期的には進行抑制という点を含んでいる．しかし，このなかで抽出したRCTを用いたメタ解析で評価できるアウトカムは短期的な有効性と副作用のみであり，検索した限り，長期的なものに関するRCTはなかった．

アウトカム1：運動症状への有効性（UPDRS part Ⅲスコア）
システマティックレビューの結果，3報（1,777例）[10,13,16] のRCTが見つかった．運動症状への有効性（UPDRS part Ⅲスコア）については介入によりMD −0.82（95% CI −1.62～−0.01）と有意に減少させたが，差は軽微なものであった．

アウトカム2：薬剤の副作用
薬剤の副作用についてはRR 0.95（95% CI 0.79～1.14）と有意差はなかった．

パネル会議での検討

1. アウトカム全般に関するエビデンスの質はどうか

集まった研究に関してバイアスリスクは低く，深刻ではないとした．結果の非一貫性も，アウトカム1に関しては深刻ではないとしたが，アウトカム2では異質性が高かったため1段階グレードダウンし深刻とした．非直接性はいずれも問題なく深刻ではないとした．不精確さはアウトカム1についてはCIが臨床決断の閾値をまたいでおり，1段階グレードダウンした．アウトカム2についてはCIが臨床決断の閾値をまたいでいるが，観察期間が短いため，1段階グレードダウンした．出版バイアスについては，深刻ではないとした．このため，各アウトカムのエビデンスの質は，アウトカム1は「中」だが，アウトカム2は「低」であり，全体的なエビデンスの質は，「C（低）」とした．

2. 利益と不利益のバランスはどうか

診断後すぐに治療を開始することが運動症状を改善することは明らかであり利益はあると考えられるが，治療をできる限り早期に開始することが，遅れて治療を開始することと比較して明らかに利益があるとするエビデンスはない．一方で，短期研究ではあるが，副作用は治療開始時期による違いでの有意差はなく，治療を早期に行うことの不利益は利益を上回ることはないと思われる．このため運動症状を自覚し，治療を希望する患者にとって利益は不利益を上回ると推定される．運動合併症は重要なアウトカムとして挙げられたが，メタ解析を行ったdelayed start designの3報[10,13,16]では報告されていなかった．一方，L-ドパの早期治療における有効性を見たRCTでは，600 mgの高用量で有意に運動合併症が出現しており[18]，不利益

が利益を上回る可能性がある．しかし，他の観察研究では治療開始が遅いほど，L-ドパの投与量が多くなることで治療開始から運動合併症の出現までの期間が短いことも報告されている[19]．

3. 患者の価値観や意向はどうか

パネル会議では，できる限り早期に治療を開始することを強く推奨するエビデンスが得られていない点，10か月以上の長期投与における副作用に関する研究が十分になされていないという点，治療開始するにあたって薬剤のコストが問題となり治療を開始しない選択をせざるをえない場合がある点が懸念された．その場合，患者の希望に沿って治療方針を決めるという提案が出されたが，患者に治療方針を委ねることが難しい場合もしばしばあるという意見があった．そのため，診断してから治療を開始するにあたって，利益と不利益のバランスを患者と話し合い選択する必要があるという結論になった．また，パーキンソン病の治療は薬物療法だけでなく，運動療法や定期的に通院することで医師と患者のコミュニケーションを維持していくことが重要であるという意見があり，治療をしない選択をした場合でも定期的に経過観察することが重要であると結論付けた．

4. 正味の利益とコストや資源のバランスはどうか

治療開始にあたって薬価の問題も考慮する必要がある．その一方で，治療を行わないことによる運動機能の障害が職業や日常生活に影響を及ぼし，生産性が低下することもあるため一概に薬剤コストによる不利益が利益を上回るとはいえない．

5. 推奨のグレーディング

早期の治療介入は遅れて治療開始した場合と比較し，純粋な運動症状の改善という点では臨床決断の閾値を超えて利益があると判断した．さらに，治療介入することで運動症状の改善は明確であり，副作用が少ないことを考慮すると診断してからなるべく早期に治療を開始したほうがよいという意見で一致した．しかし，現在までの研究では，検討されている薬剤はドパミンアゴニストとMAOB阻害薬であり，L-ドパが十分には検討されていない点，比較している期間が6〜9か月と短い点，この期間より長期における副作用の検討がなされていない点など，早期治療の優劣を証明するだけのエビデンスは高くないことから，「2（弱い推奨）」とした．

関連する他のガイドラインの記載

「パーキンソン病治療ガイドライン2011」では「症状の程度，日常生活の不自由さ，職業を勘案して開始する．薬物治療の開始を遅らせることの利点は明らかではない」と明記しており，今版（ガイドライン2018）との大きな相違は認めていない．

今後の研究の可能性

早期パーキンソン病について治療を開始しなかった場合は，運動症状が進行し固定化する可能性があり，定期的な診察，患者教育，運動療法を行い経過観察する必要がある．運動症状が進行し，患者が治療を希望した段階で，遅れることなく治療介入する必要がある．

▍文献

章末(107頁)参照.

▍検索式・参考にした二次資料

章末(109頁)参照.

CQ 1-2
早期パーキンソン病の治療は L-ドパと L-ドパ以外の薬物療法(ドパミンアゴニストおよび MAOB 阻害薬)のどちらで開始すべきか

> **推奨**
> - 運動障害により生活に支障をきたす場合，早期パーキンソン病の治療は L-ドパで開始することを提案する（ 2C 弱い推奨/エビデンスの質「低」）．
> - 付帯事項：概ね 65 歳以下発症など運動合併症の発現リスクが高いと推定される場合は，L-ドパ以外の薬物療法（ドパミンアゴニストおよび MAOB 阻害薬）を考慮する．抗コリン薬やアマンタジンも選択肢となりえるが十分な根拠がない．
> - 注：運動合併症の発現リスクについては第Ⅲ編 Q and A 2-2（152 頁）を参照．

背景

早期パーキンソン病に対する治療は L-ドパで開始すべきか，なるべく L-ドパ以外の薬物療法（ドパミンアゴニストおよび MAOB 阻害薬）で開始すべきか，議論の余地がある問題である．QOL を考慮すると早期から治療を行う必要があるが，治療薬を早期から開始することによる副作用の問題もある．長期にわたって最大限に有用性の高い治療アルゴリズムを考慮するうえで，早期治療の選択肢をどうするかの臨床的疑問に対する回答を検討する必要がある．

解説・エビデンス

早期パーキンソン病への治療介入について，L-ドパ，ドパミンアゴニスト，MAOB 阻害薬に関するメタ解析およびシステマティックレビューが報告されており，参考にした．しかし，2007 年 1 月から現在までの研究については不十分であり，109 頁の検索式を用いて改めて検索した．検索した論文は PRISMA 2009 flow に則ってスクリーニングを行い 17 報の論文[1-17]を検証した〔資料 CQ 1（108 頁）図 2〕．治療開始の際に，L-ドパ治療による介入と L-ドパ以外の薬物療法（ドパミンアゴニストおよび MAOB 阻害薬）による介入についてアウトカムを比較した論文は 14 報あった．

パネル会議で討議した結果，運動症状への有効性（UPDRS part Ⅲ）（9 点），ジスキネジア（9 点），運動の日内変動（ウェアリングオフ）（9 点），精神症状（9 点），非運動症状（9 点），副作用および有効性の問題による脱落率（8 点）を，重大および重要なアウトカムとして選定し，14 件（4,050 例）[1-9,11,12,14,15,17]の RCT について検討を行った．

アウトカム1：運動症状への有効性（UPDRS part Ⅲスコア）

運動症状の改善については，UPDRS part Ⅲで評価されているRCT 5報[5,6,9,12,15]を統合して解析した．L-ドパ治療群で有意にUPDRS part Ⅲスコアの改善を認めた（MD −3.51, 95% CI −5.53〜−1.48）．

アウトカム2：ジスキネジア

ジスキネジアに関してはRCT 12報[1-4,6-9,11,12,14,17]を統合して解析した．ジスキネジアはL-ドパ以外の薬物療法（ドパミンアゴニストおよびMAOB阻害薬）のほうが有意に低く，L-ドパ治療群で有意に発現率が高かった（RR 2.04, 95% CI 1.55〜2.68）．

アウトカム3：運動の日内変動（ウェアリングオフ）

運動の日内変動に関してはRCT 6報[6,9,11,12,14,17]を統合して解析した．運動の日内変動はL-ドパ以外の薬物療法（ドパミンアゴニストおよびMAOB阻害薬）のほうが有意に低く，L-ドパ治療群で有意に発現率が高かった（RR 1.33, 95% CI 1.16〜1.52）．

アウトカム4：精神症状

精神症状に関してはRCT 8報[1,3,4,6,8,9,11,12]を統合して解析した．精神症状の発現はL-ドパ以外の薬物療法（ドパミンアゴニストおよびMAOB阻害薬）のほうが有意に高く，L-ドパ治療のほうが低かった（RR 0.5, 95% CI 0.32〜0.78）．

アウトカム5：非運動症状

非運動症状については1報[17]のみがPDQ-39を用いて評価しており，認知機能（MD 1.0, 95% CI 0.0〜2.0），スティグマ（MD 1.3, 95% CI 0.2〜1.3），コミュニケーション（MD 0.9, 95% CI 0.0〜1.8），身体的不快感（MD 1.4, 95% CI 0.3〜2.4）はL-ドパ治療群で有意に改善していた．

アウトカム6：副作用および有効性の問題による脱落率

副作用および有効性の問題による脱落率に関しては，RCT 13報[1-3,5-9,11,12,14,15,17]に関して統合し，評価した．副作用および有効性の問題による脱落率はL-ドパ以外の薬物療法（ドパミンアゴニストおよびMAOB阻害薬）のほうが有意に高く，L-ドパ治療群のほうが低かった（RR 0.45, 95% CI 0.27〜0.75）．

パネル会議での検討

1. アウトカム全般に関するエビデンスの質はどうか

集まった研究に関してバイアスのリスクは低く，深刻ではないとした．結果の非一貫性は，アウトカム3およびアウトカム4に関しては深刻ではないとしたが，アウトカム1，アウトカム2，アウトカム6では異質性が高かったため1段階グレードダウンし深刻とした．対象となった症例はアウトカム2およびアウトカム3に関するリスクについて注意されていないため，非直接性については深刻としてグレードダウンした．不精確さは，アウトカム3の差は軽微であり，臨床決断の閾値をまたいでいないと判断し深刻としたが，その他のアウトカムについては問題なく深刻ではないとした．その他の検討については問題なく深刻ではないとし

た．このため，各アウトカムのエビデンスの質は，アウトカム4は「高」，アウトカム1とアウトカム6は「中」，アウトカム2とアウトカム3，アウトカム5は「低」，全体的なエビデンスの質は「C（低）」とした．

2. 利益と不利益のバランスはどうか

L-ドパ治療に関しては運動合併症の発現リスクが高くなるため，運動合併症のリスクが高い症例では不利益が利益を上回る可能性がある．一方で，L-ドパ以外の薬物療法（ドパミンアゴニストおよびMAOB阻害薬）では運動合併症の発現リスクは低いが，L-ドパと比較して有効性が低い，継続率が低い，精神症状などの副作用の不利益があるため，重症度の高い症例，精神症状の発現リスクがある高齢者，認知症合併例〔第Ⅲ編Q and A 5-12（254頁）参照〕では不利益が利益を上回る可能性がある．

運動合併症の発現リスクについては明らかなエビデンスはないが，パーキンソン病の発症年齢が若いこと，治療開始時の重症度が高いこと，体重，L-ドパの投与量が多いことがリスクとして挙げられる〔第Ⅲ編Q and A 2-2（152頁）参照〕[20]．ただし，今回行ったRCTのなかで2研究に関しては，14年以上観察した結果も報告しているが，L-ドパで治療開始した群とドパミンアゴニストで治療開始した群において運動合併症の発現頻度に差はないと結論付けられていることも考慮する[21,22]．

3. 患者の価値観や意向はどうか

生活面での満足度が低い場合，当面の症状改善を優先させる特別な事情がある場合は有効性の高い治療を希望することが多く，L-ドパによる治療を提案すると結論付けた．しかし，運動合併症が有意に多く発現し，多くの研究は必ずしも運動合併症の発現リスクが高い症例に焦点を当てて研究していないという意見がある．そのため，運動合併症の発現リスクをもつ症例についてはL-ドパ以外の薬物療法（ドパミンアゴニストおよびMAOB阻害薬）の選択を提案する必要があると結論付けた．

4. 正味の利益とコストや資源のバランスはどうか

L-ドパの薬価は他の抗パーキンソン病薬（今回検討したドパミンアゴニストおよびMAOB阻害薬）と比較すると低いため，L-ドパで治療を行う場合はL-ドパ以外の薬物療法（ドパミンアゴニストおよびMAOB阻害薬）で行う場合と比較してコストは抑制できる．

5. 推奨のグレーディング

L-ドパ治療はL-ドパ以外の薬物療法（ドパミンアゴニストおよびMAOB阻害薬）と比較して運動症状の改善は高いが，臨床的決断の閾値を十分に超えているかどうかについて議論がなされた．UPDRS part Ⅲの点数では具体的な運動症状の改善を反映していないことと，研究による観察期間にばらつきがあり，3年以上長期に観察しているものはより改善している傾向があるため，臨床決断の閾値を超えていると結論付けた．また，脱落率および精神症状の発現に関して，L-ドパは有意に発現率が低いと判断した．ジスキネジアはL-ドパ以外の薬物療法（ドパミンアゴニストおよびMAOB阻害薬）のほうが優位性は高いが，運動の日内変動の発現率の差は軽度であり，臨床決断の閾値をまたいでいるかどうか議論になった．結果への影響が高いPD-MED研究では人数が多く，7年間観察しているにもかかわらず有意差はなく，L-ドパ投与による運動の日内変動に関しては臨床的に問題にならないと判断した．

以上から，早期パーキンソン病の治療を L-ドパで開始することは，「2（弱い推奨）」とした．

関連する他のガイドラインの記載

「パーキンソン病治療ガイドライン 2011」ではドパミンアゴニストまたは L-ドパにより治療を開始することを原則とし，何を用いるかは年齢，運動症状の程度，合併症などの患者背景によるとされており，非高齢者で，精神症状，認知症を合併していない場合はドパミンアゴニストで開始し，効果が不十分な場合は L-ドパの併用とし，高齢者，精神症状，認知機能障害のある場合など安全性に特に注意が必要な場合および運動症状改善の必要性が高い場合は，L-ドパで治療を開始するとしている．今版（ガイドライン 2018）では L-ドパの有用性について焦点を当てているが，「2. 利益と不利益のバランスはどうか」および「3. 患者の価値観や意向はどうか」で記載したとおり，症例によって L-ドパとすべきか L-ドパ以外の薬物（ドパミンアゴニストおよび MAOB 阻害薬）とすべきかを使い分ける必要があり，前回の推奨と比較し大きな変更ではない．

今後の研究の可能性

L-ドパおよび L-ドパ以外の薬物（ドパミンアゴニストおよび MAOB 阻害薬）での治療開始のいずれにおいても，治療介入後，有効性，副作用を確認しながら経過を追う必要がある．運動症状の改善が十分でない場合は L-ドパ増量もしくはドパミンアゴニスト，MAOB 阻害薬などの追加を考慮するが，どの薬剤が適切かに関する検討はなされていない．

▮文献

章末（107 頁）参照．

▮検索式・参考にした二次資料

章末（109 頁）参照．

資料CQ1 | 治療アルゴリズムとPRISMA flow

CQ1のエビデンスをもとに，ガイドライン作成委員会，パネル委員会において治療アルゴリズム（図1）を作成した．

ただし，早期から治療を開始することが病気の進行を抑制するかどうかについては2年以内の短期間の検討のみであり，長期の観察研究も必要である．そして，L-ドパとその他の治療薬を比較したRCTは少なく，今後ドパミンアゴニスト，MAOB阻害薬と比較した検討が必要である．また，L-ドパ誘発性の運動合併症は年齢や体重あたりの投与量などの影響により発現頻度が変わるため，それを踏まえたデザインを行ったRCTが必要である．さらに，治療の選択に関するRCTはあるが，いつから他の薬を追加すべきか，投与量はどの程度が適切かに焦点を当てた研究はほとんどされておらず，今後の検討が必要である．

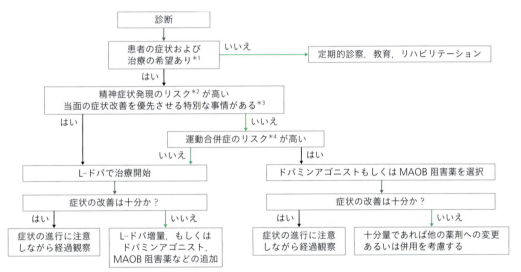

*¹ 背景，仕事，患者の希望などを考慮してよく話し合う必要がある
*² 認知症の合併など
*³ 症状が重い（例えばホーン-ヤール Hoehn-Yahr 重症度分類で3度以上），転倒リスクが高い，患者にとって症状改善の必要度が高い，など
*⁴ 65歳未満の発症など

図1 | 早期パーキンソン病治療のアルゴリズム

文献

1) Herskovits E, Yorio A, Leston J. Long term bromocriptine treatment in de novo parkinsonian patients. Medicina (B Aires). 1988; 48(4): 345-350.
2) Riopelle RJ, Gawel MJ, Libman I, et al. A double-blind study of bromocriptine and L-dopa in de novo Parkinson's disease. Short-term results. Eur Neurol. 1988; 28(Suppl 1): 11-14.
3) Weiner WJ, Factor SA, Sanchez-Ramos JR, et al. Early combination therapy (bromocriptine and levodopa) does not prevent motor fluctuations in Parkinson's disease. Neurology. 1993; 43(1): 21-27.
4) Hely MA, Morris JG, Reid WG, et al. The Sydney Multicentre Study of Parkinson's disease: a randomised, prospective five year study comparing low dose bromocriptine with low dose levodopa-carbidopa. J Neurol Neurosurg Psychiatry. 1994; 57(8): 903-910.
5) Olanow CW, Hauser RA, Gauger L, et al. The effect of deprenyl and levodopa on the progression of Parkinson's disease. Ann Neurol. 1995; 38(5): 771-777.

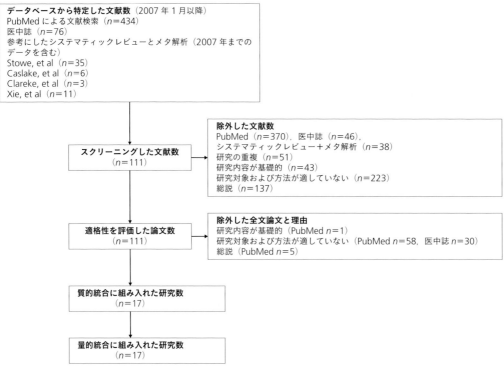

図2｜早期パーキンソン病の治療（CQ 1）PRISMA flow

6) Rascol O, Brooks DJ, Korczyn AD, et al. A five-year study of the incidence of dyskinesia in patients with early Parkinson's disease who were treated with ropinirole or levodopa. N Engl J Med. 2000；342(20)：1484-1491.
7) Caraceni T, Musicco M. Levodopa or dopamine agonists, or deprenyl as initial treatment for Parkinson's disease. A randomized multicenter study. Parkinsonism Relat Disord. 2001；7(2)：107-114.
8) Lees AJ, Katzenschlager R, Head J, et al. Ten-year follow-up of three different initial treatments in de-novo PD：a randomized trial. Neurology. 2001；57(9)：1687-1694.
9) Holloway RG, Shoulson I, Fahn S, et al. Pramipexole vs levodopa as initial treatment for Parkinson disease：a 4-year randomized controlled trial. Arch Neurol. 2004；61(7)：1044-1053.
10) Parkinson Study G. A controlled, randomized, delayed-start study of rasagiline in early Parkinson disease. Arch Neurol. 2004；61(4)：561-566.
11) Bracco F, Battaglia A, Chouza C, et al. The long-acting dopamine receptor agonist cabergoline in early Parkinson's disease：final results of a 5-year, double-blind, levodopa-controlled study. CNS Drugs. 2004；18(11)：733-746.
12) Oertel WH, Wolters E, Sampaio C, et al. Pergolide versus levodopa monotherapy in early Parkinson's disease patients：The PELMOPET study. Mov Disord. 2006；21(3)：343-353.
13) Olanow CW, Rascol O, Hauser R, et al. A double-blind, delayed-start trial of rasagiline in Parkinson's disease. N Engl J Med. 2009；361(13)：1268-1278.
14) Utsumi H. Long-term effects of cabergoline and levodopa in Japanese patients with early Parkinson's disease：a 5-year prospective study. Acta Med Okayama. 2012；66(2)：163-170.
15) Storch A, Wolz M, Beuthien-Baumann B, et al. Effects of dopaminergic treatment on striatal dopamine turnover in de novo Parkinson disease. Neurology. 2013；80(19)：1754-1761.
16) Schapira AH, McDermott MP, Barone P, et al. Pramipexole in patients with early Parkinson's disease (PROUD)：a randomised delayed-start trial. Lancet Neurol. 2013；12(8)：747-755.
17) Group PDMC, Gray R, Ives N, et al. Long-term effectiveness of dopamine agonists and monoamine oxidase B inhibitors compared with levodopa as initial treatment for Parkinson's disease (PD MED)：a large, open-label, pragmatic randomised trial. Lancet. 2014；384(9949)：1196-1205.
18) Fahn S, Oakes D, Shoulson I, et al. Levodopa and the progression of Parkinson's disease. N Engl J Med. 2004；351(24)：2498-2508.
19) Cilia R, Akpalu A, Sarfo FS, et al. The modern pre-levodopa era of Parkinson's disease：insights into motor complications from sub-Saharan Africa. Brain. 2014；137(Pt 10)：2731-2742.
20) Olanow WC, Kieburtz K, Rascol O, et al. Factors predictive of the development of Levodopa-induced dyskinesia and wearing-off in Parkinson's disease. Mov Disord. 2013；28(8)：1064-1071.

21) Hely MA, Morris JG, Reid WG, et al. Sydney Multicenter Study of Parkinson's disease：non-L-dopa-responsive problems dominate at 15 years. Mov Disord. 2005；20(2)：190-199.
22) Katzenschlager R, Head J, Schrag A, et al. Fourteen-year final report of the randomized PDRG-UK trial comparing three initial treatments in PD. Neurology. 2008；71(7)：474-480.

検索式・参考にした二次資料

検索式：検索期間
PubMed 検索：2007/01/01～2015/12/31

#1 　MAOB 阻害薬(L-ドパと比較および MAOB 阻害薬の神経保護作用)
((("Parkinsonian Disorders" [Mesh]) OR (parkinson* [TW])) AND (("Monoamine Oxidase Inhibitors" [MH]) OR ("monoamine oxidase inhibitor*" [TW]) OR ("MAO B inhibitor*" [TW]) OR (selegiline [MH]) OR (selegiline [TW]) OR (selegyline [TW]) OR (deprenyl [TW]) OR (deprenil [TW]) OR (eldepryl [TW]) OR (jumex [TW]) OR (humex [TW]) OR (yumex [TW]) OR (movergan [TW]) OR (zelapar [TW]) OR (rasagiline [TW]) OR (azilect [TW]) OR (agilect [TW]) OR (lazabemide [TW]) OR (pakio [TW]) OR (tempium [TW]))) AND (systematic [SB] OR Meta-Analysis [PT] OR "Clinical Trial" [PT] OR "Clinical Trials as Topic" [Mesh:noexp] OR randomly [TIAB] OR trial [TI]) NOT (Animals [MH] NOT Humans [MH]) AND ("2007" [DP] :"2015" [DP]) AND (English [LA] OR Japanese [LA])

#2 　ドパミンアゴニスト(L-ドパと比較、ドパミンアゴニストの神経保護作用)
((("Parkinsonian Disorders" [Mesh]) OR (parkinson* [TW])) AND (("Dopamine Agonists" [Mesh] OR "Dopamine Agonists" [Pharmacological Action]) OR ("dopamine agonist" [TW]) OR (bromocriptine* [TW]) OR (ropinirole* [TW]) OR (cabergoline* [TW]) OR (lisuride* [TW]) OR (pergolide* [TW]) OR (piribedil*) OR (alpha-dihydroergotamine* [TW]) OR (rotigotine* [TW]) OR (alpha-dihydroergotamine) OR (dihydroergotamine* [TW]) OR (alpha-DHEC [TW]) OR ("CQA 206-291" [TW]))) AND (systematic [SB] OR Meta-Analysis [PT] OR "Clinical Trial" [PT] OR "Clinical Trials as Topic" [Mesh:noexp] OR randomly [TIAB] OR trial [TI]) NOT (Animals [MH] NOT Humans [MH]) AND ("2007" [DP] :"2015" [DP]) AND (English [LA] OR Japanese [LA])

医中誌検索：2007/01/01～2015/12/31

#1 　(((((((("Dopamine Agonists"/TH) OR (ドパミンアゴニスト/TA) OR (プラミペキソール塩酸塩/AL) OR (ミラペックス/TA) OR (ブロモクリプチンメシル酸塩/TA) OR (カベルゴリン/TA) OR (ロピニロール塩酸塩/TA) OR (ペルゴリドメシル酸塩/TA)) AND ((((パーキンソニズム/TH OR パーキンソン症候群/AL)) OR (parkinson/TA)))) AND (RD=メタアナリシス, ランダム化比較試験, 準ランダム化比較試験, 比較研究, 診療ガイドライン))) AND (PT=会議録除く))) AND (DT=2007:2015)

#2 　(((Parkinson 病/TH OR parkinson 病/AL OR パーキンソン病/AL OR パーキンソニズム/TH) AND (("Monoamine Oxidase Inhibitors"/TH) OR (MOAB/AL) OR (セレギリン/AL) OR ("Dopamine Agonists"/AL OR ドパミン/AL OR ドーパミン/AL) OR (Levodopa/TH OR レボドパ/AL OR levodopa/AL OR l-dopa/AL OR L-ドパ/AL)))) AND (RD=メタアナリシス, ランダム化比較試験, 準ランダム化比較試験)

1983/01/01～2006/12/31 は参考としてメタ解析＋システマティックレビューでスクリーニングした.
参考としたメタ解析およびシステマティックレビュー

#1 Stowe RL, Ives NJ, Clarke C, et al. Dopamine agonist therapy in early Parkinson's disease (Review). Chocrane Database Syst Rev (2) CD006564
#2 Caslake R, Macleod A, Ives N, et al. Monoamine oxidase B inhibitors versus other dopaminergic agents in early Parkinson's disease (Review) Chocrane Database Syst Rev (2) CD006661
#3 Clarke CE, Patel S, Ives N, et al. Should treatment for Parkinson's disease start immediately on diagnosis or delayed until functional disability develops? Mov Disord. 2011;26(7):1187-1193.
#4 Xie CL, Zhang YY, Wang XD, et al. Levodopa alone compared with levodopa-sparing therapy as initial treatment for Parkinson's disease:a meta-analysis. Neurol Sci. 2015;36(8):1319-1329.

第3章 CQ 2 運動合併症に対する治療について

CQ 2-1
ウェアリングオフを呈する進行期パーキンソン病患者において L-ドパ製剤にドパミンアゴニストを加えるべきか

推奨

- ウェアリングオフを呈する進行期パーキンソン病の治療にドパミンアゴニストを加えることを提案する（ 2A 弱い推奨/エビデンスの質「高」）．
- 付帯事項：これまでの RCT は 60 代前半が対象であり，高齢者に対する使用に関してエビデンスがないため，高齢者の使用に対しては注意を要する．現在本邦で使用可能なドパミンアゴニストはいずれも L-ドパ製剤との併用でオフ時間短縮の効果，L-ドパ製剤減量効果，UPDRS part III スコアの改善効果があり，副作用の発現に注意しながら使用することを提案する．

背景

パーキンソン病と診断されて治療開始後，約 5 年で 50% 程度の患者で運動合併症（ウェアリングオフ，L-ドパ誘発性ジスキネジア）が生じる．これらの症状に対してドパミンアゴニストは効果的かどうかは重要な問題である．

解説・エビデンス

パネル会議で討議した結果，オフ時間の短縮効果（9 点），L-ドパ製剤の減量効果（5 点），オン時の UPDRS part III スコアの改善効果（8 点），副作用（8 点）をアウトカムとして設定した．アポモルヒネに関しては副作用以外にこれらのアウトカムを観察している RCT がないため，今回の解析から除外した．

アウトカム 1：オフ時間の短縮効果

2011 年に行われたメタ解析[1]，その後に発表されたロピニロール 2 報[2,3]，ロチゴチン 2 報[3,4]に関する RCT を加えて論文を吟味し，再度メタ解析を行った（23 研究，ドパミンアゴニスト群 2,437 例，プラセボ群 1,989 例）．その結果，プラセボ群に比べてドパミンアゴニスト群では有意にオフ時間の短縮を認めた（MD -1.48, 95% CI $-1.68 \sim -1.28$, I^2 24%, $p<0.00001$）．各薬剤では，カベルゴリンは（3 研究，MD -1.26, 95% CI $-2.15 \sim -0.38$, I^2 0%, $p<0.005$），プラミ

ペキソールは（6研究，MD −1.81，95% CI −2.19〜−1.43，I^2 0%，$p<0.00001$），ロピニロールは（6研究，MD −1.39，95% CI −1.74〜−1.04，I^2 57%，$p<0.00001$），ロチゴチンは（5研究，MD −1.25，95% CI −1.63〜−0.87，I^2 0%，$p<0.00001$）となった．ペルゴリドは採用試験が1試験のみであり，検討ができなかった．

アウトカム 2：L-ドパ製剤の減量効果

ドパミンアゴニスト群で有意に減量効果があった（11研究，ドパミンアゴニスト群1,029例，プラセボ群898例，MD −110.74，95% CI −128.36〜−93.11，I^2 71%，$p<0.00001$）．各薬剤では，プラミペキソールは（3研究，MD −114.83，95% CI −143.01〜−86.65，I^2 83%，$p<0.00001$），ロピニロールは（4研究，MD −119.81，95% CI −150.63〜−89.00，I^2 60%，$p<0.00001$）であった．その他のアゴニストは採用試験が1〜2試験であり，解析は困難であった．

アウトカム 3：オン時の UPDRS part Ⅲ スコアの改善効果

オン時の UPDRS part Ⅲ スコアの改善効果に関してはドパミンアゴニスト群で有意に改善していた（13研究，ドパミンアゴニスト群1,636例，プラセボ群1,337例，MD −4.96，95% CI −5.65〜−4.28，I^2 36%，$p<0.00001$）．各薬剤では，プラミペキソールは（3研究，MD −6.26，95% CI −7.64〜−4.88，I^2 0%，$p<0.00001$），ロピニロールは（3研究，MD −5.20，95% CI −6.52〜−3.88，I^2 0%，$p<0.00001$），ロチゴチンは（4研究，MD −4.92，95% CI −6.04〜−3.79，I^2 28%，$p<0.00001$）であった．その他のアゴニストは採用試験が1〜2試験であり，解析は困難であった．

アウトカム 4：副作用

副作用に関してはドパミンアゴニスト群で有意に多かった（19研究，ドパミンアゴニスト群2,212例，プラセボ群1,625例，OR 1.95，95% CI 1.67〜2.28，I^2 47%，$p<0.00001$）．各薬剤では，カベルゴリンは（3研究，OR 2.08，95% CI 1.01〜4.29，I^2 0%，$p=0.05$．自律神経症状など），プラミペキソールは（5研究，OR 1.68，95% CI 1.16〜2.42，I^2 0%，$p=0.05$．ジスキネジア，めまい，幻覚など），ロピニロールは（6研究，OR 1.70，95% CI 1.34〜2.15，I^2 0%，$p<0.0001$．ジスキネジア，嘔気，眠気，幻覚など），ロチゴチンは（3研究，OR 2.67，95% CI 2.02〜3.52，I^2 86%，$p<0.00001$．貼付部位の反応，ジスキネジア，嘔気，眠気など）であった．その他のアゴニストは採用試験が1〜2試験であり，解析は困難であった．

パネル会議での検討

1. アウトカム全般に関するエビデンスの質はどうか

アウトカム2は異質性が高く非一貫性は深刻としたが，それ以外のアウトカムに関してはバイアスのリスク，非一貫性，非直接性，不精確性はいずれも深刻ではなく，エビデンスの質は「A（高）」とした．

2. 利益と不利益のバランスはどうか

ドパミンアゴニストの併用でアウトカム1〜3に関しては利益が得られるが，アウトカム4は眠気，嘔気，便秘，ジスキネジア，幻覚などが介入群で有意に高く，またいずれの試験も最長6か月間の使用の成績であり，長期使用に伴う副作用（衝動制御障害や姿勢異常，心臓弁膜症な

ど）は考慮されていない．

3. 患者の価値観や意向はどうか
パネル会議での意見は特になし．

4. 正味の利益とコストや資源のバランスはどうか
多くのドパミンアゴニストは通常使用量では1日1,000円程度の薬価となるため，コストの問題は重要である．使用に際しては患者個々の事情を鑑みたうえで使用を決定する必要がある．

5. 推奨のグレーディング
パネル会議で討議した結果，プラセボ群よりも運動合併症の改善効果が優れているが，コストおよび副作用発現の問題も存在することから，「2（弱い推奨）」とした．

関連する他のガイドラインの記載

「パーキンソン病治療ガイドライン2011」では「ドパミンアゴニストはオフ時間を短縮する（グレードB）」と記載があり，今版（ガイドライン2018）と大きな相違は認めない．

今後の研究の可能性

長期間フォローした研究が必要である．

文献
章末（127頁）参照．

検索式・参考にした二次資料
章末（128頁）の検索式 PubMed#1，医中誌 #1．

CQ 2-2

ウェアリングオフを呈する進行期パーキンソン病患者においてドパミン附随薬（COMT阻害薬，MAOB阻害薬群，イストラデフィリン，ゾニサミド）を加えるべきか

背景

パーキンソン病と診断されて治療開始後，約5年で50%程度の患者で運動合併症（ウェアリングオフ，L-ドパ誘発性ジスキネジア）が生じる．これらの症状に対してドパミンアゴニスト以外のドパミン附随薬は効果的かどうかは重要な問題である．

解説・エビデンス

パネル会議ではオフ時間の短縮効果(9点)，L-ドパ製剤の減量効果(5点)，オン時のUPDRS part Ⅲスコアの改善効果(8点)，副作用(8点)をアウトカムとして設定した．

このアウトカムに対して，各々のクラスの薬剤について解析を行った．

COMT阻害薬は2011年にメタ解析[1]，MAOB阻害薬は2011年にメタ解析[1]と2013年にRCT[5]．

イストラデフィリンは2015年にメタ解析[6]，ゾニサミドは2007年[7]，2015年[8]にRCTが行われている．それ以降に報告されたRCTおよびメタ解析，システマティックレビューは128頁の検索式による検索では認められなかった．COMT阻害薬のシステマティックレビューに関しては，本邦で未承認のtolcaponeを含んだデータであったため，エンタカポンのみのデータで再度解析した．MAOB阻害薬に関しては，システマティックレビューで採用されているデータおよび2013年のRCTはラサギリンによるもののみであった．

CQ 2-2-1
ウェアリングオフを呈する進行期パーキンソン病患者においてCOMT阻害薬を加えるべきか

> **推奨**
> - ウェアリングオフを呈する進行期パーキンソン病患者においてCOMT阻害薬を加えることを提案する（ 2B 弱い推奨/エビデンスの質「中」）．
> - 付帯事項：なし．

解説・エビデンス

アウトカム1：オフ時間の短縮効果
メタ解析の結果では，プラセボ群に比べてCOMT阻害薬投与群では有意にオフ時間の短縮を認めた（7研究，COMT阻害薬群918例，プラセボ群693例，MD -0.64, 95% CI $-0.66 \sim -0.62$, I^2 99%, $p<0.00001$）．

アウトカム2：L-ドパ製剤の減量効果
L-ドパ製剤の減量に関してはCOMT阻害薬群で有意に減量効果があった（7研究，COMT阻害薬群882例，プラセボ群661例，MD -35.68, 95% CI $-45.90 \sim -25.47$, I^2 40%, $p<0.00001$）．

アウトカム3：オン時のUPDRS part IIIスコアの改善効果
オン時のUPDRS part IIIスコアに関してはCOMT阻害薬群で有意に改善していた（7研究，COMT阻害薬群874例，プラセボ群656例，MD -2.14, 95% CI $-2.95 \sim -1.33$, I^2 51%, $p<0.00001$）．

アウトカム4：副作用
副作用に関してはCOMT阻害薬群で有意に多かった〔7研究，COMT阻害薬群1,029例，プラセボ群764例，OR 1.84, 95% CI $1.46 \sim 2.32$, I^2 0%, $p<0.00001$〕．

パネル会議での検討

1. アウトカム全般に関するエビデンスの質はどうか
アウトカム4に対するエビデンスの質は「高」であったが，アウトカム2，アウトカム3およびアウトカム1は異質性が高く，エビデンスの質は「中」であったためエビデンスの質は「B（中）」となった．

2. 利益と不利益のバランスはどうか

　運動合併症を呈するパーキンソン病患者において，オフ時間の短縮効果，L–ドパ製剤の減量効果，オン時の UPDRS part Ⅲ スコアの改善をもたらすことができる．副作用としては今回の文献では，嘔気，ジスキネジアが多い．さらに薬価も高く，これらの副作用およびコストを考慮する必要性がある．

3. 患者の価値観や意向はどうか

　パネル会議では内服する経口の錠剤数が増えて煩雑であるとの意見が上がった．またオフ時間の短縮は 30 分程度であることも考慮する必要性がある．

4. 正味の利益とコストや資源のバランスはどうか

　薬価はドパミンアゴニストと同様に，通常使用量では 1 日 1,000 円を超えることがあり，無視できない問題である．

5. 推奨のグレーディング

　パネル会議の討議の結果，プラセボ群よりも運動合併症の改善効果が優れているが，コストおよび副作用の問題も存在することから，「2（弱い推奨）」とした．

関連する他のガイドラインの記載

　「パーキンソン病治療ガイドライン 2011」では「エンタカポンはオフ時間を短縮する（グレード A）」と記載があり，今版（ガイドライン 2018）と大きな相違は認めない．

今後の研究の可能性

　長期間使用に伴う副作用の検討が行われるべきである．

文献

章末(127 頁)参照．

検索式・参考にした二次資料

章末(128 頁)参照．検索式 PubMed#1．医中誌 #2．

CQ 2-2-2
ウェアリングオフを呈する進行期パーキンソン病患者において MAOB 阻害薬を加えるべきか

> **推奨**
> - ウェアリングオフを呈する進行期パーキンソン病患者において MAOB 阻害薬を加えることを提案する（ **2C** 弱い推奨/エビデンスの質「低」）．
> - 付帯事項：本邦で承認されているセレギリンの RCT が少ない．ラサギリンについては 2018 年 3 月に製造承認されたばかりであり，現時点で国内のエビデンスが公表されていない．

解説・エビデンス

アウトカム 1：オフ時間の短縮効果
メタ解析の結果では，プラセボ群に比べて MAOB 阻害薬投与群では有意にオフ時間の短縮を認めた（3 研究，MAOB 阻害薬群 490 例，プラセボ群 502 例，MD -0.93，95% CI $-1.18 \sim -0.67$，I^2 0%，$p<0.00001$）．

アウトカム 2：L-ドパ製剤の減量効果
L-ドパ製剤の減量に関しては MAOB 阻害薬群で有意に減量効果があった（4 研究，MAOB 阻害薬群 510 例，プラセボ群 520 例，MD -14.04，95% CI $-21.96 \sim -6.12$，I^2 74%，$p=0.0005$）．

アウトカム 3：オン時の UPDRS part III スコアの改善効果
オン時の UPDRS part III スコアに関しては 1 研究のみであった．

アウトカム 4：副作用
副作用に関しては MAOB 阻害薬群で有意に多かった（4 研究，MAOB 阻害薬群 519 例，プラセボ群 531 例，OR 1.31，95% CI $0.95 \sim 1.80$，I^2 51%，$p<0.00001$）．

パネル会議での検討

1. アウトカム全般に関するエビデンスの質はどうか
集まった研究はいずれのアウトカムに関してもバイアスのリスクは深刻ではなかったが，アウトカム 2，アウトカム 4 に関しては非一貫性が深刻であり，また RCT の n 数が 500 例程度である．データの不精確性が深刻であり，全体的なエビデンスの質は「低（C）」とした．

2. 利益と不利益のバランスはどうか
運動合併症を呈する患者において，MAOB 阻害薬の使用はオフ時間の短縮効果，L-ドパ製

剤の減量効果を認める．副作用の頻度はそれほど多くないが，これらのRCTでは頭痛やふらつき，嘔気などがあった．ジスキネジアに関してはプラセボ群と比較して多くない．MAOB阻害薬は薬価が高く，考慮する必要性がある．

3. 患者の価値観や意向はどうか
パネル会議での意見は特になし．

4. 正味の利益とコストや資源のバランスはどうか
薬価は通常使用量で1日1,000円前後であり，コストの問題は考慮する必要がある．

5. 推奨のグレーディング
パネル会議の討議の結果，プラセボ投与より運動合併症の改善効果はあるが，薬剤の減量効果に関しては異質性が高く，また本邦で承認され長い歴史をもつセレギリンのRCTは少なく，2018年3月に承認されたばかりのラサギリンが同等の薬効を示すかどうかのエビデンスがない．また全体のn数も少ない．海外でのRCTで使用されている薬剤は今後本邦でも承認される予定であり，その薬剤を含めたエビデンスをもとに，「2（弱い推奨）」とすることとした．セレギリンは覚せい剤の原料となるので，海外への持ち出しが困難である．

関連する他のガイドラインの記載

「パーキンソン病治療ガイドライン2011」では「セレギリンはオフ症状を改善する（グレードB）」と記載があり，今版（ガイドライン2018）と大きな相違は認めない．

今後の研究の可能性

現在本邦で承認されているセレギリンによるRCTが必要である．

文献
章末(127頁)参照．

検索式・参考にした二次資料
章末(128頁)参照．検索式 PubMed#1，医中誌#3．

CQ 2-2-3
ウェアリングオフを呈する進行期パーキンソン病患者においてイストラデフィリンを加えるべきか

> **推奨**
> - ウェアリングオフを呈する進行期パーキンソン病患者においてイストラデフィリンを加えることを提案する（ 2C 弱い推奨/エビデンスの質「低」）．
> - 付帯事項：本邦のみでの承認薬剤であるために，海外での評価は定まっていない点に十分注意する必要がある．

解説・エビデンス

アウトカム1：オフ時間の短縮効果

2015年のメタ解析の結果では，プラセボ群に比べてイストラデフィリン投与群では有意にオフ時間の短縮を認めた（7研究，イストラデフィリン群1,226例，プラセボ群1,088例，MD -0.61，95% CI $-0.84 \sim -0.38$，I^2 45%，$p<0.00001$）．

アウトカム2：L-ドパ製剤の減量効果

L-ドパ製剤の減量に関しては記載がなかった．

アウトカム3：オン時のUPDRS partⅢスコアの改善効果

オン時のUPDRS partⅢスコアに関してはイストラデフィリン群で有意に改善効果を認めた（6研究，MD -1.27，95% CI $-1.99 \sim -0.55$，I^2 0%，$p=0.002$）．

アウトカム4：副作用

副作用に関してはイストラデフィリン群で多い傾向にあるが，有意差はなかった（7研究，イストラデフィリン群1,252例，プラセボ群1,079例，OR 1.37，95% CI 1.14〜1.63，I^2 0%，$p=0.82$）．

パネル会議での検討

1. アウトカム全般に関するエビデンスの質はどうか

集まった研究は，バイアスリスクは低い．アウトカム1に関しては異質性が53%であり，非一貫性が深刻であり，またプラセボ群と有意差がないRCTもあった．

また，アウトカム3も有意差のないRCTがあり，95% CIの範囲に効果なしと相当の利益の含まれているRCTもあり，データの不精確性を非常に深刻とした．データの不精確性を非常に深刻と考え，エビデンスの質を「低」とし，全体的なエビデンスの質は「C（低）」とした．

2. 利益と不利益のバランスはどうか

　運動合併症に対して、イストラデフィリンはオフ時間の短縮効果およびオン時のUPDRS part Ⅲスコアの改善効果があるが、前者はエビデンスの質が低い。また副作用としてはジスキネジアおよび嘔気が多い。

3. 患者の価値観や意向はどうか

　パネル会議での意見は特になし。

4. 正味の利益とコストや資源のバランスはどうか

　薬価は通常使用量で1日1,000円前後であり、コストの問題は考慮する必要がある。

5. 推奨のグレーディング

　パネル会議の討議の結果、プラセボ投与よりも運動合併症に関する効果としてオフ時間の短縮効果、オン時のUPDRS part Ⅲスコアの改善効果に優れているが、オフ時間の短縮効果に関して異質性が高く、薬価の問題を考慮して、「2（弱い推奨）」とした。また、長期の観察研究および経験がない点も指摘された。

関連する他のガイドラインの記載

　なし。

今後の研究の可能性

　費用対効果の研究が必要である。

文献

章末（127頁）参照。

検索式・参考にした二次資料

章末（128頁）参照。検索式 PubMed#2、医中誌 #4。

CQ 2-2-4
ウェアリングオフを呈する進行期パーキンソン病患者においてゾニサミドを加えるべきか

> **推奨**
> - ウェアリングオフを呈する進行期パーキンソン病患者においてゾニサミドを加えることを提案する（ 2C 弱い推奨/エビデンスの質「低」）．
> - 付帯事項：本邦のみでの承認薬剤であるために，海外での評価は定まっていない点に十分注意する必要がある．

解説・エビデンス

これまでに 2 つの RCT が行われている．

アウトカム 1：オフ時間の短縮効果
オフ時間の短縮効果はゾニサミド群で有意に短縮をしていた（ゾニサミド群 189 例，プラセボ群 160 例，MD −0.80，95% CI −1.22〜−0.38，I^2 0%，$p=0.0002$）．

アウトカム 2：L-ドパ製剤の減量効果
L-ドパ製剤の減量に関しては記載がなかった．

アウトカム 3：オン時の UPDRS part Ⅲ スコアの改善効果
オン時の UPDRS part Ⅲ スコアに関してはゾニサミド群で有意に改善した（MD −2.18，95% CI −3.44〜−0.91，I^2 0%，$p=0.003$）．

アウトカム 4：副作用
副作用に関してはゾニサミド群で多い傾向にあるが，有意差はなかった（OR 1.53，95% CI 1.03〜2.28，I^2 0%，$p=0.03$）．

パネル会議での検討

1. アウトカム全般に関するエビデンスの質はどうか
ゾニサミドに関しては 2 つの RCT のみであり，データの不精確さが深刻とし，また同様の理由で出版バイアスも"非常にあり"に該当し，そのため，エビデンスの質を「C（低）」とした．

2. 利益と不利益のバランスはどうか
副作用に関してはプラセボ群と有意差がないため，利益のほうが高いと考えられる．

3. 患者の価値観や意向はどうか
パネル会議での意見は特になし．

4. 正味の利益とコストや資源のバランスはどうか
薬価によるコストの問題はあると考える．

5. 推奨のグレーディング
オフ時間の短縮効果，オン時のUPDRS part Ⅲスコアの改善に関して，プラセボ群より効果があるが，RCTは本邦からの2報のみであり，データの不精確さおよび出版バイアスは深刻と判断し，「2（弱い推奨）」とした．

関連する他のガイドラインの記載

「パーキンソン病治療ガイドライン2011」では「ゾニサミドはオフ症状を改善する（グレードB）」と記載があり，今版（ガイドライン2018）と大きな相違は認めない．

今後の研究の可能性

本邦以外の国におけるRCTが必要である．

▌文献
章末（127頁）参照．

▌検索式・参考にした二次資料
章末（128頁）参照．検索式 PubMed#2，医中誌#5．

CQ 2-3
ウェアリングオフを呈する進行期パーキンソン病患者において脳深部刺激療法を行うべきか

> **推奨**
> - ウェアリングオフを呈する進行期パーキンソン病患者において DBS を行うことを提案する（**2C** 弱い推奨/エビデンスの質「低」）．
> - 付帯事項：オフ時の運動症状改善，L-ドパ換算用量の減量効果があるが，認知機能への影響，手術そのものによる合併症も起こりえるため，慎重に適応を判断する．

背景

DBS は内科的治療で十分に改善しないウェアリングオフに対して行われている外科的治療法である．しかし，外科的合併症の可能性や認知機能に対する影響も指摘されており，本治療法のウェアリングオフに対する効果とそのリスクのエビデンスをまとめることは重要である．

解説・エビデンス

128 頁の検索式を用いて，RCT 論文 6 報[9-14]を対象とした．これらの RCT では多くは視床下核刺激の報告であり，Weaver らの報告[11]には 60 例の淡蒼球刺激も含まれるが，アウトカムは 2 つの刺激をまとめたものであった．パネル会議ではオフ時間の短縮効果（8 点），オフ時の UPDRS part III スコアの改善効果（9 点），L-ドパ換算用量の減量効果（9 点），QOL の改善効果（8 点），認知機能への影響（8 点），うつ症状への影響（8 点），手術そのものによる合併症（8 点）を重要なアウトカムと判断した．

アウトカム 1：オフ時間の短縮効果

オフ時間の短縮効果の報告をした RCT は 1 論文のみであった．

アウトカム 2：オフ時の UPDRS part III スコアの改善効果

メタ解析の結果では，プラセボ群に比べて DBS 群では有意にオフ時の UPDRS part III スコアの改善を認めた．（5 研究，DBS 群 577 例，プラセボ群 521 例，MD -14.74, 95% CI $-16.10 \sim -13.38$, I^2 78%, $p<0.00001$）．

アウトカム 3：L-ドパ換算用量の減量効果

L-ドパ換算用量の減量に関しては，DBS 群で有意に減量効果があった（4 研究，DBS 群 417 例，プラセボ群 367 例，MD -546.26, 95% CI $-591.36 \sim -501.19$, I^2 87%, $p<0.000001$）．

アウトカム 4：QOL の改善効果

QOL の改善に関しては PDQ-39 で解析を行い，DBS 群で有意に改善していた（4 研究，DBS 群 476 例，プラセボ群 484 例，MD −7.31，95% CI −8.80〜−5.81，I^2 41%，$p<0.00001$）．

アウトカム 5：認知機能への影響

認知機能への影響に関しては，Mattis dementia rating scale で解析した論文を調べたところ，DBS 群で有意に悪化していた（3 研究，DBS 群 313 例，プラセボ群 328 例，MD 1.01，95% CI 0.27〜1.76，I^2 0%，$p=0.008$）．

アウトカム 6：うつ症状への影響

うつに関しては，Montgomery depression scale で解析した論文を調べたところ，DBS 群で有意に改善していた（2 研究，DBS 群 188 例，プラセボ群 196 例，MD −2.52，95% CI −4.01〜−1.03，I^2 70%，$p=0.0009$）．

アウトカム 7：手術そのものによる合併症

合併症に関しては，DBS 群で有意に多かった（4 研究，DBS 群 479 例，プラセボ群 418 例，OR 1.78，95% CI 1.04〜3.04，I^2 72%，$p=0.03$）．

パネル会議での検討

1. アウトカム全般に関するエビデンスの質はどうか

アウトカム 2 は異質性が高くエビデンスの質は「中」，アウトカム 3 は異質性，および不精確さが深刻でありエビデンスの質は「低」，アウトカム 4 はデータの不精確さが深刻でありエビデンスの質は「中」，アウトカム 5 はデータの不精確さが深刻であるためエビデンスの質は「中」，アウトカム 6 は，異質性と不精確さが深刻であるためエビデンスの質は「低」，アウトカム 7 に関しては異質性が高くエビデンスの質は「中」であった．そのためエビデンスの質は「C（低）」とした．

2. 利益と不利益のバランスはどうか

運動合併症に対する DBS（特に視床下核刺激）は，オフ時の UPDRS part Ⅲ スコアの改善効果および L-ドパ換算用量の減量効果は明らかであるが，手術そのものに関する副作用の可能性は避けられない．手術関連の合併症としては出血，感染，術後せん妄などが挙げられ，報告により 1〜10% とばらつきが多い．

3. 患者の価値観や意向はどうか

パネル会議での意見は特になし．

4. 正味の利益とコストや資源のバランスはどうか

DBS の運動合併症に対する効果は明らかであるが，いくつかの研究でも指摘されているとおり，DBS を行ううえでは経験のある脳外科医，神経内科医およびパーキンソン病の精神症状に精通するものがチームで行うべきであるとされており，実施施設が制限される可能性がある．また費用に関しては単純に機器費用，手技料などで 300 万円以上が必要であり，公的補

助（高額療養費制度，難病医療費助成制度）により個人負担はほとんどないが，そのコストは大きい．しかし，手術後は薬剤の減量が可能であるため，長期的には手術を行ったほうがコスト減であるとの海外からの報告はあるが，本邦ではこのような調査は行われていない．

5. 推奨のグレーディング

パネル会議での討議の結果，最善の薬物療法より，DBSを行うことの効果が大きいことが確認され，そのコストを考慮しても試みることが支持された．しかし，今回採用された研究は，その治療の性質上二重盲検試験では行われておらず，また，その合併症のリスクも無視はできない．そのため，「2（弱い推奨）」とした．

関連する他のガイドラインの記載

「パーキンソン病治療ガイドライン2011」では「上記（十分な薬物治療）で効果不十分の場合は手術療法が有効である（グレードB）」と記載がある．この手術療法には，破壊術も含まれている．

今後の研究の可能性

本邦におけるコストを重視したRCTが必要である．

文献

章末(127頁)参照．

検索式・参考にした二次資料

章末(128頁)参照．検索式PubMed#3，医中誌#6．

資料 CQ 2 | 治療アルゴリズムと DAT の特徴と PRISMA flow

CQ 2 をもとに，ガイドライン作成委員会，パネル委員会において治療アルゴリズム（図1）を作成した．本アルゴリズム内における DBS および L-ドパ持続経腸療法は，機器を用いた治療 device aided therapy（DAT）に分類される．L-ドパ持続経腸療法は，本邦では 2016 年に承認されているが，海外（ヨーロッパ）では 2000 年代から使用されている．内服・貼付薬とはやや特性が異なるため，今回はこれまでの論文などからこの 2 つの治療方法の特徴について簡易な表を作成した（表1）．

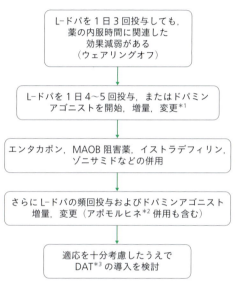

図 1 | 治療アルゴリズム
*1 ウェアリングオフ出現時には投与量不足の可能性もあるので，L-ドパを 1 日 3～4 回投与にしていない，あるいはドパミンアゴニストを十分加えていない場合は，まずこれを行う．
*2 アポモルヒネに関しては第 I 編第 2 章 8 を参照
*3 DAT：device aided therapy（本邦では DBS および L-ドパ持続経腸療法がこれに該当する）．それぞれの治療方法の適応については第 I 編の第 1 章 5 と第 10 章，第 II 編 CQ 2-3，第 III 編第 4 章 1～3 および下の表を参照．

表 1 | device aided therapy（DAT）の特徴

	脳深部刺激療法	L-ドパ持続経腸療法
治療手技	定位脳外科手術	内視鏡を用いた胃瘻造術
効果の期待できる症状	運動合併症	運動合併症
合併症*1	脳出血，機器の感染，認知機能への影響，精神症状の発現	胃瘻造設部位の皮膚トラブル，他は L-ドパ製剤と同様の副作用の可能性
その他	定期的なバッテリー交換 磁場発生機器使用に対する制限の可能性 電極，バッテリートラブルなど高齢者に対するリスク	ポンプ携帯および操作の煩雑さ チューブトラブル（先端の移動，チューブ閉塞，抜去など） 高薬価

*1 それぞれの頻度などは第 I 編第 1 章 5 と第 10 章を参照

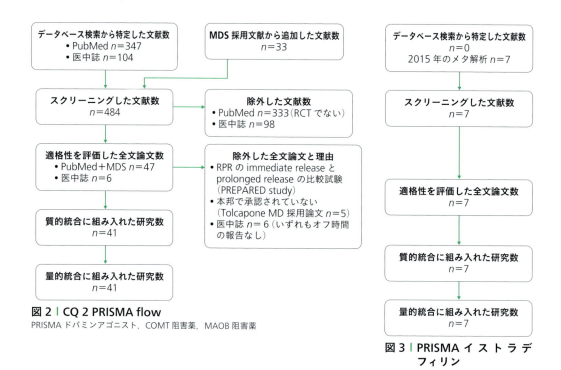

図2 | CQ 2 PRISMA flow
PRISMA ドパミンアゴニスト，COMT 阻害薬，MAOB 阻害薬

図3 | PRISMA イストラデフィリン

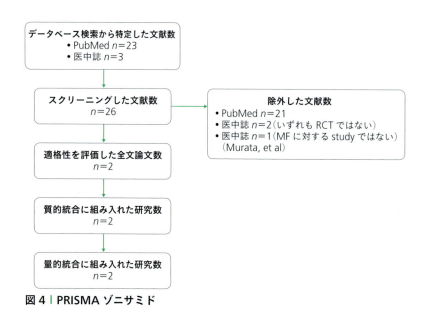

図4 | PRISMA ゾニサミド

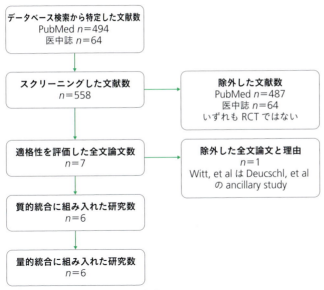

図5 | PRISMA 脳深部刺激療法

文献

1) Stowe R, Ives N, Clarke CE, et al. Meta-analysis of the comparative efficacy and safety of adjuvant treatment to levodopa in later Parkinson's disease. Mov Disord. 2011；26(4)：587-598.
2) Zhang Z, Wang J, Zhang X, et al. The efficacy and safety of ropinirole prolonged release tablets as adjunctive therapy in Chinese subjects with advanced Parkinson's disease：a multicenter, double-blind, randomized, placebo-controlled study. Parkinsonism Relat Disord. 2013；19(11)：1022-1026.
3) Mizuno Y, Nomoto M, Hasegawa K, et al. Rotigotine vs ropinirole in advanced stage Parkinson's disease：a double-blind study. Parkinsonism Relat Disord. 2014；20(12)：1388-1393.
4) Nicholas AP, Borgohain R, Chana P, et al. A randomized study of rotigotine dose response on "off" time in advanced Parkinson's disease. J Parkinsons Dis. 2014；4(3)：361-373.
5) Zhang L, Zhang Z, Chen Y, et al. Efficacy and safety of rasagiline as an adjunct to levodopa treatment in Chinese patients with Parkinson's disease：a randomized, double-blind, parallel-controlled, multi-centre trial. Int J Neuropsychopharmacol. 2013；16(7)：1529-1537.
6) Tao Y, Liang G. Efficacy of adenosine A2A receptor antagonist istradefylline as augmentation for Parkinson's disease：a meta-analysis of randomized controlled trials. Cell Biochem Biophys. 2015；71(1)：57-62.
7) Murata M, Hasegawa K, Kanazawa I, et al. Zonisamide improves motor function in Parkinson disease：a randomized, double-blind study. Neurology. 2007；68(1)：45-50.
8) Murata M, Hasegawa K, Kanazawa I, et al. Zonisamide improves wearing-off in Parkinson's disease：A randomized, double-blind study. Mov Disord. 2015；30(10)：1343-1350.
9) Deuschl G, Schade-Brittinger C, Krack P, et al. A randomized trial of deep-brain stimulation for Parkinson's disease. N Engl J Med. 2006；355(9)：896-908.
10) Schupbach WM, Maltete D, Houeto JL, et al. Neurosurgery at an earlier stage of Parkinson disease：a randomized, controlled trial. Neurology. 2007；68(4)：267-271.
11) Weaver FM, Follett K, Stern M, et al. Bilateral deep brain stimulation vs best medical therapy for patients with advanced Parkinson disease：a randomized controlled trial. JAMA. 2009；301(1)：63-73.
12) Williams A, Gill S, Varma T, et al. Deep brain stimulation plus best medical therapy versus best medical therapy alone for advanced Parkinson's disease (PD SURG trial)：a randomised, open-label trial. Lancet Neurol. 2010；9(6)：581-591.
13) Okun MS, Gallo BV, Mandybur G, et al. Subthalamic deep brain stimulation with a constant-current device in Parkinson's disease：an open-label randomised controlled trial. Lancet Neurol. 2012；11(2)：140-149.
14) Schuepbach WM, Rau J, Knudsen K, et al. Neurostimulation for Parkinson's disease with early motor complications. N Engl J Med. 2013；368(7)：610-622.

検索式・参考にした二次資料

検索式：検索期間
PubMed 検索：2010/07/01〜2015/12/31

#1 （（（（（"randomized controlled trial"［PT］）OR（"controlled clinical trial"［PT］）OR（"randomized controlled trials"［TW］）OR（"random allocation"［TW］）OR（"double blind method"［TW］）OR（"single blind method"［TW］））OR（（"clinical trial"［PT］）OR（"clinical trials"［TW］）OR（clin*［TI］AND trial*［TI］）OR（（singl*［TI］OR doubl*［TI］OR tripl*［TI］）AND（blind*［TI］OR mask*［TI］））OR（placebos［MH］）OR（placebo*［TIAB］）OR（random［TIAB］）OR（"research design"［MH］））OR（（"comparative study"［PT］）OR（"evaluation studies"［PT］）OR（"follow-up studies"［MH］）OR（"prospective studies"［MH］）OR（Control*［TI］OR prospective*［TI］OR volunteer*［TI］））)NOT（（Animals［MH］）NOT（（Animals［MH］）AND（Humans［MH］））））AND（（"Parkinson Disease"［MH］）OR（Parkinson*［TW］））AND（（"Monoamine Oxidase Inhibitors"［MH］）OR（"monoamine oxidase type b inhibitor"［TW］OR "monoamine oxidase type b inhibitors"［TW］）OR（selegiline［TW］）OR（deprenyl［TW］）OR（l-deprenyl［TW］）OR（r-deprenyl［TW］）OR（eldepryl［TW］）OR（jumex［TW］）OR（movergan［TW］）OR（rasagiline［TW］）OR（"rasagiline mesylate"［TW］）OR（tvp-1012［TW］）OR（n-propargyl-l-R-aminoindan［TW］）OR（"Dopamine agonists"［MH］）OR（ropinirole［TW］）OR（apomorphine［TW］）OR（pergolide［TW］）OR（bromocriptine［TW］）OR（cabergoline［TW］）OR（"Catechol O-Methyltransferase"［TW］）OR（"catechol o-methyltransferase inhibitors"［MH］）OR（entacapone［TW］））)AND 2010/07:2015/12［EDAT］

イストラデフィリン＋ゾニサミド

#2 （（（（（"randomized controlled trial"［PT］）OR（"controlled clinical trial"［PT］）OR（"randomized controlled trials"［TW］）OR（"random allocation"［TW］）OR（"double blind method"［TW］）OR（"single blind method"［TW］））OR（（"clinical trial"［PT］）OR（"clinical trials"［TW］）OR（clin*［TI］AND trial*［TI］）OR（（singl*［TI］OR doubl*［TI］OR tripl*［TI］）AND（blind*［TI］OR mask*［TI］））OR（placebos［MH］）OR（placebo*［TIAB］）OR（random［TIAB］）OR（"research design"［MH］））OR（（"comparative study"［PT］）OR（"evaluation studies"［PT］）OR（"follow-up studies"［MH］）OR（"prospective studies"［MH］）OR（Control*［TI］OR prospective*［TI］OR volunteer*［TI］））)NOT（（Animals［MH］）NOT（（Animals［MH］）AND（Humans［MH］））））AND（（"Parkinson Disease"［MH］）OR（Parkinson*［TW］））AND（（istradefylline［TW］）OR（KW-6002［TW］）OR "Adenosine A2 Receptor Antagonists"［TW］OR（Adenosin*［TIAB］AND A2A［TIAB］AND receptor*［TIAB］AND antagonis*［TIAB］））OR（zonisamid*［TW］OR Excegran［TW］OR Zonegran［TW］）））AND 2010/05:2015/11［EDAT］

DBS

#3 （（（（"Deep Brain Stimulation"［MH］）OR（"deep brain stimulation*"［TW］）OR（"electric stimulation*"［TW］）OR（DBS［TW］）OR（"cortical stimulation*"［TW］）OR（"brain pacemaker*"［TW］）OR（neurostimulat*［TW］）OR（（brain［TIAB］OR cerebral［TIAB］OR cingulate［TIAB］OR cinguli［TIAB］OR capsul*［TIAB］OR striatum［TIAB］OR accumbens［TIAB］OR thalam*［TIAB］OR cortex［TIAB］OR habenula［TIAB］OR subthalamic［TIAB］OR nucleus［TIAB］OR STN［TIAB］OR dbs-stn［TIAB］）AND（excitation［TIAB］OR stimul*［TIAB］）AND（deep［TIAB］OR depth［TIAB］OR electric*［TIAB］））)AND（（"Parkinsonian Disorders"［MH］）OR（parkinson*［TW］））)AND（systematic［SB］OR Meta-Analysis［PT］OR "Clinical Trial"［PT］OR "Clinical Trials as Topic"［Mesh:noexp］OR randomly［TIAB］OR trial［TI］)NOT（Animals［MH］NOT Humans［MH］）AND（"2014"［DP］:"2015"［DP］）AND（English［LA］OR Japanese［LA］）

医中誌検索：1983/01/01〜2015/12/31
ドパミンアゴニスト

#1 （（（（（パーキンソニズム/TH OR パーキンソン症候群/AL））OR（パーキンソン/TA）OR（parkinson/TA））AND（（"Dopamine Agonists"/TH）OR（ドパミン/TA）OR（プラミペキソール/TA）OR（ブロモクリプチン/TA）OR（カベルゴリン/TA）OR（ロピニロール/TA）OR（アポモルヒネ/TA）OR（タリペキソール/TA）OR（ペルゴリドメシル/TA））))AND（RD＝メタアナリシス,ランダム化比較試験,準ランダム化比較試験,比較研究,診療ガイドライン）

COMT 阻害薬

#2 （（（（（パーキンソニズム/TH OR パーキンソン症候群/AL））OR（パーキンソン/TA）OR（parkinson/TA））AND（（エンタカポン/TA）OR（コムタン/TA）OR（"Catechol O-Methyltransferase"/TH OR Entacapone/TH OR "Catechol O-Methyltransferase Inhibitors"/TH OR "ビュフォン, C."/TH）OR（COMT/TA）)))AND（RD＝メタアナリシス,ランダム化比較試験,準ランダム化比較試験,比較研究,診療ガイドライン）

MAOB 阻害薬

#3 （（（（（（（パーキンソニズム/TH OR パーキンソン症候群/AL））OR（パーキンソン/TA）OR（parkinson/TA））AND（（"Monoamine Oxidase Inhibitors"/TH）OR MOABI/TA OR monoamine/TA OR モノアミン/TA）OR（（Selegiline/TH or selegiline/AL））OR（セレギリン/TA）OR（エフピー/TA）OR（MAO-B/TA）)))AND（RD＝メタアナリシス,ランダム化比較試験,準ランダム化比較試験,比較研究,診療ガイドライン）))

イストラデフィリン

#4 （パーキンソニズム/TH OR parkinson/TA OR パーキンソン病/TA）AND（Istradefylline/AL OR イストラデフィリン/

AL）AND（PT＝会議録除く AND CK＝ヒト）AND（PT＝症例報告除く）AND（DT＝1983:2015）

ゾニサミド
#5 （パーキンソニズム/TH OR parkinson/TA OR パーキンソン病/TA）AND（Zonisamide/AL OR ゾニサミド/AL）AND（PT＝会議録除く AND CK＝ヒト）AND（PT＝症例報告除く）AND（DT＝1983:2015）AND（PT＝原著論文, 総説）

DBS
#6 （((((パーキンソニズム/TH OR パーキンソン症候群/AL)) OR (パーキンソン/TA) OR (parkinson/TA)) AND ((脳深部刺激/AL) OR ("Deep Brain Stimulation"/TA) OR (DBS/TA)))) AND（RD＝メタアナリシス, ランダム化比較試験, 準ランダム化比較試験, 比較研究, 診療ガイドライン）

III
パーキンソン病診療に関するQ&A

第1章 診断，予後

Q and A 1-1
レム睡眠行動障害，嗅覚低下，便秘はパーキンソン病の診断に有用か

回答

- パーキンソニズムを呈する患者にレム睡眠行動障害（RBD）が認められた場合，パーキンソン病の可能性が高い．ただし特異度は高いが，パーキンソン病におけるRBDの頻度は30〜50%程度であり，感度は低い．
- 嗅覚低下はパーキンソン病患者の90%に認められ，他のパーキンソニズムおよび健常対照と鑑別する感度は高く，特異度も良好である．
- 便秘は運動症状の発症前から認められることが多く，パーキンソン病患者で高頻度にみられるため感度は高いが，一般人口での頻度も高く特異度は低い．

背景・目的

　パーキンソン病では，運動症状発現時には既に黒質ニューロンは50%以上脱落しているため，神経保護治療を適用するためにはできるだけ早期に診断することが重要である．
　パーキンソン病では，既に神経変性は始まっているが運動症状が発現していない，前駆期が存在する．この前駆期から運動症状発現早期にかけて認められる頻度の高い非運動症状として，レム睡眠行動障害，嗅覚低下，便秘が挙げられ，これらがパーキンソン病の早期診断に役立つバイオマーカーとして利用できるのではないかと考えられるようになった．

解説

1. レム睡眠行動障害 rapid eye movement sleep behavior disorder（RBD）

　一般人口におけるRBDの頻度は0.05〜0.5%であるのに対し，パーキンソン病では30〜50%，レビー小体型認知症 dementia with Lewy body（DLB）で50〜80%，多系統萎縮症 multiple system atrophy（MSA）では80〜95%とされる[1-3]．
　RBDはアルツハイマー病，進行性核上性麻痺 progressive supranuclear palsy（PSP），大脳皮質基底核変性症 corticobasal degeneration（CBD），脊髄小脳失調症 spinocerebellar ataxia（SCA）3型，ハンチントン病，筋萎縮性側索硬化症 amyotrophic lateral sclerosis（ALS）などでも報告があるが，いずれも極めてまれである[1]．日本人での検討では，RBDはパーキンソン病93例の32.3%にみられたが，PSP 20例では1例もみられなかった[4]．認知症かパーキンソニズムに加えてRBDを呈した患者43例の病理診断は，レビー小体病（パーキンソン病またはDLB）

が36例（83.7%），MSAが5例（11.6%），PSPが1例，アルツハイマー病が1例で，シヌクレイノパチーが95%を占めた[1]．

Munhozら[5]は臨床診断されたシヌクレイノパチーにおけるRBDの陽性的中率，感度，特異度を82.3%，69.4%，68.6%としている．

RBDを伴った日本人パーキンソン病患者のうち，40%でRBDが運動症状よりも6.6〜17.5年先行していた[3,6]．神経疾患を伴わないRBD患者は，診断から5年で30〜45%，10年で50〜75%，15年で90%がパーキンソン病，DLB，MSAのいずれかを発症する[7,8]．ポリソムノグラフィで厳密に診断したRBD患者29例の前方視的観察では，RBDの発症から12.7年，診断から3.7年で38%がパーキンソン病を発症した[9]．IranzoらはRBD患者44例のうち，発症から11.5年，診断から5.1年で9例がパーキンソン病，6例がDLB，1例がMSAを発症したと報告している[10]．

2015年にMovement Disorder Society（MDS）から提唱された，研究を前提とした前駆期パーキンソン病の診断基準[11]では，ある症候が認められた場合にパーキンソン病である尤度比likelihood ratio（LR）をどの程度上げるかをLR$^+$，認められない場合にどの程度尤度比を下げるかをLR$^-$として，それぞれの症候を重み付けしている．これによると，ポリソムノグラフィによって確認されたRBDのLR$^+$は130と極めて高く，パーキンソン病の存在を強く示唆している．一方，日常臨床で用いられるRBD質問票によるRBDのLR$^+$は2.3，LR$^-$は0.76であった[11]．

2. 嗅覚低下

パーキンソン病では，進行期も含めると90%の患者で嗅覚が低下するのに対して，PSP，CBD，脳血管性パーキンソニズム，薬剤性パーキンソニズム，本態性振戦では低下せず，MSAでは低下することがあるが程度は軽い[12]．

パーキンソン病群と，MSA，PSP，CBDおよび健常対照群との比較では，パーキンソン病群は他のいずれの群と比較しても嗅覚が有意に低下しており，University of Pennsylvania Smell Identification Test（UPSIT）のカットオフ値を25点とすると，他の群と鑑別する感度は77%，特異度は85%であった[13]．病理診断されたパーキンソン病を健常対照と鑑別する感度と特異度は，UPSITのカットオフ値を22点未満とするとそれぞれ90%，85%であった[14]．しかし，嗅覚はアルツハイマー病でも低下するため注意が必要である[12]．

Odor Stick Identification Test for Japanese（OSIT-J）を用いた日本人患者での検討でも，パーキンソン病ではMSA，PSP，健常対照群に比べて有意に嗅覚が低下しており，receiver operating characteristic（ROC）曲線に基づくパーキンソン病識別のarea under the curve（AUC）は，健常対照，MSA，PSPに対してそれぞれ0.97，0.87，0.81といずれも良好であった[15]．Izawaらは日本人パーキンソン病患者におけるOSIT-Jの感度を84.8%，特異度を78.1%としている[16]．

早期パーキンソン病患者での検討では，発症後1年以内のパーキンソン病では68%に嗅覚低下が認められる[17]．発症後2年以内のパーキンソン病では，他のパーキンソニズムに対する嗅覚低下の感度，特異度，陽性的中率は75%，70%，88%[18]，発症後3年以内のパーキンソン病と健常対照のROC曲線解析では，嗅覚低下のAUCは0.81であった[19]．

パーキンソン病発症リスクの検討では，50歳以上でパーキンソニズムのない1,260名の前方視的調査で，パーキンソン病を発症した人の75%では診断前2年以内に嗅覚が低下していたが，発症していない人での嗅覚低下は14.2%で，感度75%，特異度86%であった[20]．ま

た，パーキンソニズムも認知症も認めない 71 歳以上の男性 2,267 名の前方視的観察では，4.0±1.9 年で 35 名がパーキンソン病を発症し，嗅覚低下が軽い群に対する嗅覚最大低下群のオッズ比（OR）は 5.2 であった[21]．8,000 名以上の大規模な Honolulu-Asia Aging Study でも，嗅覚低下はパーキンソン病の診断前 4 年間においては有意なマーカーであるとしている[22]．

MDS 基準では，嗅覚低下の LR^+ は 4.0，LR^- は 0.43 であった[11]．

3. 便秘

パーキンソン病における便秘の頻度は 20〜80％と幅広いが，健常対照では 10〜20％とされ，パーキンソン病患者で明らかに頻度が高い．パーキンソン病の発症前に便秘を有する OR は健常対照に比べて 2.48 と高く，運動症状の発現より 20 年以上先行していた[23]．日本人パーキンソン病患者の検討でも 78.7％に便秘を認め，そのうちの 44.6％で便秘が運動症状の発現に 18.1 年先行していた[24]．

前方視的研究としては，33,901 名の一般男性と 93,767 名の一般女性を 6 年間経過観察し，男性 156 名，女性 402 名でパーキンソン病が発症した．便秘があった人の 6 年間のパーキンソン病発症リスクは男性で 4.98，女性で 2.15 であった[25]．

Abbott ら[26] は 6,790 名の 50 歳以上の男性を 24 年間経過観察し，96 名が平均 12 年でパーキンソン病を発症した．排便が 1 日 1 回未満の便秘症患者におけるパーキンソン病発症リスクは，排便が 1 日 2 回の人に比べて 4.1 倍高かった．

Lin ら[27] は認知症・パーキンソニズムのない 55 万人あまりの参加者を平均 5.5 年経過観察し，パーキンソン病を発症した 2,336 名のハザード比は，便秘のなかった人に比べて，軽度便秘で 2.84，中等度便秘で 5.22，高度便秘で 10.47 と，便秘の程度が強いほど増加した．しかし，粗発生率は高度便秘でも年間 10 万人のうち 463 人であり，パーキンソン病発症の予測因子としては弱い．

MDS 基準では，便秘の LR^+ は 2.2，LR^- は 0.80 であった[11]．

4. 複数因子の合併

RBD 患者では健常対照群に比して有意に嗅覚が低下しており[28,29]，RBD を伴うパーキンソン病患者では，伴わない患者に比して有意に便秘の頻度が高い[30]．

パーキンソニズムのない一般住民のドパミントランスポーター dopamine transporter（DaT）SPECT（single photon emission computed tomography）で β-CIT〔2β-carbomethoxy-3β-(4-iodophenyl) tropane〕集積低下が認められたのは，嗅覚低下のない人では 1％だったのに対し，嗅覚が低下した人では 11％，さらに男性で便秘のある人では 40％以上であった[31]．

神経症状のない 4,999 名に嗅覚テストとアンケート調査を実施し，嗅覚が低下していた 669 名では便秘，RBD，うつなど，複数の非運動症状があると答えた人が有意に多かった[32]．また，10,101 名のパーキンソン病患者が診断前に自覚していた非運動症状は，非パーキンソン病患者と比べて嗅覚低下と便秘が有意に高率であった[33]．

臨床に用いる際の注意点

RBD は患者自身では気づきにくく，家族もパーキンソン病との関連を認識していないことが多いので，積極的な問診が必要である．適切な質問票を用いたり，必要に応じてポリソムノグラフィを施行することが有用である．

嗅覚が低下しているパーキンソン病患者のうち，嗅覚低下を自覚しているのは40%のみで，問診だけでは不十分であり，スクリーニング検査が有用である[34]．UPSITは高齢者では10年で3.2点ずつ低下する[35]ため，年齢を考慮した判定が必要である．

便秘はパーキンソン病発症の危険因子であり，適切な管理が望ましい．

文献

1) Boeve BF. REM sleep behavior disorder：Updated review of the core features, the REM sleep behavior disorder-neurodegenerative disease association, evolving concepts, controversies, and future directions. Ann N Y Acad Sci. 2010；1184：15-54.
2) Schenck CH, Boeve BF. The strong presence of REM sleep behavior disorder in PD：clinical and research implications. Neurology. 2011；77(11)：1030-1032.
3) Nihei Y, Takahashi K, Koto A, et al. REM sleep behavior disorder in Japanese patients with Parkinson's disease：a multicenter study using the REM sleep behavior disorder screening questionnaire. J Neurol. 2012；259(8)：1606-1612.
4) Nomura T, Inoue Y, Takigawa H, et al. Comparison of REM sleep behaviour disorder variables between patients with progressive supranuclear palsy and those with Parkinson's disease. Parkinsonism Relat Disord. 2012；18(4)：394-396.
5) Munhoz RP, Teive HA. REM sleep behaviour disorder：how useful is it for the differential diagnosis of parkinsonism? Clin Neurol Neurosurg. 2014；127：71-74.
6) Yoritaka A, Ohizumi H, Tanaka S, et al. Parkinson's disease with and without REM sleep behaviour disorder：are there any clinical differences? Eur Neurol. 2009；61(3)：164-170.
7) Schenck CH, Boeve BF, Mahowald MW. Delayed emergence of a parkinsonian disorder or dementia in 81% of older men initially diagnosed with idiopathic rapid eye movement sleep behavior disorder：a 16-year update on a previously reported series. Sleep Med. 2013；14(8)：744-748.
8) Iranzo A, Fernández-Arcos A, Tolosa E, et al. Neurodegenerative disorder risk in idiopathic REM sleep behavior disorder：study in 174 patients. PLoS One. 2014；9(2)：e89741.
9) Schenck CH, Bundlie SR, Mahowald MW. Delayed emergence of a parkinsonian disorder in 38% of 29 older men initially diagnosed with idiopathic rapid eye movement sleep behaviour disorder. Neurology. 1996；46(2)：388-393.
10) Iranzo A, Molinuevo JL, Santamaría J, et al. Rapid-eye-movement sleep behaviour disorder as an early marker for a neurodegenerative disorder：a descriptive study. Lancet Neurol. 2006；5(7)：572-577.
11) Berg D, Postuma RB, Adler CH, et al. MDS research criteria for prodromal Parkinson's disease. Mov Disord. 2015；30(12)：1600-1611.
12) Doty RL. Olfaction in Parkinson's disease and related disorders. Neurobiol Dis. 2012；46(3)：527-552.
13) Wenning GK, Shephard B, Hawkes C, et al. Olfactory function in atypical parkinsonian syndromes. Acta Neurol Scand. 1995；91(4)：247-250.
14) Driver-Dunckley E, Adler CH, Hentz JG, et al. Olfactory dysfunction in incidental Lewy body disease and Parkinson's disease. Parkinsonism Relat Disord. 2014；20(11)：1260-1262.
15) Suzuki M, Hashimoto M, Yoshioka M, et al. The odor stick identification test for Japanese differentiates Parkinson's disease from multiple system atrophy and progressive supra nuclear palsy. BMC Neurol. 2011；11：157.
16) Izawa MO, Miwa H, Kajimoto Y, et al. Combination of transcranial sonography, olfactory testing, and MIBG myocardial scintigraphy as a diagnostic indicator for Parkinson's disease. Eur J Neurol. 2012；19(3)：411-416.
17) Henderson JM, Lu Y, Wang S. Olfactory deficits and sleep disturbances in Parkinson's disease：a case-control survey. J Neurol Neurosurg Psychiatry. 2003；74(7)：956-958.
18) Busse K, Heilmann R, Kleinschmidt S, et al. Value of combined midbrain sonography, olfactory and motor function assessment in the differential diagnosis of early Parkinson's disease. Neurol Neurosurg Psychiatry. 2012；83(4)：441-447.
19) Diederich NJ, Pieri V, Hipp G, et al. Discriminative power of different nonmotor signs in early Parkinson's disease. A case-control study. Mov Disord. 2010；25(7)：882-887.
20) Lerche S, Seppi K, Behnke S, et al. Risk factors and prodromal markers and the development of Parkinson's disease. J Neurol. 2014；261(1)：180-187.
21) Ross GW, Petrovitch H, Abbott RD, et al. Association of olfactory dysfunction with risk for future Parkinson's disease. Ann Neurol. 2008；63(2)：167-173.
22) Ross GW, Abbott RD, Petrovitch H, et al. Pre-motor features of Parkinson's disease：the Honolulu-Asia Aging Study experience. Parkinsonism Relat Disord. 2012；18(Suppl 1)：S199-S202.
23) Savica R, Carlin JM, Grossardt BR, et al. Medical records documentation of constipation preceding Parkinson disease：A case-control study. Neurology. 2009；73(21)：1752-1758.
24) Ueki A, Otsuka M. Life style risks of Parkinson's disease：association between decreased water intake and constipation. J Neurol. 2004；251(Suppl 7)：VII18-23.
25) Gao X, Chen H, Schwarzschild MA, et al. A prospective study of bowel movement frequency and risk of Parkinson's disease. Am J Epidemiol. 2011；174(5)：546-551.
26) Abbott RD, Petrovitch H, White LR, et al. Frequency of bowel movements and the future risk of Parkinson's disease.

Neurology. 2001 ; 57(3) : 456-462.
27) Lin CH, Lin JW, Liu YC, et al. Risk of Parkinson's disease following severe constipation : a nationwide population-based cohort study. Parkinsonism Relat Disord. 2014 ; 20(12) : 1371-1375.
28) Postuma RB, Gagnon JF, Vendette M, et al. Markers of neurodegeneration in idiopathic rapid eye movement sleep behaviour disorder and Parkinson's disease. Brain. 2009 Dec ; 132(Pt 12) : 3298-3307.
29) Iwanami M, Miyamoto T, Miyamoto M, et al. Relevance of substantia nigra hyperechogenecity and reduced odor identification in idiopathic REM sleep behavior disorder. Sleep Med. 2010 ; 11(4) : 361-365.
30) Yoritaka A, Ohizumi H, Tanaka S, et al. Parkinson's disease with and without REM sleep behaviour disorder : are there any clinical differences? Eur Neurol. 2009 ; 61(3) : 164-170.
31) Jennings D, Siderowf A, Stern M, et al. Imaging prodromal Parkinson disease : the Parkinson Associated Risk Syndrome Study. Neurology. 2014 ; 83(19) : 1739-1746.
32) Siderowf A, Jennings D, Eberly S, et al. Impaired olfaction and other prodromal features in the Parkinson At-Risk Syndrome Study. Mov Disord. 2012 ; 27(3) : 406-412.
33) Breen KC, Drutyte G. Non-motor symptoms of Parkinson's disease : the patient's perspective. J Neural Transm (Vienna). 2013 ; 120(4) : 531-535.
34) Hawkes CH, Shephard BC, Daniel SE. Olfactory dysfunction in Parkinson's disease. J Neurol Neurosurg Psychiatry. 1997 ; 62(5) : 436-446.
35) McKinnon J1, Evidente V, Driver-Dunckley E, et al. Olfaction in the elderly : a cross-sectional analysis comparing Parkinson's disease with controls and other disorders. Int J Neurosci. 2010 ; 120(1) : 36-39.

検索式・参考にした二次資料

検索式：検索期間
PubMed 検索：1983/01/01～2015/12/31
#1 レム睡眠行動障害
"Parkinson Disease" [Majr] AND "REM sleep behavior disorder" [Majr] NOT "Case Reports" [PT] NOT (Animals [MH] NOT Humans [MH]) AND ("1983" [DP] :"2014" [DP]) AND (English [LA] OR Japanese [LA])
165 件

#2 嗅覚低下
"Parkinson Disease" [Majr] AND "Olfaction Disorders" [Mesh] NOT "diagnosis" [Majr] NOT "Case Reports" [PT] NOT (Animals [MH] NOT Humans [MH]) AND ("1983" [DP] :"2014" [DP]) AND (English [LA] OR Japanese [LA])
199 件

#3 便秘
("Parkinson Disease" [Mesh] OR parkinson [TI]) AND "Constipation" [Mesh] NOT "Case Reports" [PT] NOT (Animals [MH] NOT Humans [MH]) AND ("1983" [DP] :"2014" [DP]) AND (English [LA] OR Japanese [LA])
108 件

2015 年の重要な文献をハンドサーチで追加した．

医中誌検索：1983/01/01～2015/12/31
医中誌では参考となる文献は見つからなかった．

Q and A 1-2 | 画像検査はパーキンソン病の診断に有用か

これまで，パーキンソン病の臨床診断は，主に臨床経過，臨床症状，神経学的所見に基づいて行われ，脳 MRI（主に 1.5 テスラを用い，必ずしも 3 テスラは必要ない）などの形態画像検査は他疾患の除外のために行われてきた．近年の画像検査の進歩を踏まえて，パーキンソン病の診断におけるエビデンスを確認する．

Q and A 1-2-1
MRI はパーキンソン病の診断に有用か

回答
- 現時点では，パーキンソン病を直接支持する異常所見を画像化するには必ずしも十分ではないが，鑑別疾患の除外のためには有用である．

背景・目的

近年，脳 MRI 撮像法の進歩により，パーキンソン病を直接支持する所見が報告されている．そこで，従来の撮像法による鑑別所見と新しい撮像法によるパーキンソン病を直接支持する所見におけるエビデンスを確認する．

解説

パーキンソン病では，神経変性に伴う鉄沈着を反映して，T2 強調画像，T2* 強調画像，磁化率強調画像 susceptibility-weighted imaging（SWI）において中脳黒質が健常成人よりも低信号を示す[1-3]．ニューロメラニン強調画像（主に 3 テスラ）では，健常成人の神経細胞は含有するニューロメラニンを反映して，中脳黒質，青斑核が高信号域として描出されるが，パーキンソン病では，同部位の神経細胞が脱落するために，健常成人よりも減弱する[4]．また健常成人では黒質緻密部の nigrosome 1 が SWI（主に 3 テスラ）で描出され swallow tail appearance を示すが，パーキンソン病ではこれが消失する[5]．

多系統萎縮症 multiple system atrophy（MSA）との鑑別点として，以下の所見がある場合には，MSA が支持される[2,3]：被殻の萎縮，矢状断画像における橋底部の萎縮，軸位断の T2 強調画像における橋の十字サイン（hot cross bun sign），小脳皮質の萎縮，中小脳脚の萎縮や T2 強調画像での高信号，SWI で被殻後部や視床枕の低信号[6]，T1 強調画像で被殻後部の高信号[7]，T2 強調画像で被殻外縁に線状の高信号（hyperintense putaminal rim sign）（主に 1.5 テスラ）[8]．

進行性核上性麻痺 progressive supranuclear palsy（PSP）との鑑別点として，中脳被蓋部の形態が参考になる．視覚的評価では，T1 強調画像矢状断における中脳被蓋部は，パーキンソン病や健常成人では凸型のふくらみのある構造を示すが，PSP では同部の萎縮を反映して，直線

状や陥凹してハチドリの頭部に似た構造（hummingbird appearance）を示す[9]．定量的評価としては，中脳の前後径[9,10]，中脳/橋の面積比率[11]，MRパーキンソニズムインデックス Magnetic Resonance Parkinsonism Index（MRPI；橋の面積/中脳の面積×中小脳脚の幅/上小脳脚の幅）[12]を用いた報告がある．他にも，上小脳脚の萎縮，FLAIR（fluid attenuated inversion recovery）画像での上小脳脚の高信号[13]があるときには，PSPが支持される．

大脳皮質基底核変性症 corticobasal degeneration（CBD）との鑑別点として，前頭葉や頭頂葉の萎縮の左右差に関する報告[14,15]が多い．一方で，生前のMRI所見は病理診断で確定されたCBDに特異的ではなかったとの報告[16]もあり，有用性には検証の余地がある．

血管性パーキンソン症候群を除外するためには，中脳黒質，淡蒼球外節，視床の外腹側核，広範な前頭葉領域，広範な皮質下白質に梗塞あるいは慢性虚血の所見がないことを確認する[17]．

先端的な撮像法であるが，パーキンソン病においても拡散テンソル画像を用いると，大脳白質[18]や中脳黒質[19]に微小構造変化があること，安静時 functional MRIを用いると基底核ネットワークに異常があること[20]，などの変化が検出される．

臨床に用いる際の注意点

各疾患における特徴的所見も，病期，病型などによっては認めない可能性があること，さらに，画像所見はMRIの磁場強度，撮像条件に依存することに注意が必要である．

文献

1) Zhang J, Zhang Y, Wang J, et al. Characterizing iron deposition in Parkinson's disease using susceptibility-weighted imaging：an in vivo MR study. Brain Res. 2010；1330：124-130.
2) Ramli N, Nair SR, Ramli NM, et al. Differentiating multiple-system atrophy from Parkinson's disease. Clin Radiol. 2015；70(5)：555-564.
3) Bhattacharya K, Saadia D, Eisenkraft B, et al. Brain magnetic resonance imaging in multiple-system atrophy and Parkinson disease：a diagnostic algorithm. Arch Neurol. 2002；59(5)：835-842.
4) Sasaki M, Shibata E, Tohyama K, et al. Neuromelanin magnetic resonance imaging of locus ceruleus and substantia nigra in Parkinson's disease. Neuroreport. 2006；17(11)：1215-1218.
5) Schwarz ST, Afzal M, Morgan PS, et al. The "swallow tail" appearance of the healthy nigrosome-a new accurate test of Parkinson's disease：a case-control and retrospective cross-sectional MRI study at 3T. PLoS One. 2014；9(4)：e93814.
6) Wang Y, Butros SR, Shuai X, et al. Different iron-deposition patterns of multiple system atrophy with predominant parkinsonism and idiopathic Parkinson diseases demonstrated by phase-corrected susceptibility-weighted imaging. Am J Neuroradiol. 2012；33(2)：266-273.
7) Ito S, Shirai W, Hattori T. Putaminal hyperintensity on T1-weighted MR imaging in patients with the Parkinson variant of multiple system atrophy. Am J Neuroradiol. 2009；30(4)：689-692.
8) Schrag A, Kingsley D, Phatouros C, et al. Clinical usefulness of magnetic resonance imaging in multiple system atrophy. J Neurol Neurosurg Psychiatry. 1998；65(1)：65-71.
9) Righini A, Antonini A, De Notaris R, et al. MR imaging of the superior profile of the midbrain：differential diagnosis between progressive supranuclear palsy and Parkinson disease. Am J Neuroradiol. 2004；25(6)：927-932.
10) Warmuth-Metz M, Naumann M, Csoti I, et al. Measurement of the midbrain diameter on routine magnetic resonance imaging：a simple and accurate method of differentiating between Parkinson disease and progressive supranuclear palsy. Arch Neurol. 2001；58(7)：1076-1079.
11) Cosottini M, Ceravolo R, Faggioni L, et al. Assessment of midbrain atrophy in patients with progressive supranuclear palsy with routine magnetic resonance imaging. Acta Neurol Scand. 2007；116(1)：37-42.
12) Quattrone A, Nicoletti G, Messina D, et al. MR imaging index for differentiation of progressive supranuclear palsy from Parkinson disease and the Parkinson variant of multiple system atrophy. Radiology. 2008；246(1)：214-221.
13) Kataoka H, Tonomura Y, Taoka T, et al. Signal changes of superior cerebellar peduncle on fluid-attenuated inversion recovery in progressive supranuclear palsy. Parkinsonism Relat Disord. 2008；14(1)：63-65.
14) Soliveri P, Monza D, Paridi D, et al. Cognitive and magnetic resonance imaging aspects of corticobasal degeneration and

progressive supranuclear palsy. Neurology. 1999 ; 53(3) : 502-507.
15) Hauser RA, Murtaugh FR, Akhter K, et al. Magnetic resonance imaging of corticobasal degeneration. J Neuroimaging. 1996 ; 6(4) : 222-226.
16) Josephs KA, Tang-Wai DF, Edland SD, et al. Correlation between antemortem magnetic resonance imaging findings and pathologically confirmed corticobasal degeneration. Arch Neurol. 2004 ; 61(12) : 1881-1884.
17) Zijlmans JC, Daniel SE, Hughes AJ, et al. Clinicopathological investigation of vascular parkinsonism, including clinical criteria for diagnosis. Mov Disord. 2004 ; 19(6) : 630-640.
18) Hattori T, Orimo S, Aoki S, et al. Cognitive status correlates with white matter alteration in Parkinson's disease. Hum Brain Mapp. 2012 ; 33(3) : 727-739.
19) Vaillancourt DE, Spraker MB, Prodoehl J, et al. High-resolution diffusion tensor imaging in the substantia nigra of de novo Parkinson disease. Neurology. 2009 ; 72(16) : 1378-1384.
20) Szewczyk-Krolikowski K, Menke RA, Rolinski M, et al. Functional connectivity in the basal ganglia network differentiates PD patients from controls. Neurology. 2014 ; 83(3) : 208-214.

検索式・参考にした二次資料

検索式：検索期間
PubMed 検索：1983/01/01〜2015/12/31
#1 "Parkinson Disease" [Mesh] OR "Supranuclear Palsy, Progressive" [Mesh] AND "Magnetic Resonance Imaging" [Mesh] AND English [LA] AND "Humans" [Mesh] NOT Letter [PT] NOT Comment [PT] NOT "Deep Brain Stimulation" [Mesh] NOT "Ultrasonography, Doppler, Transcranial" [Mesh] AND ("1983/01/01" [date-publication] :"2015/12/31" [date-publication])
1,722 件

医中誌検索：1983/01/01〜2015/12/31
#1 ((Parkinson 病/TH OR パーキンソン病/AL) AND (MRI/TH OR MRI/AL) AND (診断/TH OR 診断/AL)) AND (PT＝原著論文, 会議録除く ((SH＝診断的利用, 診断, 画像診断, X 線診断, 放射性核種診断, 超音波診断) OR (診断/TI)))
404 件

上記検索式を用いて，パーキンソン病の鑑別診断に役立つ総説論文，原著論文を検索し，これらの論文で引用されている論文もハンドサーチで追加した．

Q and A 1-2-2
MIBG心筋シンチグラフィはパーキンソン病の診断に有用か

> **回答**
> - パーキンソン病と，その他のパーキンソン症候群を鑑別する際の感度，特異度はともに80％以上あり，鑑別診断上有用である．

背景・目的

　パーキンソン病と黒質線条体系の変性を伴うパーキンソン症候群（進行性核上性麻痺，多系統萎縮症，大脳皮質基底核変性症）との鑑別は，特に発症早期には困難な症例が存在し，機能画像検査などによる補助診断が重要な位置を占めるようになってきた．このようななか，2015年にMovement Disorder Society（MDS）で提唱されたパーキンソン病の臨床診断基準の支持的基準に，MIBG心筋シンチグラフィでの集積低下が取り入れられた[1]．そこで，パーキンソン病の臨床診断におけるMIBG心筋シンチグラフィについてのエビデンスを確認する．

解説

　3（*meta*）-iodobenzylguanidine（MIBG）はノルアドレナリンの生理的アナログであり，MIBG心筋シンチグラフィにより心臓交感神経の機能と分布を評価することができる．パーキンソン病を含むレヴィ小体病では，心臓交感神経の変性・脱落に伴い，心臓のMIBG集積が低下する[2]．MIBG心筋シンチグラフィの集積低下の程度は，病理学的に心臓交感神経の脱落の程度と相関する[3]．

　MIBG心筋シンチグラフィは，パーキンソン病とそれ以外の疾患の鑑別に有用であり，13研究のメタ解析では，パーキンソン病と黒質線条体系の変性を伴うパーキンソン症候群の鑑別における感度，特異度は，早期像で82.6％，89.2％，後期像で89.7％，82.6％であった[4]．19研究のメタ解析では，パーキンソン病と他のパーキンソン症候群との鑑別における感度，特異度は88％，85％[5]，12研究のメタ解析では，パーキンソン病と多系統萎縮症との鑑別における感度，特異度は89％，77％であった[6]．運動症状とMIBG集積の程度との相関については一定の見解が得られていない[7,8]．

　施設ごとに異なるシンチカメラ，コリメーター，region of interest（ROI）の設定により，得られる心臓/縦隔 heart/mediastinum（H/M）比にはばらつきがみられるため，各施設で得られるH/M比を標準化する方法が報告された[9]．全国の施設で順次標準化が行われており，多施設研究や施設間での比較検討が可能となった．

　図1はプラナー正面像（標準化後）の後期像である．

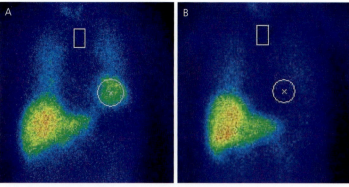

図1｜パーキンソン病のMIBG心筋シンチグラフィ
プラナー正面像の後期像．
A：健常成人（71歳，女性），MIBG集積は正常で，標準化H/M比（3.43）も正常値（2.2以上）である．
B：パーキンソン病患者（70歳，女性），MIBG集積はほとんど認められず，H/M比（1.29）も2.2未満と低下している．

臨床に用いる際の注意点

臨床的にパーキンソニズムを示さない偶発的レヴィ小体病[10]や自律神経ニューロパチーの合併，三環系抗うつ薬，ラベタロールなどの薬剤の併用[11]などにより，MIBG集積が低下することがある．また発症早期で特に振戦優位型，一部の家族性パーキンソン病では集積正常例がある[12]ので，注意が必要である．

文献

1) Postuma R, Berg D, Stern M, et al. MDS clinical diagnostic criteria for Parkinson's disease. Mov Disord. 2015；30(12)：1591-1601.
2) Orimo S, Amino T, Itoh Y, et al. Cardiac sympathetic denervation precedes neuronal loss in the sympathetic ganglia in Lewy body disease. Acta Neuropathol. 2005；109(6)：583-588.
3) Takahashi M, Ikemura M, Oka T, et al. Direct quantitative correlation between cardiac MIBG uptake and remaining axons in cardiac sympathetic nerve in Lewy body disease. J Neurol Neurosurg Psychiatr. 2015；86(9)：939-944.
4) Orimo S, Suzuki M, Inaba A, et al. ^{123}I-MIBG myocardial scintigraphy for differentiating Parkinson's disease from other neurodegenerative parkinsonism：A systematic review and meta-analysis. Parkinsonism Relat Disord. 2012；18(5)：494-500.
5) Treglia G, Cason E, Stefanelli A, et al. MIBG scintigraphy in differential diagnosis of Parkinsonism：a meta-analysis. Clin Auton Res. 2012；22(1)：43-55.
6) Treglia G, Stefanelli A, Cason E, et al. A systematic review and a meta-analysis：Diagnostic performance of iodine-123-metaiodobenzylguanidine scintigraphy in differential diagnosis between Parkinson's disease and multiple-system atrophy. Clin Neurol Neurosurg. 2012；113(10)：823-829.
7) Spiegel J, Hellwig D, Farmakis G, et al. Myocardial sympathetic degeneration correlates with clinical phenotype of Parkinson's disease. Mov Disord. 2007；22(7)：1004-1008.
8) Chiaravalloti A, Stefani A, Tavolozza M, et al. Different patterns of cardiac sympathetic denervation in tremor-type compared to akinetic-rigid-type Parkinson's disease：molecular imaging with ^{123}I-MIBG. Mol Med Rep. 2012；6(6)：1337-1342.
9) Nakajima K, Okuda K, Yoshimura M, et al. Multicenter cross-calibration of I-123 metaiodobenzylguanidine heart-to-mediastinum ratios to overcome camera-collimator variations. J Nucl Cardiol. 2014；21(5)：970-978.
10) Orimo S, Takahashi A, Uchihara T, et al. Degeneration of cardiac sympathetic nerve begins in the early disease process of Parkinson's disease. Brain Pathol. 2007；17(1)：24-30.
11) Jacobson AF, Travin MI. Impact of medications on mIBG uptake, with specific attention to the heart：Comprehensive review of the literature. J Nucl Cardiol. 2015；22(5)：980-993.
12) 織茂智之．パーキンソン病におけるMIBG心筋シンチグラフィの意義．Brain Nerve. 2012；64(4)：403-412.

■検索式・参考にした二次資料

検索式：検索期間
PubMed 検索：1983/01/01〜2015/12/31
#1　((("3-Iodobenzylguanidine"［Mesh］) OR（meta-iodobenzylguanidine［TIAB］）OR（MIBG［TIAB］)) AND（("Parkinson Disease/diagnosis"［Mesh］) OR ("Lewy Body Disease/diagnosis"［Mesh］) OR (parkinson*［TI］))) AND（English［LA］OR Japanese［LA］) AND 1983［DP］:2015［DP］
　　257 件

医中誌検索：1983/01/01〜2015/12/31
#1　((((((((パーキンソニズム/TH OR parkinson/TA OR パーキンソン病/TA) AND ((MIBG/TA) OR ((心筋血流イメージング/TH OR 心筋シンチグラフィ/AL))))) AND (PT＝会議録除く and CK＝ヒト))) AND (SH＝診断的利用, 診断, 画像診断, X 線診断, 放射性核種診断, 超音波診断))) AND (PT＝原著論文, 総説)
　　11 件

Q and A 1-2-3
ドパミントランスポーター(DAT)シンチグラフィはパーキンソン病の診断に有用か

> **回答**
>
> - パーキンソン病と，本態性振戦や黒質線条体系の変性を伴わないパーキンソン症候群との鑑別に有用である．

背景・目的

パーキンソン病とその他のパーキンソン症候群や本態性振戦との鑑別は，特に発症早期には困難な症例が存在し，機能画像検査などによる補助診断が重要な位置を占めるようになってきた．このようななか，2015年にMovement Disorder Society（MDS）で提唱されたパーキンソン病の臨床診断基準〔序章1（3頁）参照〕に，ドパミントランスポーター dopamine transporter（DAT）シンチグラフィを含めて機能画像検査が正常であることが，絶対的除外基準に取り入れられた[1]．そこで，パーキンソン病の臨床診断におけるDATシンチグラフィについてのエビデンスを確認する．

解説

DATシンチグラフィは，線条体にあるドパミン神経細胞終末部のシナプス前機能を評価することができる画像検査で，黒質線条体系（黒質ドパミン神経細胞シナプス前終末）の変性を伴うパーキンソン症候群ではDATを標識する物質（イオフルパン）の集積が低下する．DATシンチグラフィでの経時的集積低下は，健常成人では年間0.6～2.5%に対し，パーキンソン病患者では年間およそ5～13%である[2]．発症早期に集積は低下しやすいが，進行期にはあまり低下しない[3]．

DATシンチグラフィの集積の程度は，病理学的に黒質の神経細胞脱落の程度と相関する[4]．また集積の程度は，パーキンソン病の運動機能の重症度と相関し，運動緩慢，姿勢，歩行，会話，表情と相関するが，振戦とは相関しない[5]．集積の程度とパーキンソン病の病状の進行・予後との相関については一定の見解が得られていない．

DATシンチグラフィは，黒質線条体系の変性を伴うパーキンソン症候群とそれ以外の疾患を鑑別する際に有効である．4つの多施設研究のプール解析によると，黒質線条体系の変性を伴うパーキンソン症候群（パーキンソン病，多系統萎縮症，進行性核上性麻痺，レヴィ小体型認知症）と，伴わない疾患や健常成人（本態性振戦，アルツハイマー型認知症，血管性認知症，健常成人）を鑑別する際の感度は88.7%，特異度は91.2%であった[6]．しかしパーキンソン病とその他の黒質線条体系の変性を伴うパーキンソン症候群との鑑別は難しい．DATシンチグラフィによるパーキンソン症候群と本態性振戦の鑑別は，感度，特異度がともに93%であった[7]．5研究のメタ解析では，パーキンソン病と薬剤性パーキンソン症候群の鑑別における感度，特異度は

86.2％，93.8％で，パーキンソン病と血管性パーキンソン症候群の鑑別における感度，特異度は 86.2％，92.9％であった[8]．

　臨床的にパーキンソン病の診断基準を満たす患者の 3.6〜19.6％に，線条体での集積低下を認めない症例 scans without evidence of dopaminergic deficit（SWEDDs）がみられるが，黒質線条体系の変性を伴うパーキンソン症候群以外の疾患が含まれている[9]．91 例の SWEDDs 患者を 22 か月フォローした前方視的研究では，2 回目の検査でも 91.7％の症例の集積が正常範囲内であり，44.4％の症例がパーキンソン病以外の診断に変更された[10]．しかし SWEDDs の症例のうち，経過中に集積が低下する偽陰性と考えられる黒質線条体系の変性を伴う症例があり，注意が必要である[9-11]．

臨床に用いる際の注意点

　DAT は加齢とともに減少するので[12]，評価の際には年齢を考慮する必要がある．また SSRI はセロトニントランスポーターへのイオフルパンの結合を阻害するため，バックグラウンドの集積が低下し，線条体集積を過大評価する可能性があるので注意を要する[13]．

文献

1) Postuma R, Berg D, Stern M, et al. MDS clinical diagnostic criteria for Parkinson's disease. Mov Disord. 2015；30(12)：1591-1601.
2) Winogrodzka A, Booij J, Wolters ECh. Disease-related and drug-induced changes in dopamine transporter expression might undermine the reliability of imaging studies of disease progression in Parkinson's disease. Parkinsonism Relat Disord. 2005；11(8)：475-484.
3) Pirker W, Djamshidian S, Asenbaum S, et al. Progression of dopaminergic degeneration in Parkinson's disease and atypical parkinsonism：a longitudinal-CIT SPECT study. Mov Disord. 2002；17(1)：45-53.
4) Kraemmer J, Kovacs GG, Perju-Dumbrava L, et al. Correlation of striatal dopamine transporter imaging with post mortem substantia nigra cell counts. Mov Disord. 2014；29(14)：1767-1773.
5) Pirker W. Correlation of dopamine transporter imaging with parkinsonian motor handicap：how close is it? Mov Disord. 2003；18(Suppl 7)：S43-S51.
6) O'Brien JT, Oertel WH, McKeith IG, et al. Is ioflupane I123 injection diagnostically effective in patients with movement disorders and dementia? Pooled analysis of four clinical trials. BMJ Open. 2014；4(7)：e005122.
7) Benamer TS, Patterson J, Grosset DG, et al. Accurate differentiation of parkinsonism and essential tremor using visual assessment of [123I]-FP-CIT SPECT imaging：the [123I]-FP-CIT study group. Mov Disord. 2000；15(3)：503-510.
8) Brigo F, Matinella A, Erro R, et al. [123I] FP-CIT SPECT (DaTSCAN) may be a useful tool to differentiate between Parkinson's disease and vascular or drug-induced parkinsonisms：a meta-analysis. Eur J Neurol. 2014；21(11)：1369-1376.
9) Erro R, Schneider SA, Stamelou M, et al. What do patients with scans without evidence of dopaminergic deficit (SWEDD) have? New evidence and continuing controversies. J Neurol Neurosurg Psychiatry. 2016；87(3)：319-323.
10) Marek K, Seibyl J, Eberly S, et al. Longitudinal follow-up of SWEDD subjects in the PRECEPT Study. Neurology. 2014；82(20)：1791-1799.
11) Menéndez-González M, Tavares F, Zeidan N, et al. Diagnoses behind patients with hard-to-classify tremor and normal DaT-SPECT：a clinical follow up study. Front Aging Neurosci. 2014；6(56)：1-9.
12) Nobili F, Naseri M, De Carli F, et al. Automatic semi-quantification of [123I] FP-CIT SPECT scans in healthy volunteers using BasGan version 2：results from the ENC-DAT database. Eur J Nucl Med Mol Imaging. 2013；40(4)：213-227.
13) 日本核医学会，日本脳神経核医学研究会（編）．イオフルパン診療ガイドライン．2014：pp.7-9.

検索式・参考にした二次資料

検索式：検索期間
PubMed 検索：1983/01/01〜2015/12/31
　#1　(parkinson disease [Mesh] OR parkinson* [TIAB]) AND (CIT-SPECT [TIAB] OR swedd [TIAB] OR DAT-SPECT [TIAB] OR DATScan [TIAB] OR ioflupane [TW] OR "single photon emission computed tomography" [TIAB] OR

"Tomography, Emission-Computed, Single-Photon"［Mesh］OR "dopamine transporter imaging"［TIAB］）AND
（English［LA］OR Japanese［LA］）AND 1983/01/01［DP］:2015/12/31［DP］
1,549 件

医中誌検索：1983/01/01〜2015/12/31
#1 (((パーキンソニズム/TH OR parkinson/TA OR パーキンソン病/TA) AND (((("Dopamine Plasma Membrane Transport Proteins"/TH OR ドパミントランスポーター/AL)) OR (DAT/TA)) AND ((放射性核種イメージング/TH OR シンチグラフィ/AL))) OR ((Ioflupane/TH OR イオフルパン/AL))))) AND (PT=会議録除く AND CK=ヒト)
132 件

Q and A 1-2-4
脳血流シンチグラフィはパーキンソン病の診断に有用か

回答

- パーキンソン病の診断を直接支持する異常所見の感度は必ずしも十分ではないが，鑑別疾患の除外のためには有用である．ただし病期，治療などの影響を受けやすいので，慎重な解釈が必要である．

背景・目的

　脳血流は，脳血管に構造的異常がないときには，脳の各領域のシナプス密度とその活動度によって決まる[1]．健常成人群と比較してある領域の血流が低下している場合には，その領域でのシナプス密度や活動度の低下という，形態あるいは機能的な異常が起きていることを示唆する．このような血流異常は，灰白質萎縮という巨視的な形態異常に先行することが予想され，早期に病態を知ることができる可能性がある．そこで，パーキンソン病の臨床診断における脳血流シンチグラフィと，これと高い相関関係を示すとされる ^{18}F-fluorodeoxyglucose positron emission tomography（FDG-PET）検査についてのエビデンスを確認する．

解説

　現在本邦では，^{123}I-IMP，^{99m}Tc-ECD，^{99m}Tc-HMPAO という製剤を用いて脳血流シンチグラフィ検査を行っている．読影は，原画像の視覚的評価や，同世代の複数の健常成人データと比較した統計画像解析を参照して行う．

　パーキンソン病では，後頭葉，頭頂葉，前頭葉，両側の後部帯状回，楔前部，前部帯状回に血流低下が起こりうる[2-6]．特に，後頭葉の血流低下がパーキンソン病に特徴的であり，認知機能障害の有無にかかわらずに存在し[2]，レヴィ小体型認知症や認知症を伴うパーキンソン病とアルツハイマー病との鑑別[7]や，パーキンソン病とパーキンソニズム優位の多系統萎縮症 multiple system atrophy（MSA）との鑑別にも役立つ[8]．

　FDG-PET 検査は，本邦の日常診療の一環としては使用できないが，糖代謝の程度は，脳血流の程度と高い相関を示すことが知られている[9]．パーキンソニズムを呈する疾患の代謝パターンを解析すると，パーキンソン病では，被殻/淡蒼球，運動・感覚野，橋，小脳では代謝が増加し，頭頂葉，後頭葉，前頭前野では代謝が低下するという Parkinson disease-related spatial covariance pattern（PDRP）を示す[10]．一方，MSA では，被殻（特に後部），小脳皮質で代謝が低下する[11]．進行性核上性麻痺では，内側前頭前野，前頭眼野，前頭前皮質腹外側部，尾状核，内側視床，脳幹上部で代謝が低下する[11]．これらのパターンを定量化すると各疾患の鑑別に役立つ[10-13]．さらに，PDRP を定量化した指標は，罹病期間や治療による症状の改善に相関して変化することにより，パーキンソン病のバイオマーカーになりうる[14,15]．PDRP は当初，FDG-PET で同定されたが，後に脳血流シンチグラフィのデータにも同様に使用できる

ことが示された[13]．したがって，脳血流シンチグラフィを読影する際にも，こうした疾患ごとのパターンを意識する必要がある．

臨床に用いる際の注意点

脳血流画像は，バイオマーカーとして期待できる一方で，様々な要因で変化しうること，症例ごとの解析では個体差が強く反映されることに注意が必要である．

文献

1) Isaias IU, Antonini A. Single-photon emission computed tomography in diagnosis and differential diagnosis of Parkinson's disease. Neurodegener Dis. 2010；7(5)：319-329.
2) Hattori T, Orimo S, Aoki S, et al. Cognitive status correlates with white matter alteration in Parkinson's disease. Hum Brain Mapp. 2012；33(3)：727-739.
3) Matsui H, Nishinaka K, Oda M, et al. Heterogeneous factors in dementia with Parkinson's disease：IMP-SPECT study. Parkinsonism Relat Disord. 2007；13(3)：174-181.
4) Markus HS, Lees AJ, Lennox G, et al. Patterns of regional cerebral blood flow in corticobasal degeneration studied using HMPAO SPECT；comparison with Parkinson's disease and normal controls. Mov Disord. 1995；10(2)：179-187.
5) 藤山博司, 菊地誠志, 田代邦雄. SPECT(シングルフォトン・エミッションCT)のParkinson病への応用. ^{123}I-IMP ARG法SPECTによるParkinson病及び近縁疾患の病態評価. 日本臨床. 1997；55(1)：238-242.
6) Mito Y, Yoshida K, Yabe I, et al. Brain 3D-SSP SPECT analysis in dementia with Lewy bodies, Parkinson's disease with and without dementia, and Alzheimer's disease. Clin Neurol Neurosurg. 2005；107(5)：396-403.
7) Song IU, Chung YA, Chung SW, et al. Early diagnosis of Alzheimer's disease and Parkinson's disease associated with dementia using cerebral perfusion SPECT. Dement Geriatr Cogn Disord. 2014；37(5-6)：276-285.
8) Song IU, Yoo I, Chung YA, et al. The value of brain perfusion SPECT for differentiation between mildly symptomatic idiopathic Parkinson's disease and the Parkinson variant of multiple system atrophy. Nucl Med Commun. 2015；36(10)：1049-1054.
9) Jueptner M, Weiller C. Review：does measurement of regional cerebral blood flow reflect synaptic activity? Implications for PET and fMRI. Neuroimage. 1995；2(2)：148-156.
10) Eckert T, Tang C, Eidelberg D. Assessment of the progression of Parkinson's disease：a metabolic network approach. Lancet Neurol. 2007；6(10)：926-932.
11) Eckert T, Tang C, Ma Y, et al. Abnormal metabolic networks in atypical parkinsonism. Mov Disord. 2008；23(5)：727-733.
12) Eckert T, Van Laere K, Tang C, et al. Quantification of Parkinson's disease-related network expression with ECD SPECT. Eur J Nucl Med Mol Imaging. 2007；34(4)：496-501.
13) Feigin A, Antonini A, Fukuda M, et al. Tc-99m ethylene cysteinate dimer SPECT in the differential diagnosis of parkinsonism. Mov Disord. 2002；17(6)：1265-1270.
14) Asanuma K, Tang C, Ma Y, et al. Network modulation in the treatment of Parkinson's disease. Brain. 2006；129(Pt 10)：2667-2678.
15) Feigin A, Fukuda M, Dhawan V, et al. Metabolic correlates of levodopa response in Parkinson's disease. Neurology. 2001；57(11)：2083-2088.

検索式・参考にした二次資料

検索式：検索期間
PubMed検索：1983/01/01〜2015/12/31
#1　(parkinson disease [Mesh] OR parkinson* [TIAB]) AND (("Cerebrovascular Circulation" [Mesh]) OR (blood [TIAB] OR perfusion [TIAB] OR network [TIAB]) OR ("Brain/blood" [Mesh] OR "Brain/blood supply" [Mesh])) AND ("single photon emission computed tomography" [TIAB] AND "Tomography, Emission-Computed" [Mesh] OR "Positron-Emission Tomography" [Mesh] OR SPECT [TIAB] OR "Diagnosis, Differential" [Mesh]) AND (English [LA] OR Japanese [LA]) AND 1983 [DP] :2015 [DP])
401件

医中誌検索：1983/01/01〜2015/12/31
#1　(((((パーキンソニズム/TH OR parkinson/TA OR パーキンソン病/TA) AND (脳循環/TH OR 脳血流/AL) AND (SPECT/TH))) AND (PT＝会議録除く AND CK＝ヒト))) AND (PT＝原著論文,総説)
96件

Q and A 1−2−5
経頭蓋超音波検査はパーキンソン病の診断に有用か

> **回答**
> - パーキンソン病と，その他のパーキンソン症候群との鑑別に有用であることが主に欧米から報告されている．しかし，本邦では高齢女性の約半数の中脳描出が困難である．

背景・目的

1995 年，経頭蓋超音波検査によりパーキンソン病の黒質が高輝度を示すことが初めて報告されたが，その後数多く追認されている．そこで経頭蓋超音波検査の手技とパーキンソン病の臨床診断におけるエビデンスを確認する．

解説

経頭蓋超音波検査では，側頭骨窓から 14〜16 cm の深度で，1〜4 MHz の低周波帯プローブを用いて中脳を描出し，解剖学的に黒質に相当する部分を評価する．黒質高輝度は半定量的評価より，面積測定による定量的評価のほうが高い評価者内信頼性と評価者間信頼性が示されている[1]．健常成人（138 例）とパーキンソン病患者（105 例）で黒質高輝度面積が 0.21 cm^2 以上をカットオフにすると，感度 83％，特異度 90％であったと報告されている[2]．超音波検査の欠点として解像度の低さが挙げられる．側頭骨窓の状態によっては超音波の透過性が低くなり中脳の観察ができないことがある．本邦では，特に高齢女性において中脳の観察困難例が多く，骨粗鬆症の併存が要因として考えられる[3]．

経頭蓋超音波検査は，パーキンソン病とその他のパーキンソン症候群の鑑別に有効である．35 研究のメタ解析によると，黒質高輝度はパーキンソン病患者 1,334 例のうち 1,167 例（87％）に認められ，健常成人の 2,340 例中 276 例（12％），黒質線条体系の変性を伴うパーキンソン症候群患者（多系統萎縮症と進行性核上性麻痺）では 138 例中 41 例（30％），本態性振戦患者では 112 例中 13 例（12％），血管性パーキンソン症候群患者では 30 例中 6 例（20％）で認められた[4]．

パーキンソン病の黒質が高輝度に見える理由はいまだ不明である．鉄含有量の増加やミクログリアの活性の関与が報告[1]されているが，黒質高輝度が，罹病期間や重症度と関連が乏しいこと[5]や，ドパミントランスポーター dopamine transporter（DAT）シンチグラフィによる集積低下と相関関係がないこと[6]から，黒質高輝度はドパミン神経細胞の変性の程度を示すのではなく，その脆弱性を反映した所見と考えられている．

臨床に用いる際の注意点

経頭蓋超音波検査は，他の画像検査と比べ低侵襲的であり，簡便に短時間で施行できる．た

だし側頭骨の超音波透過性が低いことにより検査不能例があることに留意する．

文献

1) van de Loo S, Walter U, Behnke S, et al. Reproducibility and diagnostic accuracy of substantia nigra sonography for the diagnosis of Parkinson's disease. J Neurol Neurosurg Psychiatry. 2010；81(10)：1087-1092.
2) Alonso-Cánovas A, López-Sendón JL, Buisán J, et al. Sonography for diagnosis of Parkinson disease-from theory to practice：a study on 300 participants. J Ultrasound Med. 2014；33(12)：2069-2074.
3) Okawa M, Miwa H, Kajimoto Y, et al. Transcranial sonography of the substantia nigra in Japanese patients with Parkinson's disease or atypical parkinsonism：clinical potential and limitations. Intern Med. 2007；46(18)：1527-1531.
4) Vlaar AM, Bouwmans A, Mess WH, et al. Transcranial duplex in the differential diagnosis of parkinsonian syndromes：a systematic review. J Neurol. 2009；256(4)：530-538.
5) Walter U, Dressler D, Wolters A, et al. Transcranial brain sonography findings in clinical subgroups of idiopathic Parkinson's disease. Mov Disord. 2007；22(1)：48-54.
6) Bor-Seng-Shu E, Pedroso JL, Felicio AC, et al. Substantia nigra echogenicity and imaging of striatal dopamine transporters in Parkinson's disease：a cross-sectional study. Parkinsonism Relat Disord. 2014；20(5)：477-481.

検索式・参考にした二次資料

検索式：検索期間
PubMed 検索：1983/01/01〜2015/12/31
#1 ("parkinson disease"［Mesh］AND "ultrasonography"［Mesh］) AND ("1983"［DP］:"2015"［DP］) AND (English［LA］OR Japanese［LA］)
283 件

医中誌検索：1983/01/01〜2015/12/31
#1 (((パーキンソニズム/TH OR parkinson/TA OR パーキンソン病/TA) AND (("Transcranial sonography"/AL) OR (((超音波/TH OR 超音波/AL)) AND ((経頭蓋/AL) OR (TCS/TA))))))) AND (PT＝会議録除く AND CK＝ヒト)
26 件

第2章 治療総論

Q and A 2-1
L-ドパはドパミン神経の変性を促進するか

回答

- 臨床的な用量・用法のL-ドパ投与により，ドパミン系を含む神経細胞の変性が生体内で促進されることを示すエビデンスはない．

背景・目的

　L-ドパおよびドパミンは，その代謝過程で酸化的ストレスを生じうること，実際に *in vitro* では大量のL-ドパ投与により細胞毒性を示す場合があると多数報告されていることから，臨床的にL-ドパが神経毒性を示すかどうかが古くから議論になっている．しかし，*in vitro* においても，通常使用量相当のL-ドパを投与した場合や，培養系が神経単独培養ではなくより生理的と思われるグリアとの共培養系であった場合は細胞毒性を示さないこと，実際にL-ドパ投与により生体内での神経毒性が惹起されたことを示すエビデンスはないことは，「パーキンソン病治療ガイドライン2002，2011」に記載されているとおりである．しかしながらなお，可能性は否定しきれないという考え方があり，2009年以降のデータを提示する．

解説

　L-ドパの毒性について，正常のドパミン細胞は影響を受けないが，障害されたドパミン細胞は毒性の影響を受けやすいという考え方がある．これまでの剖検脳を用いた検討で，本態性振戦で長期にわたりL-ドパ投与を受けた患者でも黒質ドパミン細胞の障害はなかったという報告[1]があったが，パーキンソン病患者脳におけるL-ドパの影響については不明であった．Parkkinenら[2]は96例のパーキンソン病患者脳で，黒質細胞数，黒質および大脳皮質のレヴィ小体数とL-ドパ投与量との関連について調べ，細胞障害，レヴィ小体数とL-ドパ投与量とに関連はないことを示した．

　臨床研究では，治療開始時にL-ドパ，ドパミンアゴニスト，MAOB阻害薬の3剤のいずれかにランダムに割り付け，7年間経過を観察し，L-ドパの開始を遅らせる意義について検討したPD MED研究が2014年に報告された．L-ドパで治療を開始した群は他の薬剤で開始し，L-ドパの投与を遅らせた群より主要評価項目であるPDQ-39の運動スコアはむしろやや良く，L-ドパを早期から投与されることによる不利益は示されなかった[3]．

　また，ウェアリングオフ，ジスキネジアなどの運動合併症の発現がL-ドパ投与量および投与期間に関連することから，これらの出現がL-ドパの神経毒性によるという考えもあるが，これは，L-ドパ持続経腸療法により明らかに運動合併症が減少することから，否定され

ている[4].

臨床に用いる際の注意点

　L-ドパの神経毒性を完全に否定することは困難であるが，少なくとも，神経毒性を心配してL-ドパ使用を躊躇する必要はないと思われる[5]．ただし，投与量は十分な効果を得られる最少量にすべきと思われる．

文献

1) Rajput AH, Rajput ML, Robinson CA, et al. Normal substantia nigra patients treated with levodopa-Clinical, therapeutic and pathological observations. Parkinsonism Relat Disord. 2015；21(10)：1232-1237.
2) Parkkinen L, O'Sullivan SS, Kuoppamäki M, et al. Does levodopa accelerate the pathologic process in Parkinson disease brain? Neurology. 2011；77(15)：1420-1426.
3) Gray R, Ives N, Rick C, et al. Long-term effectiveness of dopamine agonists and monoamine oxidase B inhibitors compared with levodopa as initial treatment for Parkinson's disease (PD MED)：a large, open-label, pragmatic randomised trial. Lancet. 2014；384(9949)：1196-1205.
4) Olanow CW, Kieburtz K, Odin P, et al. Continuous intrajejunal infusion of levodopa-carbidopa intestinal gel for patients with advanced Parkinson's disease：a randomised, controlled, double-blind, double-dummy study. Lancet Neurol. 2014；13(2)：141-149.
5) Olanow CW. Levodopa：effect on cell death and the natural history of Parkinson's disease. Mov Disord. 2015；30(1)：37-44.

検索式・参考にした二次資料

検索式：検索期間
PubMed 検索：2009/02/10～2015/12/31
#1　"Parkinson Disease"［MAJR］AND（"cognition disorders"［MAJR］OR "dementia"［MAJR］AND "drug therapy"［SH］) AND ("humans"［MH］AND（English［LA］OR Japanese［LA］) AND ("2009"［DP］:"2015"［DP］))
　　249 件
上記の検索式を用いてランダム化二重盲検試験，メタ解析，システマティックレビューを抽出し参考とした．

医中誌検索：2009/02/10～2015/12/31
医中誌ではエビデンスとなる文献は見つからなかった．

Q and A 2-2
運動合併症の発現に影響する因子は何か

> **回答**
> - 運動合併症の発現は，パーキンソン病の発症年齢（若いこと），治療開始時の重症度（高いこと）が強く影響している．
> - 治療開始薬としてL-ドパを用いないほうが短期的には運動合併症の発現頻度を減らすことができるが，長期的には治療開始薬の違いによる影響は小さい．

背景・目的

パーキンソン病の長期治療中にはウェアリングオフやジスキネジアなどの運動合併症が発現することがしばしばあり，これらは，QOL低下の大きな原因になる．これらの運動合併症の発現に影響する因子として，これまでは主に治療開始薬による比較的短期的影響，すなわち，ドパミンアゴニストで治療を開始し必要に応じてL-ドパを併用する群と，L-ドパで治療を開始しL-ドパのみで治療を継続する群との1～3年間の比較について検討されてきた[1]．これらの検討では，ドパミンアゴニストで治療を開始するほうがL-ドパで治療を開始するより運動合併症の発現頻度は明らかに少ないが，運動機能改善度はL-ドパで治療を開始するほうがやや良いという結果であった．現実には，ドパミンアゴニストのみで治療が可能なのは3年程度であり，パーキンソン病の治療は生涯にわたる．しかも特に本邦では，L-ドパで治療を開始してもドパミンアゴニストを併用することが多く，長期経過を含めた実際の臨床場面で，治療開始薬による影響がどのくらいあるのか，薬剤以外の要因の影響はどの程度なのかが問題になってきた．

解説

PD MED研究[2]は，治療開始薬をL-ドパ，ドパミンアゴニスト，MAOB阻害薬〔後者2つを合わせてL-ドパsparing群〕のいずれかに割り付け，その後通常の治療を行い，7年間まで（平均3年）経過観察した．PDQ-39の運動スコアは運動観察期間中すべてにわたり，僅差ではあるが有意にL-ドパ開始群がL-ドパを最初からは投与しない群（L-ドパsparing群）より良好であった．ジスキネジアについては，5年後までは明らかにL-ドパsparing群が少ないが，7年後にジスキネジアを認めたのはそれぞれ36%と33%であった．ウェアリングオフは，5年後までL-ドパsparing群が少ないが，7年後には，53%，56%と発現率は逆転していたと報告している．なお，このように，L-ドパsparing効果は長期治療中にはほぼ消失するという結果は，1985～1990年にリクルートされ，その後平均14年間経過観察したKatzenschlagerら[3]の研究（L-ドパ，ブロモクリプチン，セレギリンの比較）とほぼ同様であった．またL-ドパ持続経腸療法によるウェアリングオフ，ジスキネジアの著明な改善結果から，運動合併症の発現には，L-ドパかドパミンアゴニストかということよりも，薬物動態が大きく関与することが示唆さ

れている[4]．

　Bjornestadら[5]はノルウェーにおいて，薬物療法開始から5年間のパーキンソン病患者の前方視的観察研究を行い，5年間でウェアリングオフを42.9%，ジスキネジアを24.3%に認め，ウェアリングオフ，ジスキネジアともに，治療開始時の重症度が最も強い危険因子であったとしている．また，ウェアリングオフ発現には年齢が強く関連し，5年間で，60歳未満では64%，60～79歳では41%，80歳以上では11%のみにウェアリングオフを認めた．一方，ジスキネジアは女性に多かった．L-ドパとドパミンアゴニストのどちらで治療を開始したかという点では，L-ドパで開始したほうが頻度が高かったが，運動合併症発現時のL-ドパ投与量も含めて解析すると，どちらで治療を開始したかの関連性は消え，L-ドパ累積投与量とは相関しないが，運動合併症発現時のL-ドパ投与量が有意に関連していた．なお，Bjornestadら[5]は，5年間で発現した運動合併症はいずれも比較的軽度であり，しかも，ウェアリングオフの37%，ジスキネジアの49%は経口薬の変更などで消失していることもあわせて報告している．

　初期からエンタカポンを併用することでウェアリングオフの発現率が低下するかどうかを見た，STRIDE-PD研究の後解析で，Olanowら[6]は，ジスキネジアの発現には，発症年齢（若い），L-ドパ投与量（多い），性（女性），UPDRS part Ⅱが，ウェアリングオフの発現には，発症年齢（若い），UPDRSⅡ，L-ドパ投与量（多い），性（女性），UPDRS part Ⅲが，強く相関するとしている．

　運動合併症については，ドパミン神経脱落により，ドパミン緩衝能が低下することが大きな要因であることが，以前より指摘されており，これらの研究の他にも ^{18}F-N-3-fluoro-propyl-2-β-carboxymethoxy-3β-(4-iodophenyl) nortropane positron emission tomography (FP-CIT PET)の研究[7]でもドパミントランスポーター結合能が低いほど，ジスキネジアが発現しやすいことや，イタリアとガーナでの治療結果を比較して，治療開始が遅いほど，治療開始から運動合併症発現までの期間が短いことが報告されている[8]．

　以上より，運動合併症発現に影響する因子としては，ドパミン神経脱落の程度，発症年齢，L-ドパ投与量，女性であることが挙げられ，どの薬剤で治療を開始するかは，長期的にはそれほど関与しないことが示された．

臨床に用いる際の注意点

　運動合併症の発現には，発症年齢と治療開始時の重症度が大きな要因になる．治療開始早期には特に若年発症者では，明らかにL-ドパで治療を開始しないほうが運動合併症が発現しにくいが，早期の運動合併症は比較的軽度なものも多い．長期的には運動合併症を予防するために治療開始薬にこだわる必要はないと思われるが，過剰なL-ドパ投与は明らかに運動合併症発現の要因となりうるので，L-ドパ投与量には十分注意し，十分な効果の得られる最少量を投与すべきである．一方，運動合併症発現を恐れて治療開始を遅らせることは意味がなく，むしろ薬剤効果を得られない状態をしいることになり，しかも治療開始時には運動合併症が発現しやすい状況を作り上げてしまうことになるので，十分注意が必要である．

文献

1) Fox S, Katzenschlager R, Lim SY, et al. The Movement Disorder Society Evidence-Based Medicine Review Update: Treatments for the motor symptoms of Parkinson's disease. Mov Disord. 2011; 26(Suppl 3): S2-S41.
2) Gray R, Ives N, Rick C, et al. Long-term effectiveness of dopamine agonists and monoamine oxidase B inhibitors compared with levodopa as initial treatment for Parkinson's disease (PD MED): a large, open-label, pragmatic randomized trial. Lancet. 2014; 384(9949): 1196-1205.
3) Katzenschlager R, Head J, Schrag A, et al. Fourteen-year final report of the randomized PDRG-UK trial comparing three initial treatments in PD. Neurology 2008; 71(7): 474-480.
4) Rascol O, Perez-Lloret S, Ferreira JJ. New treatments for levodopa-induced motor complications. Mov Disord. 2015; 30(11): 1451-1460.
5) Bjornestad A, Forsaa EB, Pedersen KF, et al. Risk and course of motor complications in a population-based incident Parkinson's disease cohort. Parkinsonism Relat Disord. 2016; 22: 48-53.
6) Warren Olanow C, Kieburtz K, Rascol O, et al. Factors predictive of the development of levodopa-induced dyskinesia and wearing-off in Parkinson's disease. Mov Disord. 2013; 28(8): 1064-1071.
7) Hong JY, Oh JS, Lee I, et al. Presynaptic dopamine depletion predicts levodopa-induced dyskinesia in de novo Parkinson disease. Neurology. 2014; 82(18): 1597-1604.
8) Cilia R, Akpalu A, Sarfo FS, et al. The modern pre-levodopa era of Parkinson's disease: insights into motor complications from sub-Saharan Africa. Brain. 2014; 137(Pt 10): 2731-2742.

検索式・参考にした二次資料

検索式：検索期間
PubMed 検索：2009/01/01～2015/12/31
#1 (Parkinson disease [MAJOR]) AND (Dyskinesia [MAJOR] OR movement [MAJOR] OR "motor fluctuation" OR "motor fluctuations" OR "motor complication" OR "motor complications") AND (Human [MH] AND (Meta-Analysis [PT] OR Practice Guideline [PT] OR Randomized Controlled trial [PT] AND (English [LA] OR Japanese [LA] AND ("2009" [DP] :"2015" [DP]))
7,094 件

Q and A 2-3
パーキンソン病の予後に影響を与える因子は何か

回答

- 運動機能や日常生活機能の悪化，あるいは死亡率上昇に共通する因子として，高齢発病，長い罹病期間，診断時の高度運動障害，早期からの認知機能障害がある．
- 病型別では運動緩慢，姿勢反射障害，歩行障害優位な患者で進行が早く，振戦優位型は遅い．
- 適切な治療はパーキンソン病患者の生命予後，QOL を改善する．

背景・目的

　パーキンソン病の予後に影響する因子には，病態を修飾して進行を早めるか遅らせる因子，および，重症病態を反映する臨床症状などがある．いずれも予後予測に有用と考えられる．適切な治療は運動症状や認知機能を改善し，パーキンソン病の生命予後，QOL を改善する．

解説

　症状の進行促進因子の検討に関連して 2 報のメタ解析[1,2]がある．メタ解析の報告後も同テーマによる検討の報告がいくつかある．これらのうち，対象患者数が 100 例以上の報告をあわせてまとめた．

　病態を修飾する可能性のある因子には，遺伝的要因を含むパーキンソン病の発病危険因子，薬物，リハビリテーション，生活習慣，身体合併症などがある．臨床症状には運動症状，非運動症状などが挙げられる．発病危険因子には高齢（発病年齢が 60 歳以上），男性，家族歴などが報告されている[3]．国際的にはパーキンソン病発病危険因子の 1 つに"男性"が挙げられるが，本邦では女性の発症頻度がより高く，男性が危険因子とはいえない．

　臨床症状では便秘，嗅覚障害，起立性低血圧，排尿障害，レム睡眠行動障害 rapid eye movement sleep behavior disorder（RBD），うつなどがパーキンソン病発病の危険因子として議論される．しかし，これら症状はレヴィ病理を背景に生じており，発病の危険因子ではなく，パーキンソン病やレヴィ小体型認知症の前駆症状ないし運動前症状である．一方で，RBD，起立性低血圧，嗅覚障害などはより早く進行する病態を反映している可能性があり，運動障害，認知機能障害の早期進行の予測因子とされる．

　なお，ジスキネジア，姿勢異常，便秘，起立性低血圧，排尿障害，下腿浮腫，日中過眠，認知機能障害，幻覚・妄想，行動障害など，一部の運動症状，非運動症状は，抗パーキンソン病薬によって悪化することがあり，一般的副作用とあわせ，十分量の治療薬が使えない原因となる．これらの要因も予後に影響する．

　運動機能や日常生活機能を悪化させる因子として，発病時高年齢，長い罹病期間，運動障害重症度，RBD や起立性低血圧の合併，早期からの認知機能障害などが挙げられている[1,2]．病

型別では運動緩慢，姿勢反射障害，歩行障害優位例，postural instability and gait disturbance（PIGD）score の高い臨床型（rigid akinetic type），初発症状に振戦がない患者で進行が早く，振戦優位型では進行が遅い．家族歴は進行に影響しない[2,4]．その他，男性，診断時に L-ドパが効きにくい運動障害がある[5]，日中過眠がある[6]などの患者が悪化しやすい．Liepelt-Scarfone ら[7]は 50 歳以上の健常者 807 例を 5 年間経過観察し，パーキンソン病を発症した 8 例の特徴を検討した．60 歳よりも年長，先述の危険因子に黒質高エコー信号を加えた発病危険因子を 2 つ以上有する対象者で運動障害が悪化しやすいと報告している．

死亡をエンドポイントとした大規模検討[8]では，進行促進因子としてパーキンソン病発病時の高年齢，男性，パーキンソン病診断時の運動障害重症度，運動緩慢の高評価点，認知機能障害が報告されている．

パーキンソン病患者の QOL を悪化させる因子には運動障害とともに認知機能障害，うつ，幻覚，妄想が挙げられる．悪化させる諸因子はそれぞれの項目に譲るが，認知機能低下については運動障害促進因子と共通しており，発症年齢，運動障害，罹病期間，PIGD 優位なサブタイプを挙げる報告が多い．

予後に影響する因子の 1 つに遺伝子多型がある．このような遺伝子には α シヌクレイン，GBA 遺伝子が報告されている[9,10]．

生活習慣や合併疾患も運動障害に影響しうる．喫煙はパーキンソン病の発病頻度を減少させるが，進行抑制効果も報告されている[11]．一方で，否定する報告もある[12]．カフェインについても発病抑制が報告されるが，進行抑制効果には否定的報告がある[12,13]．尿酸は，血清や髄液での高値例はパーキンソン病になりにくいことが知られ，進行も抑制する[14]．女性では進行抑制効果が乏しいとの報告もある[15]．

薬物については，L-ドパがパーキンソン病患者の予後を改善することが報告されている[16-18]．水素水[19]や非ステロイド性抗炎症薬 nonsteroidal antiinflammatory drugs（NSAIDs）[20]による進行抑制効果も報告されているが，後者には相反する報告がある．今後のデータの蓄積が必要である．

リハビリテーションについては，十分な運動がパーキンソン病の発病を抑制することが報告されている．パーキンソン病発病後も，リハビリテーションを受けることで運動機能，認知機能の低下を抑制させる可能性が報告されている．詳細はリハビリテーションの項目〔Q and A 4-4（211 頁）参照〕に譲るが，薬物療法は患者のもつ運動機能，認知機能を最大限に発揮できることを目標とした調節を目指す[21]．

臨床に用いる際の注意点

エビデンスとして集約された予後修飾因子は，最大公約数的要素に過ぎない．遺伝的因子，生活習慣，合併症，薬剤への副作用など含め，個々の患者に特有の様々な因子が介在しうることを理解したうえで対応する必要がある．

文献

1) Marras C, Rochon P, Lang AE. Predicting motor decline and disability in Parkinson disease：a systematic review. Arch Neurol. 2002；59(11)：1724-1728.
2) Post B, Merkus MP, de Haan RJ, et al. Prognostic factors for the progression of Parkinson's disease：a systematic review. Mov Disord. 2007；22(13)：1839-1851.

3) Berg D, Marek K, Ross GW, et al. Defining at-risk populations for Parkinson's disease : lesions from ongoing studies. Mov Disord. 2012 ; 27(5) : 656-665.
4) Muslimovic D, Post B, Speelman JD, et al. Determinants of disability and quality of life in mild to moderate Parkinson disease. Neurology. 2008 ; 70(23) : 2241-2247.
5) Alves G, Wentzel-Larsen T, Aarsland D, et al. Progression of motor impairment and disability in Parkinson disease : a population-based study. Neurology. 2005 ; 65(9) : 1436-1441.
6) Reinoso G, Allen JC Jr, Au WL, et al. Clinical evolution of Parkinson's disease and prognostic factors affecting motor progression : 9-year follow-up study. Eur J Neurol. 2015 ; 22(3) : 457-463.
7) Liepelt-Scarfone I, Lerche S, Behnke S, et al. Clinical characteristics related to worsening of motor function assessed by the Unified Parkinson's Disease Rating Scale in the elderly population. J Neurol. 2015 ; 262(2) : 451-458.
8) Oosterveld LP, Allen JC Jr, Reinoso G, et al. Prognostic factors for early mortality in Parkinson's disease. Parkinsonism Relat Disord. 2015 ; 21(3) : 226-230.
9) Ritz B, Rhodes SL, Bordelon Y, et al. α-Synuclein genetic variants predict faster motor symptom progression in idiopathic Parkinson disease. PLoS One. 2012 ; 7(5) : e36199.
10) Davis AA, Andruska KM, Benitez BA, et al. Variants in GBA, SNCA, and MAPT influence Parkinson disease risk, age at onset, and progression. Neurobiol Aging. 2016 ; 37 : 209.e1-e7.
11) Godwin-Austen RB, Lee PN, Marmot MG, et al. Smoking and Parkinson's disease. J Neurol Neurosurg Psychiatry. 1982 ; 45(7) : 577-581.
12) Kandinov B, Giladi N, Korczyn AD. The effect of cigarette smoking, tea, and coffee consumption on the progression of Parkinson's disease. Parkinsonism Relat Disord. 2007 ; 13(4) : 243-245.
13) Simon DK, Swearingen CJ, Hauser RA, et al. Caffeine and progression of Parkinson disease. Clin Neuropharmacol. 2008 ; 31(4) : 189-196.
14) Ascherio A, LeWitt PA, Xu K, et al. Urate as a predictor of the rate of clinical decline in Parkinson disease. Arch Neurol. 2009 ; 66(12) : 1460-1468.
15) Cipriani S, Chen X, Schwarzschild MA. Urate : a novel biomarker of Parkinson's disease risk, diagnosis and prognosis. Biomark Med. 2010 ; 4(5) : 701-712.
16) Hoehn MM, Yahr MD. Parkinsonism : onset, progression and mortality. Neurology. 1967 ; 17(5) : 427-442.
17) Uitti RJ, Ahlskog JE, Maraganore DM, et al. Levodopa therapy and survival in idiopathic Parkinson's disease : Olmsted County project. Neurology. 1993 ; 43(10) : 1918-1926.
18) Rajput AH, Uitti RJ, Rajput AH, et al. Timely levodopa (LD) administration prolongs survival in Parkinson's disease. Parkinsonism Relat Disord. 1997 ; 3(3) : 159-165.
19) Yoritaka A, Takanashi M, Hirayama M, et al. Pilot study of H_2 therapy in Parkinson's disease : a randomized double-blind placebo-controlled trial. Mov Disord. 2013 ; 28(6) : 836-839.
20) Rees K, Stowe R, Patel S, et al. Non-steroidal anti-inflammatory drugs as disease-modifying agents for Parkinson's disease : evidence from observational studies. Cochrane Database Syst Rev. 2011 ; (11) : CD008454.
21) Ahlskog JE. Does vigorous exercise have a neuroprotective effect in Parkinson's disease? Neurology. 2011 ; 77(3) : 288-294.

検索式・参考にした二次資料

検索式：検索期間
PubMed 検索：1983/01/01～2015/12/21
#1 (Parkinson disease) AND (prognostic factors)
53 件

Q and A 2-4
パーキンソニズムを出現・悪化させる薬物は何か

> **回答**
> - ドパミン受容体遮断効果をもつ抗精神病薬やスルピリド，ドパミン枯渇薬はパーキンソニズムを出現，悪化させることがある．
> - コリンエステラーゼ阻害薬，SSRI，カルシウムチャネル阻害薬などもパーキンソニズムを出現，悪化させることがある．

背景・目的

ドパミン受容体遮断薬など，ドパミン系の伝達を障害する薬物はパーキンソニズムを出現させることがある．黒質ドパミン細胞の変性，脱落を生じているが，運動症状を生じていない前駆期パーキンソン病が薬物で顕在化することもある．薬剤が原因の場合，早期に中止することで症状は改善する．中止困難な場合，よりパーキンソニズムを生じにくい代替薬への変更を考慮する．運動症状はいったん悪化すると回復しにくいことがあるため，症状，経過から薬剤性を疑い，早期の診断，治療に努めることが重要である．

解説

1. 薬剤性パーキンソニズムの特徴

薬剤性パーキンソニズムは運動緩慢，筋強剛が中心で，静止時振戦は少なく，症状の左右差も少ない．しかし，潜在するパーキンソン病が薬剤で顕在化する場合があり，臨床症状のみで薬剤性と診断することはできない．服薬歴の聴取が肝要である．60%は原因薬使用開始1か月以内，90%は3か月以内に発現する．一方で，10年以上の服薬後に発現することもある．いずれの場合も，いったん発現すると，数日〜数週で急速に運動症状が悪化することが多い．発熱，脱水など全身状態の変化なく急激に進行するパーキンソニズムを診た場合，薬剤が誘発した可能性を疑うべきである．

2. パーキンソニズムの原因となる薬物

パーキンソン病の運動症状は主として黒質ドパミン細胞の変性脱落で生じる．この系のドパミン伝達を阻害する薬物はパーキンソン病類似の運動症状を生じうる．多くの場合，ドパミン受容体遮断作用をもつ薬物が原因となる．ドパミン枯渇作用をもつ薬物も同様な作用を呈す．コリン系を賦活するコリンエステラーゼ阻害薬，セロトニン系を賦活するSSRIなどの抗うつ薬，カルシウムチャネル阻害作用をもつ薬物なども最終的にドパミン系の活動を抑制し，パーキンソニズムを出現させることがある．このような薬物を**表1**に列挙した[1]．パーキンソニズムを出現させる薬物は，既存のパーキンソニズムを悪化させうる．

ドパミン受容体遮断薬の場合はドパミンD_2受容体結合親和性の強さ，あわせて示すセロト

表1 | パーキンソニズムの主な原因薬品

薬剤名	主な商品名	薬物の種類
ドパミン受容体遮断か，ドパミン枯渇を主な作用とする薬物		
フェノチアジン系		
クロルプロマジン	コントミン®	抗精神病薬
レボメプロマジン	ヒルナミン®	抗精神病薬
フルフェナジン	フルメジン®	抗精神病薬
ペルフェナジン	ピーゼットシー®	抗精神病薬
ブチロフェノン系		
ハロペリドール	セレネース®	抗精神病薬
ブロムペリドール	インプロメン®	抗精神病薬
ベンザミド系		
メトクロプラミド	プリンペラン®	消化器用薬
スルピリド	ドグマチール®	抗うつ薬，消化器用薬
チアプリド	グラマリール®	向精神薬
非定型抗精神病薬		
リスペリドン	リスパダール®	抗精神病薬
ペロスピロン	ルーラン®	抗精神病薬
オランザピン	ジプレキサ®	抗精神病薬
アリピプラゾール	エビリファイ®	抗精神病薬
クエチアピン	セロクエル®	抗精神病薬
クロザピン	クロザリル®	抗精神病薬
その他		
ドンペリドン	ナウゼリン®	消化器用薬
ドパミン枯渇薬		
レセルピン	アポプロン®	循環器用薬
テトラベナジン	コレアジン®	不随意運動治療薬
メチルドパ	アルドメット®	循環器用薬
その他の薬物		
コリンエステラーゼ阻害薬		
ドネペジル	アリセプト®	抗認知症薬
リバスチグミン	リバスタッチ®，イクセロンパッチ®	抗認知症薬
ガランタミン	レミニール®	抗認知症薬
抗うつ薬		
アモキサピン	アモキサン®	三環系抗うつ薬
SSRI，SNRI	パキシル®，ルボックス®，トレドミン®	抗うつ薬
Caチャネル阻害薬		
ベラパミル	ワソラン®	循環器用薬
ニフェジピン	アダラート®	循環器用薬
アムロジピン	アムロジン®，ノルバスク®	循環器用薬
マニジピン	カルスロット®	循環器用薬
ジルチアゼム	ヘルベッサー®	循環器用薬
アプリンジン	アスペノン®	循環器用薬
アミオダロン	アンカロン®	循環器用薬
その他		
アムホテリシンB	ファンギゾン®	抗真菌薬
シクロホスファミド	エンドキサン®	免疫抑制薬
シクロスポリン	サンディミュン®，ネオーラル®	免疫抑制薬
シタラビン	キロサイド®	抗腫瘍薬
テガフール	ユーエフティ®	抗腫瘍薬
カルモフール	ミフロール®（販売中止）	抗腫瘍薬
ジスルフィラム	ノックビン®	抗酒薬
プロカイン	塩酸プロカイン	麻酔薬
ドロペリドール	ドロレプタン®	麻酔薬
フェンタニル	デュロテップ®	合成麻薬
炭酸リチウム	リーマス®	気分安定薬
バルプロ酸ナトリウム	デパケン®	抗てんかん薬
シメチジン	タガメット®	抗潰瘍薬
ファモチジン	ガスター®	抗潰瘍薬
インターフェロンα	スミフェロン® など	抗ウイルス薬，抗腫瘍薬

厚生労働省　重篤副作用疾患別対応マニュアル「薬剤性パーキンソニズム」[1]を改変.

ニン 2A（5HT-2A）受容体への親和性（ともに遮断効果），血液脳関門の透過性などが錐体外路症状の出現しやすさに影響する．ドパミンよりも高い親和性をもつ抗精神病薬の特性を tight binding，弱いものを loose binding と呼ぶことがある[2]．低親和性の薬物は主に辺縁系に作用して抗精神病効果を生じ，線条体遮断すなわちパーキンソニズム惹起作用は弱い．クロザピンやクエチアピンは特に結合親和性が低く，受容体に結合してドパミン系の伝達を遮断してもすぐに離れてしまう（rapid release）ため，抗精神病効果は発揮しても運動障害は生じにくい．一方，セロトニンニューロンはドパミンニューロンのシナプス前終末でドパミン放出を抑制している．このためセロトニン遮断薬，特に 5HT-2A 受容体を遮断する薬物はドパミン放出を促し，パーキンソニズムの出現や悪化を防ぐ．リスペリドンはハロペリドールよりも強いドパミン D_2 受容体遮断作用をもつが，ハロペリドールと比べ，パーキンソニズムを生じにくい．これは，5HT-2A 受容体遮断作用もより強いためである．同じ理由で，SSRI はセロトニン系を賦活してドパミン放出を抑制し，パーキンソニズムを発現，悪化させることがある．スルピリドやチアプリドは血液脳関門を通過しにくいため，ドパミン D_2 受容体遮断作用をもつにもかかわらず，通常はパーキンソニズムを生じない．しかし，血液脳関門に障害がある血管障害合併者や高齢者ではパーキンソニズムを生じることがある．特に発熱，脱水などで身体の恒常性維持機構が障害された場合に生じやすい．実際には，未発症のパーキンソン病，レヴィ小体型認知症の運動障害がこれらの薬剤で顕在化する場合が多い．このような症例では原因薬除去でいったん症状は軽減するが，いずれ再燃する．ふらつき，悪心の訴えに対してメトクロプラミドが処方され，動けなくなる患者もいる．ドンペリドンは末梢性に抗ドパミン作用を発揮するが，中枢移行性が極めて低いため，パーキンソニズムをほとんど生じない．コリンエステラーゼ阻害薬はパーキンソン病患者の振戦を悪化させることがある．筋強剛，運動緩慢，嚥下障害が悪化することもあり，注意が必要である．

3. 治療
a. 薬剤性パーキンソニズム
　原因薬の中止が望まれる．中止困難であれば，ドパミン受容体遮断効果のより低い同効薬に変更する．精神症状が強く，中止も変更も困難であれば抗コリン薬を併用する．

b. パーキンソン病の症状が悪化した場合
　未発症のパーキンソン病が顕在化したか，既知のパーキンソニズムが悪化した場合も，原因薬の中止，変更を試みる．精神症状が強い場合はまず抗精神病薬で鎮静，改善を図り，意思疎通性が回復した後，錐体外路症状をより生じにくい薬物に変更することがある．

臨床に用いる際の注意点

　数日，数週単位で急速に進行するパーキンソニズムを診た場合には，薬剤性を疑い処方薬をチェックする必要がある．患者はしばしば長年服用している薬は安全と信じて申告しない．しかし，10 年以上服用している薬物でも，体調により急にパーキンソニズムを生じることがある．なお，精神症状の改善を優先し，パーキンソニズムの一時的悪化には目をつむらざるをえない場合がある．

文献

1) 厚生労働省．重篤副作用疾患別対応マニュアル―薬剤性パーキンソニズム．2006．（表は 2008 年に一部修正）
2) Seeman P, Tallerico T. Antipsychotic drugs which elicit little or no parkinsonism bind more loosely than dopamine to brain D2 receptors, yet occupy high levels of these receptors. Mol Psychiatry. 1998；3(2)：123-134.

検索式・参考にした二次資料

検索式：検索期間
PubMed 検索：1983/01/01〜2015/12/21
#1 （parkinsonism OR（Parkinson disease））AND（（adverse effect of drug）OR neuroleptics）
579 件

Q and A 2-5
悪性症候群の予防・治療はどうするか

> **回答**
> - 悪性症候群は抗パーキンソン病薬の中断で生じるが，脱水，発熱，感染症，顕著なウェアリングオフ，脳深部刺激療法などに関連して惹起されることもある．
> - 予防には，脱水，抗パーキンソン病薬の中断を避ける．
> - 治療には早期発見が重要であり，発熱を認めた場合は，これを念頭に置くべきである．
> - 軽症例には十分な飲水，補液・冷却を行う．
> - 重症例には抗パーキンソン病薬の増量，ダントロレンの点滴を考慮する．

背景・目的

　悪性症候群 malignant syndrome，parkinsonism-hyperpyrexia syndrome は，抗パーキンソン病薬の中断や減量で生じる．脱水，発熱，感染症，著明なウェアリングオフ，抗精神病薬使用なども誘因となる．DBS 後の発現も報告される．致死的な転帰をとることがあるため，パーキンソン病患者に発熱を認めたら，悪性症候群の可能性に注意を払い，迅速に適切な対応を行う必要がある．

解説

　2008 年 10 月以降，新たなエビデンスはない．「パーキンソン病ガイドライン 2011」に準じた治療アルゴリズムを図 1 に示す．

　悪性症候群は元々抗精神病薬の副作用として認識され，神経遮断薬悪性症候群 neuroleptic malignant syndrome と呼ばれた．抗精神病薬使用から 72 時間以内に生じる大量の発汗を伴う高体温（38.0℃以上）が特徴である．他に，錐体外路症状（筋強剛，無動，ジストニア，構音障害，嚥下障害），自律神経症状（頻脈，頻呼吸，血圧上昇など），横紋筋融解症などが出現する．血清ミオグロビンが上昇して腎不全を生じ，死に至ることもある．発症機序はよくわかっていないが，抗精神病薬による中枢ドパミン系の遮断が誘発すると考えられている．

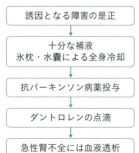

図 1 ｜パーキンソン病に合併した悪性症候群の治療アルゴリズム

パーキンソン病では抗精神病薬の使用がなくとも同様の症状を生じ，悪性症候群[1]の他，akinetic crisis[2]，パーキンソニズム異常高熱症候群（parkinsonism hyperpyrexia syndrome）[3]，acute akinesia[4]，neuroleptic malignant-like syndrome[5]などと呼ばれる．パーキンソン病患者ではドパミンニューロンが変性，脱落しているため，ドパミン補充療法薬の急な減量，中断で，抗精神病薬使用時と同様，ドパミン系伝達障害を生じる[6]．中断しなくとも感染症，手術侵襲，消化器疾患[5]，便秘，脱水，発熱，低栄養，疲弊，脳器質性疾患などの身体的要因，ウェアリングオフ時の急激な運動障害の悪化に関連しても生じる．もちろん，抗精神病薬などパーキンソニズムを悪化させうる薬物〔Q and A 2-4（158頁）を参照〕で生じることもある．DBS後17時間〜7日を経て同状態を生じる例も報告されている[7]．発熱や血清CK上昇が軽い場合もあり，注意を要する．

予防には抗パーキンソン病薬の急激な中断を避ける．薬物吸収障害の原因となる便秘の解消に努める．脱水，発熱，感染症などがみられた場合は原因疾患を治療するとともに，十分な補液を行う．パーキンソニズムを悪化させうる薬物を使用している場合は，悪性症候群誘発の可能性に留意するとともに，継続使用が必要か検討する．

治療には補液，冷却，全身管理，抗パーキンソン病薬投与が重要である（図1）．誘因となった身体合併症があれば治療し，誘発薬は中止する．軽症例は補液のみでも改善する．悪性症候群の状態では，抗パーキンソン病薬の効果が減弱していることがある[5,6]．重症例では筋強剛緩和目的でダントロレンの点滴を考慮する．

臨床に用いる際の注意点

早期発見，早期治療が重要であるため，パーキンソン病患者が発熱，大量発汗を起こしている場合は，悪性症候群を念頭に置くことが重要である．

文献

1) Friedman JH, Feinberg SS, Feldman RC. Neuroleptic malignant-like syndrome due to L-dopa withdrawal. Ann Neurol. 1984；16(1)：126.
2) Danielczyk W. Die Behadlung con akinetischen Krisen, Med Welt. 1973；24(33)：1278-1282.
3) Granner MA, Wooten GF. Neuroleptic malignant syndrome or parkinsonism hyperpyrexia syndrome. Semin Neurol. 1991；11(3)：228-235.
4) Takubo H, Harada T, Hashimoto T, et al. A collaborative study on the malignant syndrome in Parkinson's disease and related disorders. Parkinsonism Relat Disord. 2003；9(Suppl 1)：S31-S41.
5) Onofrj M. Thomas A. Acute akinesia in Parkinson disease. Neurology. 2005；64(7)：1162-1169.
6) Kipps CM, Fung VSC, Grattan-Smith P, et al. Movement disorder emergencies. Mov Disord. 2005；20(3)：322-334.
7) Govindappa ST, Abbas MM, Hosurkar G, et al. Parkinsonism Hyperpyrexia Syndrome following Deep Brain Stimulation. Parkinsonism Relat Disord. 2015；21(10)：1284-1285.

検索式・参考にした二次資料

検索式：検索期間
PubMed 検索：1983/01/01〜2015/12/21
#1 （Parkinson's disease）AND（(malignant syndrome) OR (Parkinsonism hyperpyrexia syndrome) OR (akinetic crisis) OR (acute akinesia) OR (neuroleptic-malignant like syndrome)）
11件

Q and A 2-6
外科手術や全身状態の悪化に伴い絶食しなくてはならないときにどう治療するか

回答

- 手術・絶食に際しては，神経内科医，外科医，麻酔科医，消化器内科医同士で十分な連携をとる．
- 手術前には可能な限り抗パーキンソン病薬を内服継続させ，症状増悪や合併症を予防する．
- 経口摂取困難な際には，L-ドパ/DCI 配合剤 100 mg につき L-ドパ 50〜100 mg 程度を静脈内に 1〜2 時間かけて点滴投与する．なお，症例や状況に応じて適宜投与量・投与時間の調整を行う．
- 低用量の抗パーキンソン病薬を内服中の症例には，従来薬よりも低い L-ドパ換算用量のロチゴチンへの切り替えを考慮する．アポモルヒネも短時間のレスキューには有用である．

背景・目的

　パーキンソン病患者が開腹手術など手術前後に絶食を要する手術を受ける場合，あるいはイレウスや頻回の嘔吐，誤嚥性肺炎などの全身状態の悪化に伴い経口摂取を中止せざるをえない場合には，他の抗パーキンソン病薬の投与方法を検討する必要がある．このことはパーキンソニズムの悪化や悪性症候群 malignant syndrome, parkinsonism-hyperpyrexia syndrome〔Q and A 2-5（162 頁）を参照〕の発症を回避するために臨床上重要な問題である．しかしながら，絶食時の対応については現在までのところ十分なエビデンスが少なく，少数例や単独例での症例報告，および経験豊富な専門医の判断によるところが大きい．

解説

　緊急手術時に経鼻胃管からの薬剤投与が有用であったとする症例報告がある[1]が，消化管が完全に使用できない際には選択不可能な方法であり，他の薬剤投与経路を模索する必要がある．抗パーキンソン病薬の内服薬中断では，症状の増悪や悪性症候群が問題となる[2]．これらは他の抗パーキンソン病薬による代替が不十分な際にも問題となり，十分量の代替薬でこれらを阻止することが必要不可欠である．

　代替の抗パーキンソン病薬の投与量については十分な配慮が必要である．従来内服していた抗パーキンソン病薬が有する長い半減期や長期作用，幻覚・精神症状などの副作用，ジスキネジアの発生による周術期管理への影響などを考慮すると，代替薬に切り替え直後の時点では従来内服薬の L-ドパ換算用量相当量 levodopa equivalent daily dose（LEDD）よりも低用量での代替で十分である症例も少なからず存在する．しかし長期経口摂取困難例では運動機能の改善，

ひいては予後改善のために十分量の抗パーキンソン病薬の投与が考慮されるべきである．よって症状や薬剤中断期間の長短などの状況により，適宜投与薬剤・投与量・投与方法の調整が必要である．

1. L-ドパ注射剤

L-ドパ注射剤は，本邦では添付文書上，1日量が50 mgまでとなっているが，特に進行期のパーキンソン病患者の運動症状のコントロールにおいては，本投与量では全く不十分であることを理解しておく必要がある．実際，従来内服していた抗パーキンソン病薬投与量よりも少ない不十分なL-ドパ静脈内投与で，手術後に悪性症候群を発症したとの症例報告がある[3]．経口摂取不可時にL-ドパ注の持続点滴を行ったパーキンソン病患者5例での検討では，L-ドパ注射剤を10 mg/時で投与すると血中濃度が1 μM となることが明らかにされた[4]．約2〜3 μM の血中濃度を維持できるようにL-ドパの持続点滴投与を20〜30 mg/時で1日10時間程度行ったとすると，1日量は計200〜300 mgとなる．この投与量は，1日L-ドパ/DCI配合剤を300 mg内服している患者を仮定した際に，「パーキンソン病治療ガイドライン2011」での「L-ドパ/末梢性ドパ脱炭酸酵素阻害薬（DCI）100 mgにつきL-ドパ50〜100 mgを静脈内に1〜2時間かけて点滴投与」と示されていた投与量とほぼ同量となる[4]．以上より，本ガイドライン作成委員会では，抗パーキンソン病薬の経口摂取困難な状況では，内服薬にかわるL-ドパ注射剤を十分量投与することを勧める．

なお，内服薬をL-ドパ静脈内投与に切り替えた際の正確な換算用量・換算式に関する明確な報告はない．切り替え直後は，周術期のジスキネジアや副作用の予防，および切り替え直前まで内服していた各種抗パーキンソン病薬が有する長い半減期や長期作用のもち越し分を考慮すると，LEDDよりも低めの投与量が望ましい場合もある．しかし長期経口摂取困難例では，全身の運動機能を十分に改善させ，予後を改善しその後の治療コスト軽減を図るためにも，十分量のパーキンソン病治療薬の代替投与を検討すべきである．

投与方法については，「パーキンソン病治療ガイドライン2011」では単回毎の投与が推奨されていたが，治療効果持続，運動合併症の安定したコントロールの必要性，副作用軽減の観点，症状・合併症に応じて適宜投与量を変更・決定できる利点などを考慮すると，持続点滴の方法も有用である可能性がある[2,5]．

2. ロチゴチン

術前に従来の治療薬からロチゴチンに切り替えた14例でのオープン研究での検討によると，切り替えが容易で忍容性があり副作用も少なかった[6]．ただし元々のLEDDが高い患者においてはロチゴチン単独投与では治療不十分が予想され[2]，L-ドパやアポモルヒネの併用も適宜考慮することが望ましい．ロチゴチン投与時も，L-ドパと同様，副作用やジスキネジアの予防，および抗パーキンソン病内服薬の長期作用を考慮し，代替当初はLEDDよりも低めの投与量（LEDD×0.55とする文献[1]がある）から開始してもよいであろう．本邦で投与可能なロチゴチン最高用量（36 mg/日）を考慮すると，ロチゴチン単剤で代替可能なLEDDは計算上，800 mg強/日程度が上限と考えられるが，嘔気・嘔吐や眠気・突発的睡眠，および精神症状などの副作用に十分留意してロチゴチン投与量を決定する必要がある〔第Ⅰ編第2章7「ロチゴチン」（50頁）を参照〕．

3. アポモルヒネ

　海外のレビューでは，L-ドパ換算用量が比較的多い患者に対する経皮持続皮下投与が推奨されている[1]．しかしながら本邦では，現時点では経皮持続皮下投与は承認されていない（2018年3月時点）．本邦で承認されている用法では，アポモルヒネの効果は単回投与による短時間のオフレスキューにとどまることに注意が必要である．使用に際しては，血圧低下や嘔気などの合併症に注意が必要である〔第Ⅰ編第2章8「アポモルヒネ」の項（55頁）を参照〕．

臨床に用いる際の注意点

　症例や状況毎に必要とされる代替薬の投与量は異なるため，最終的には個々のパーキンソン病患者の様子をその都度みながら薬剤を調整していくことが望ましい．手術に際しては周術期を通して外科医や麻酔科医と，消化器疾患で絶食時には消化器内科医との綿密な連携のもとに加療されることが望ましい．

▍文献

1) Brennan KA, Genever RW. Managing Parkinson's disease during surgery. BMJ. 2010；341：c5718.
2) Shimohata T, Shimohata K, Nishizawa M.［Perioperative management of Parkinson's disease］. Brain Nerve. 2015；67(2)：205-211.［Article in Japanese］.
3) Shinoda M, Sakamoto M, Shindo Y, et al.［Case of neuroleptic malignant syndrome following open heart surgery for thoracic aortic aneurysm with parkinson's disease］. Masui. 2013；62(12)：1453-1456.［Article in Japanese］.
4) 西川典子, 永井将弘, 久保 円, 他. 経口摂取不可時のParkinson病治療薬の検討. 神経治療学. 2011；28(6)：677-680.
5) Wüllner U, Kassubek J, Odin P, et al. Transdermal rotigotine for the perioperative management of Parkinson's disease. J Neural Transm（Vienna）. 2010；117(7)：855-859.
6) 西川典子. パーキンソン病治療-New Standards：絶食時の対応. Clin Neurosci. 2011；29(5)：516-517.

▍検索式・参考にした二次資料

検索式：検索期間
PubMed 検索：1983/01/01～2015/12/31
#1 （（("Parkinson Disease"［MH］OR parkinson［TIAB］）AND（"Levodopa/administration and dosage"［MH］OR "Antiparkinson Agents/administration and dosage"［MH］OR "Drug Administration Routes"［MH］）AND（"Perioperative Care"［MH］OR "Preoperative Care"［MH］OR "Postoperative Care"［MH］OR "Intraoperative Complications/prevention & control"［MH］））OR（"Levodopa"［MH］AND "Infusions, Intravenous"［MH］）AND "Surgery"［TW］AND "humans"［MH］AND（English［LA］OR Japanese［LA］）AND（"1983"［DP］:"2015"［DP］）
21件

医中誌検索：1983/01/01～2015/12/31
#1 （（（パーキンソニズム/TH OR parkinson病/AL OR パーキンソン病/AL）AND（（（絶食/TH OR 絶食/AL））OR（（（周術期/TH OR 周術期/AL））OR（（経口摂取不可時/TH OR 経口摂取不可時/AL））AND（投薬/AL OR 服薬/AL）））））AND（DT＝1983:2015 AND PT＝会議録除く）
21件

上記の検索式を用いて症例報告およびレビューを抽出し参考とした．
関連薬剤については，本邦における添付文書およびインタビューフォームも参考とした．

Q and A 2-7

妊娠した場合，抗パーキンソン病薬はどのように調整するか

回答

- 妊婦，授乳婦のいずれに対しても，本人の健康を優先し治療を行う．
- パーキンソン病の治療を要する妊婦に対しては，最低限の L-ドパ製剤の使用を考慮する．他の抗パーキンソン病薬については安全という十分なエビデンスがなく，使用に際しては，妊婦に対して禁忌の薬剤も多数あり，十分な注意と確認を要する．また，可能な限り禁忌薬以外の抗パーキンソン病薬による治療を考慮する．
- 授乳婦に対しては，授乳を避けるように指導する．

背景・目的

45歳以下，すなわち通常妊孕性があると考えられる年齢の女性のパーキンソン病患者数はそれほど多くなく，妊娠症例はまれであるため過去の症例報告数も少ない．抗パーキンソン病薬のなかには催奇形性を有するものや乳汁分泌抑制作用を有するもの，乳汁移行するものが多数あり，妊婦や授乳婦に対する使用に際しては十分な注意が必要である．

解説

本邦では妊婦に対してアマンタジン，タリペキソール，プラミペキソール，ロピニロール，ロチゴチン，ゾニサミド，ドロキシドパ，イストラデフィリンの使用は禁忌であり，これらの薬剤を使用した際には，胎児に対して催奇形性や出生時体重低下・生存率低下などの悪影響が及ぶ可能性がある．また授乳婦に対してはアマンタジンの使用は禁忌であり，その他の現在承認されているすべての抗パーキンソン病薬においても，投与しないことや授乳を避けさせることが添付文書にて明示されている（表1）．

1. 妊娠時の注意点

器官形成期における胎児への催奇形性を避けるため，妊娠の可能性がある女性のパーキンソン病患者に対しては，パーキンソン病の重症度，ADLなどを判定し，妊娠・出産が現実的かどうかについて家族，主治医，産科医，薬剤師などと相談のうえ，出産と妊娠についての情報提供および生活指導，服薬指導が必要である．すなわち，計画妊娠を推奨する．その際には，本人の健康と治療をまず優先する．また妊娠が予想される場合の抗パーキンソン病薬の選択については，可能であればL-ドパ製剤単剤にし，妊婦への投与が禁忌である薬剤を予め避けておくことが望ましい．

妊娠が判明した際には，可能な限り速やかに催奇形性が報告されている抗パーキンソン病薬

表1｜現在本邦で市販中の抗パーキンソン病薬の添付文書による妊婦・授乳婦への投与の際の禁忌・警告・注意事項

一般名	商品名	妊婦への投与							授乳婦への投与					
		禁忌	警告	投与しないことが望ましい	治療の有益性が危険性を上回る場合のみ投与	理由			禁忌	投与しないこと/しないことが望ましい	授乳を避けさせること	理由		
						①:動物実験で催奇形性	②:安全性が確立していない	③:その他				①:乳汁分泌抑制	②:乳汁移行	③:安全性が確立していない	④:その他
L-ドパ	ドパゾール®			○				ラットで初期発生への影響・胎児毒性		○		○	○	○	
L-ドパ/ベンセラジド	マドパー®			○		○				○				○	
L-ドパ/カルビドパ	メネシット®			○						○				○	
空腸投与用L-ドパ/カルビドパ配合剤	デュオドーパ®			○		○				○				○	
トリヘキシフェニジル	アーテン®			○			○			○				○	
エンタカポン	コムタン®				○			ラットで胎児骨化遅延		○				○	
L-ドパ/カルビドパ/エンタカポン	スタレボ®			○				ラットで胎児骨化遅延		○				○	
セレギリン	エフピー®				○					○				○	
ブロモクリプチン	パーロデル®			△		○	○	妊娠高血圧症候群患者に禁忌	△	○			×		産褥期高血圧患者に禁忌
カベルゴリン	カバサール®			△			○	妊娠中毒症患者に禁忌	△	○				○	産褥期高血圧患者に禁忌
ペルゴリド	ペルマックス®			○				ヒトで先天異常の報告あり		○		△(可能性)	不明	○	
タリペキソール	ドミン®	○						ラットで出生時体重低下・胎児体重低下		○				○	
プラミペキソール	ビ・シフロール®			○			○	ラットで妊娠率低下，生存胎児数減少，出生時体重低下		○				○	
プラミペキソール	ミラペックス®LA			○			○	ラットで妊娠率低下，生存胎児数減少，出生時体重低下		○				○	
ロピニロール	レキップ®			○		○		ラットで胎児毒性(体重減少，死亡数増加および指の奇形)		○				○	
ロピニロール	レキップ®CR	○						胎児毒性							
ロチゴチン	ニュープロ®パッチ			○			○	マウス・ラットで受胎能の低下，早期吸収胚の増加，出生時の生存性，発育および機能の低下		○				○	
アポモルヒネ	アポカイン®				○		○	ラットで出生時低体温，削痩，生存率低下および体重低値		○				○	
ドロキシドパ	ドプス®	○				○		ラットで胎児波状肋骨の増加，胎児仮死		○				○	ラットで児の発育抑制
アマンタジン	シンメトレル®	○	○			○		催奇形性が疑われる症例報告	○	○				○	
ゾニサミド	トレリーフ®			○			○	患者で奇形児出産の報告，マウス・ラット・イヌ・サルで流産・催奇形性，患者の児に呼吸障害		○				○	
イストラデフィリン	ノウリアスト®			○			○	ラット・ウサギで受胎率・着床率の低下，全児死亡した母動物の増加・催奇形性，哺乳期の生存率低値，など		○				○	ラットで出生時生存率低下，体重増加量低値

を中止することが望ましい．L-ドパやトリヘキシフェニジル，セレギリン，ブロモクリプチンなどを内服していた妊婦が無事に出産に至ったとの報告が散見されているが，症例報告レベルである．安全性は担保されておらず，もしどうしても使用する必要がある場合にはそれぞれの各薬剤の添付文書の指示に従うことが望ましい．またレビュー[1]によると，過去の24症例のうち過半数の14症例でパーキンソン病の症状悪化がみられており，妊娠期の症状増悪に注意が必要である．症状増悪の原因として，エストロゲンの低下によるメカニズムなどが提唱されている．

2. 出産後の注意点（特に授乳に関して）

抗パーキンソン病薬は乳汁分泌抑制作用を有するもの，乳汁移行するものがほとんどであり，現在承認されているすべての抗パーキンソン病薬において，授乳婦に投与しないことや授乳を避けさせることが添付文書にて明示されている．授乳婦に対しては有益性が危険性を十分上回ると判断される際にのみ使用することが望ましいと考えられる．抗パーキンソン病薬を内服中の授乳婦に対しては，授乳は避けるように伝え，人工乳などで対応するように指導するのが望ましい．

臨床に用いる際の注意点

パーキンソン病の妊婦に対しては，文献レビュー上はL-ドパ製剤が相対的には安全である．アゴニストを含む他の抗パーキンソン病薬については，安全という十分なエビデンスがないものの，安全であったという症例報告は散見されるため，必要時は最新の添付文書を参照し危険性/有益性を十分吟味のうえで，これらの薬剤を慎重に使用せざるをえない．ただし，妊婦に対して禁忌となっている薬剤の使用は避けるべきであり，授乳婦に対しては授乳をしないように指導する必要がある．

なお，妊娠中はパーキンソン病の症状は変動・増悪しやすいため，薬剤調整には十分注意が必要である．

文献

1) Robottom BJ, Mullins RJ, Shulman LM. Pregnancy in Parkinson's disease：case report and discussion. Expert Rev Neurother. 2008；8(12)：1799-1805.

検索式・参考にした二次資料

検索式：検索期間
PubMed検索：1983/01/01〜2015/12/31
#1 （"Parkinson Disease" [MH] OR "Parkinson" [TIAB]）AND（"levodopa" [TW] OR "Antiparkinson Agents" [TW]）AND（"Pregnancy" [MH] OR "Teratogenesis" [Mesh] OR "Abnormalities, Drug-Induced" [MH]）AND "humans" [MH] AND (English [LA] OR Japanese [LA]) AND ("1983" [DP] :"2015" [DP])
28件

医中誌検索：1983/01/01〜2015/12/31
#1 （((((((妊娠/TH OR 妊娠/AL)) OR ((胎児/TH OR 胎児/AL))) AND ((抗Parkinson病剤/TH) AND (SH＝毒性・副作用)))) AND (PT＝会議録除く AND CK＝ヒト)) AND (パーキンソニズム/TH OR parkinson病/AL OR パーキンソン病/AL)) OR (([母体胎児間物質交換]/TH) AND (抗Parkinson病剤/TH))
8件

本邦で承認されているすべての抗パーキンソン病薬の添付文書も参考とした．

Q and A 2-8
終末期を踏まえた医療およびケアはどうあるべきか

> **回答**
> - 治療による改善の余地はないか十分検討する．
> - QOL を重視した緩和医療が重要となる．
> - 必要に応じ，胃瘻，気管切開など侵襲的医療を考慮する．
> - 治療方針決定に際し，患者，家族の意思を尊重する．
> - 医療従事者は患者，家族の意思形成に必要となる適切な情報を提供する．
> - 患者，家族を含めた話し合いで，治療方針の決定が困難な場合，多専門職種の医療従事者からなる医療，ケアチームで協議し，医学的妥当性をもとに判断する．

背景・目的

　終末期は「臨死の状態で，死期が切迫している時期」であるが，多様であるため，あえて定義はされていない[1]．一般的対応については日本医師会[1]，厚生労働省[2]のガイドラインなどに詳しい．パーキンソン病の終末期は，長い時間をかけて徐々に身体，認知機能が低下していく経過が背景にあり，根治不能な現状では，全経過が緩和医療の対象となる．緩和医療の目的は，患者，家族が最良の QOL を得られることにある．本ガイドラインでは終末期を含めた高度進行期 late stage を中心に，対応方針を示す．

　パーキンソン病の進行期は，薬効が不安定になり運動合併症が出現した時期，あるいは姿勢反射障害が出現し，仕事や日常生活に支障を生じるようになった時期である．高度進行期は，薬物療法に反応しない運動症状（すくみ足，転倒，姿勢反射障害，嚥下障害，構音障害など）が出現し，認知機能障害，幻覚・妄想，起立性低血圧，排尿障害，便秘などの非運動症状も重篤化した段階と定義する．出現時期であるが，診断 10 年後には転倒 59％，オン時の姿勢反射障害 63％，すくみ足 87％，認知症 49％，幻覚・妄想 60％，低血圧 35％，尿失禁 41％ との報告がある[3]．この段階では患者のみならず，家族，介護者の QOL も低下する．また，骨折，窒息，脱水，肺炎，尿路感染などの合併症への緊急対応もしばしば必要となる．十分量投薬しても QOL を障害する運動症状，非運動症状（認知機能障害）が改善せず，身体合併症が反復ないし連続し，あるいは副作用のため十分な投薬ができず，最善の医療を尽くしても死に瀕するようになると，終末期 end stage となる．

　一般に，疾病の高度進行期においては疼痛や身体的，精神的問題症状を取り除くことを目的に，緩和ケア palliative care が行われる．緩和ケアの定義は世界保健機関 World Health Organization（WHO）によると，生命を肯定し，死を自然の過程と捉え，死を早めることも引き延ばすこともしない．疼痛やその他の不快な症状を緩和し，精神的ケアやスピリチュアルなケアを内包する．緩和ケアは癌患者への入院による終末期ケアとして始められたが，神経疾患でも脳梗塞，筋萎縮性側索硬化症 amyotrophic lateral sclerosis（ALS），認知症患者に対する緩和ケアの報告が散見される．ホスピスケアは看取りを中心に据えた対応である．パーキンソン病患者

への緩和ケア，ホスピスケアについての報告は少ないが，Miyasaki & Klugerの総説[4]，英国の国立医療技術評価機構National Institute for Health and Clinical Excellence（NICE）[5]のパーキンソン病治療ガイドラインが参考になる．

　パーキンソン病の進行は癌やALSと比べて緩やかであり，重症度も諸要因により変動するため，進行期といえども予後の予測は困難である．しばしば可否が議論される胃瘻であるが，その造設により十分な服薬が可能となり，栄養が改善して運動症状やQOLが改善することもまれではない．声門閉鎖術による嚥下機能改善でも同様な効果が得られる例がある．したがって，最良の治療が行われたうえでの高度進行状態か，改善の余地はないのか，まずは十分に吟味する必要がある．十分治療してもなお，重大な生活上の困難が存続する場合に，緩和ケア主体の医療を考慮する．その導入時期，方法に関しては，文化，宗教，生命倫理など，患者，家族，地域社会の価値観に配慮した対応が必要である．胃瘻や人工呼吸器装着など，侵襲的手段の是非については今後，国民間での幅広い議論と，一定の合意形成が望まれる．また，これらの問題について，患者，家族が適切な情報を得られるようにする必要がある．

解説

1. 高度進行期治療の方針

　進行期には，一般治療と並行して身体的，精神的，社会的苦痛を和らげ，患者，家族の最良のQOLを目指す緩和医療，ケアを考慮する．2017年に改訂されたNICEのパーキンソン病治療ガイドライン[5]では，緩和ケアにおいて，患者，家族目線で病気への対応を議論する機会を提供するよう提案している．この目的で伝え，議論すべき情報として，①進行するパーキンソン病症状，②治療薬で生じうる副作用，③アドバンス・ケア・プランニング，④将来における治療，介護の選択肢，⑤終末期に生じること，⑥利用できる社会資源などを挙げている．このような緩和ケアはパーキンソン病の診断時点から必要となる．

　高度進行期には上記問題がより大きくなり，緩和医療が主体の治療，ケアとなる．このような時期には，輸液，中心静脈栄養，経管栄養（胃瘻），人工呼吸器装着，気管切開，声門閉鎖，人工透析，昇圧薬投与など，侵襲的治療の導入についても判断が求められる．侵襲的手段の適応基準についての普遍的合意はなく，パーキンソニズムや合併症の重症度，心理社会的状況，患者，家族の希望，精神的充足度などを踏まえて決定する[6,7]．患者の年齢，認知機能障害度は判断の参考となる．家族のなかで意見がまとまらない場合や，医療従事者との話し合いのなかで，妥当で適切な医療内容についての合意が得られない場合，医療行為の開始・不開始，医療内容の変更，医療行為の中止などは，多専門職種の医療従事者から構成される医療・ケアチームによって，医学的妥当性と適切性をもとに慎重に判断されるべきである[1,2]．

　高度進行期には運動症状，認知機能障害により意思の疎通が困難となることがあるため，侵襲的手段による延命治療を望むか否かなどの意思確認はより早期から行っておくことが望まれる．この目的で事前指定（示）書を用いることがある．書式例としては，日本臨床倫理学会（http://sguare.umin.ac.jp/j-ethics/index.htm）のphysician orders for life sustaining treatment（POLST，医療処置に関する医師による指示書）などが参考になる．意思確認に先立って，疾患の症状や予後に関する十分な説明が必須であり，診断時点からの患者，家族に対する疾病教育もおろそかにはできない．意思決定は医療制度や社会の価値観に左右され，例えばオランダでは医師の意向が強く，一方米国では家族の意向がより強く反映される．

2. 緩和医療主体の治療，ケア導入時期

　緩和ケアは本来，疾患の診断がついた時点から開始するべきである[8]．病名告知時に詳しい病気の説明と楽観的な病気への対応を促すことは，よきQOL達成に重要であることが明らかになっている[9]．一方，高度に進行した状態では，治療による十分な運動症状改善効果が失われ，あるいは非運動症状のため増薬や治療継続が困難となる．このような段階で，運動症状治療優先から緩和医療主体の対応に切り替える．MacMahon & Thomas[10] は切り替え時期を，①抗パーキンソン病薬を許容範囲で増量しても改善がない，②手術療法も適応がない，あるいは③重度の身体合併症を生じた時点と定義している．目安となる具体的症状には誤嚥が重要であり[11]，感染症反復，運動症状の急な進行，誤嚥性肺炎，認知機能障害，体重減少，重大合併症も挙げられている．予測徴候に幻視，頻回転倒，軽度認知機能低下，介護施設入所がある[11]．ホスピス導入については一般的神経疾患を対象とした米国の基準で，①安静時呼吸困難，肺活量30％以下，安静時でも酸素が必要，②急速に進行した臥床状態，言語的意思疎通困難，嚥下食の必要などが挙げられている[6]．認知症進行も基準となる[6]．

　繰り返しになるが，高度進行期の医療やケアの目標は延命でなく，患者，家族の最良のQOLにあることを銘記するよう，医療，介護者の意識を変革する必要がある[11]．患者，家族のQOLが改善すると，生存期間の延長も期待できる．この目的から，家族の教育も重要である．家族が疾患の予後に関する知識や侵襲的治療の限界を理解した場合，緩和医療期患者の緊急入院が減少する[12]．

3. 多職種連携医療

　高度進行期には運動症状のみならず，非運動症状の検出，対応にも努め，最良のQOLを目指して総合的，全人的な医療，ケアを提供する必要がある．このためには主治医，特定病態の専門医，家庭医，看護師，介護士，リハビリテーション専門職，ケースワーカー，行政職，家族，ボランティアなどでチームをつくり，歩調を合わせて協力し合える態勢が望まれる．ケア計画を進めるにあたっては，疾患治療，経済的問題，生きる意志，心肺蘇生への希望などを念頭に置く．並行して介護者のQOLにも配慮が必要で，不眠，うつ，心血管障害などの精神，身体疾患に気を配る．

　なお，高度進行期患者の16〜45％が合併症のため年に1度以上救急搬送される[13]．その74％は抗パーキンソン病薬を不適切に減量・中止されており，61％がそのため後遺症を残す[13]．他科医との良い連携とともに，減薬に注意喚起できる家族教育の重要性が示唆される．

臨床に用いる際の注意点

　終末期の医療およびケアは患者，家族，社会の様々な価値観をもとに最終決定される問題であり，画一的な基準はない．患者，家族のQOLに配慮し，両者の意向を把握しながら対応する必要がある．高度進行期に疎通困難となる患者の意思確認には，事前指定（示）書が有用である．しかし，前もって表明された人間の意思は，状況により変化するものである[2]．本邦の医療，介護制度に沿った現実的対処法の現状把握と，その効果についての検証が期待される．

文献

1) 終末期医療に関するガイドラインについて．平成18・19年度 生命倫理懇談会 答申，日本医師会，2008.
2) 人生の最終段階における医療決定プロセスに関するガイドライン．厚生労働省2006作成，2015改訂．
3) Auyeung M, Tsoi TH, Mok V, et al. Ten year survival and outcomes in a prospective cohort of new onset Chinese Parkinson's disease patients. J Neurol Neurosurg Psychiatry. 2012；83(6)：607-611.
4) Miyasaki JM, Kluger B. Palliative care for Parkinson's disease：Has the time come? Curr Neurol Neurosci Rep. 2015；15(5)：26.
5) Palliative care. In：Parkinson's disease in adults. Nice guideline, National Institute for Health and Care Excellence. 2017：pp.19-22.
6) Boersma I, Miyasaki J, Kutner J, et al. Palliative care and neurology：time for a paradigm shift. Neurology. 2014；83(6)：561-567.
7) Walker RW, Churm D, Dewhurst F, et al. Palliative care in people with idiopathic Parkinson's disease who die in hospital. BMJ Support Palliat Care. 2014；4(1)：64-67.
8) Richfield EW, Jones EJ, Alty JE. Palliative care for Parkinson's disease：a summary of the evidence and future directions. Palliat Med. 2013；27(9)：805-810.
9) Global Parkinson's Disease Survey Steering Committee. Factors impacting on quality of life in Parkinson's disease：results from an international survey. Mov Disord. 2002；17(1)：60-67.
10) MacMahon DG, Thomas S. Practical approach to quality of life in Parkinson's disease：the nurse's role. J Neurol. 1998；245(Suppl 1)：S19-S822.
11) Walker RW. Palliative care and end-of-life planning in Parkinson's disease. J Neural Transm(vienna). 2013；120(4)：635-638.
12) Wye L, Lasseter G, Percivl J, et al. What works in "real life" to facilitate home deaths and fewer hospital admissions for those at end of life? Results from a realist evaluation to new palliative care services in two English countries. BMC Palliat Care. 2014；13：37.
13) Gerlach OH, Winogrodzka AN, Weber WE. Clinical problems in the hospitalized Parkinson's disease patient：systematic review. Mov Disord. 2011；26(2)：197-208.

検索式・参考にした二次資料

検索式：検索期間
PubMed 検索：1983/01/01〜2015/12/21
#1 (((terminal care) OR palliative care) OR hospice) AND ((Parkinson's disease) OR (neurological disease))
   100件

医中誌検索：1983/01/01〜2015/12/31
#1 (ターミナルケア OR 終末期医療) AND パーキンソン病
   25件

第 3 章 運動症状の治療

Q and A 3-1
振戦の治療はどうするか

> **回答**
> - 通常のパーキンソン病治療に準じた薬物療法を十分に行い，治療抵抗性かつ生活に支障を来している場合に，改善の程度と満足度を勘案して，抗パーキンソン病薬やその他を併用，あるいは手術療法を考慮する．

背景・目的

　静止時振戦は，パーキンソン病診断に極めて重要である．一方，その他にも姿勢時振戦，運動時振戦，orthostatic tremor が知られている．また姿勢時振戦の一型である re-emergent tremor は診断的価値が高く，静止時振戦が通常，動作開始により軽減されるのに対し，その姿勢を一定時間保つことにより出現する．日常生活では新聞を読んだり，電話を持った姿勢などでよく観察される．一般に薬剤反応性は良いが，なかには大変難治性で苦慮することもしばしば経験される．

解説

1. 薬物療法

　治療の主体は薬物療法であり，パーキンソン病治療をしっかりと行うことが基本である．抗パーキンソン病薬とそれ以外が用いられ，抗パーキンソン病薬は有効性，安全性から 3 群に分けられる．すなわち L-ドパと非麦角系ドパミンアゴニスト（プラミペキソール，ロピニロール，ロチゴチン），麦角系ドパミンアゴニスト（ブロモクリプチン，カベルゴリン，ペルゴリド）と抗コリン薬（トリヘキシフェニジルほか），さらに L-ドパ投与下でのセレギリン，エンタカポン，ゾニサミド，イストラデフィリンである．いずれも抗パーキンソン病薬として運動症状改善に有効であることから振戦にも有効である．それ以外には β ブロッカー（プロプラノロール），$\alpha\beta$ ブロッカー（アロチノロール），プリミドン，クロナゼパムなどが用いられる．国外ではクロザピン[1]（本邦保険適用外），カフェイン[2] に関しても報告された．

　L-ドパ，非麦角系ドパミンアゴニストについては，未治療パーキンソン病治療に準じて用いる．「パーキンソン病治療ガイドライン 2011」以降，プラミペキソールとロピニロールの徐放剤，ロチゴチン貼付剤が承認されたが，その臨床試験では振戦に限った解析は新たに報告されていない．

　麦角系ドパミンアゴニスト，抗コリン薬については，臨床上注意が必要である．すなわち前者は忍容性や年齢，職業などから非麦角系ドパミンアゴニストの使用が憚られる場合に，後者

はL-ドパ，非麦角系ドパミンアゴニストによる治療が不十分な場合で若年かつ認知機能が正常である場合に，変更または追加の選択を考慮する．トリヘキシフェニジルはL-ドパに追加してさらに改善が得られることも期待される一方で，長期使用剖検例でアルツハイマー病理の増強が示唆されている．

　L-ドパ投与下での各種併用薬剤については，セレギリン，エンタカポンではL-ドパ効果が増強される．ゾニサミドでは，「パーキンソン病治療ガイドライン2011」以降，アクチグラフィを用いた少数例の症例対照研究[3]が追加され，内服1か月後から振戦の軽減が認められ12か月間持続した．振戦に対する有効性は過去にも示されており，保険適用上はL-ドパ投与下でなおかつ他の治療薬との併用で用いる．イストラデフィリンでは，「パーキンソン病治療ガイドライン2011」以降，進行期パーキンソン病に対する運動症状改善効果およびオフ時間短縮効果を調べる臨床試験が行われ，有効性と安全性が認められ使用承認が得られた[4]．振戦に限った解析の報告はないが，運動症状改善用量での治療を試みてよい．一方，アマンタジンの振戦に対する効果は顕著ではない．なお「パーキンソン病治療ガイドライン2011」以降，セレギリンは未治療パーキンソン病に対する単独使用が承認された．論文発表はまだであるが，他剤と同様の理由から用いてよい．また同じMAOB阻害薬であるラサギリンは，国外ではL-ドパ治療中の進行期パーキンソン病を対象にラサギリンとエンタカポンのオフ時間短縮効果を調べた無作為化二重盲検比較試験[5]の下位研究[6]が報告され，オフ時の振戦には有効性が乏しいことが示された．

　その他，βブロッカー，プリミドンは「パーキンソン病治療ガイドライン2011」のとおり有効性も安全性も明らかではなく，クロナゼパム，αβブロッカーも同様に根拠は乏しいものの，これらの薬剤は本態性振戦の治療に用いられている事実があることから，それに準じた使用は考慮してもよい．クロザピン（本邦保険適用外）は小規模かつ後方視的研究[2]が報告されたが，安全性の問題から使用できない．カフェインの小規模なオープン試験[3]が報告され，静止時振戦が有意に改善した一方で，安全性の問題が指摘された．

2. 手術療法

　最善と考えられる薬物療法を施してもコントロールできない振戦に対して手術療法が検討される．視床腹中間核 ventral intermediate nucleus（Vim）破壊術とVim脳深部刺激療法 Vim deep brain stimulation（Vim-DBS）が有効であるが，詳細は第Ⅰ編第10章「手術療法」（77頁）で述べられる．「パーキンソン病治療ガイドライン2011」以降，caudal zona incerta（cZi）あるいは posterior subthalamic area を標的としたDBS[7]の有効性が報告された．片側優位な振戦型パーキンソン病で薬物療法では治療困難な14例を対象としてcZi-DBSを行い平均18.1か月の評価でUPDRS partⅢスコアは47.7％，振戦は82.2％改善した．cZi-DBSのみで静止時振戦が消失した症例が66.7％，動作時振戦が消失した症例が53.3％に認められた．筋強剛や運動緩慢に対する効果は，他の部位刺激に劣るものの，振戦に対する有効性が示唆された．

臨床に用いる際の注意点

　振戦は様々な要因により大きく影響されるため普遍的な基準で評価する必要があり，現在はMovement Disorder Society（MDS）-UPDRSを用いることが適切である．薬物療法は十分量な抗パーキンソン病薬で行い，そのうえで治療抵抗性か否かを判断する．

文献

1) Thomas AA, Friedman JH. Current use of clozapine in Parkinson disease and related disorders. Clin Neuropharmacol. 2010；33(1)：14-16.
2) Altman RD, Lang AE, Postuma RB. Caffeine in Parkinson's disease：a pilot open-label, dose-escalation study. Mov Disord. 2011；26(13)：2427-2431.
3) Mochio S, Sengoku R, Kono Y, et al. Actigraphic study of tremor before and after treatment with zonisamide in patients with Parkinson's disease. Parkinsonism Relat Disord. 2012；18(7)：906-908.
4) Mizuno Y, Kondo T；Japanese Istradefylline Study Group. Adenosine A2A receptor antagonist istradefylline reduces daily OFF time in Parkinson's disease. Mov Disord. 2013；28(8)：1138-1141.
5) Rascol O, Brooks DJ, Melamed E, et al. Rasagiline as an adjunct to levodopa in patients with Parkinson's disease and motor fluctuations（LARGO, Lasting effect in Adjunct therapy with Rasagiline Given Once daily, study）：a randomised, double-blind, parallel-group trial. Lancet. 2005；365(9463)：947-954.
6) Stocchi F, Rabey JM. Effect of rasagiline as adjunct therapy to levodopa on severity of OFF in Parkinson's disease. Eur J Neurol. 2011；18(12)：1373-1378.
7) Blomstedt P, Fytagoridis A, Åström M, et al. Unilateral caudal zona incerta deep brain stimulation for Parkinsonian tremor. Parkinsonism Relat Disord. 2012；18(10)：1062-1066.

検索式・参考にした二次資料

検索式：検索期間
PubMed 検索：1983/01/01〜2015/12/31
#1 （"Parkinson Disease/drug effects" [MAJR] OR "Parkinson Disease/drug therapy" [MAJR] OR "Parkinson Disease/prevention and control" [MAJR] OR "Parkinson Disease/rehabilitation" [MAJR] OR "Parkinson Disease/therapeutic use" [MAJR] OR "Parkinson Disease/therapy" [MAJR] OR "Antiparkinson Agents" [MAJR]）AND "Tremor" [MH] AND（Clinical Trial [PT] OR Meta-Analysis [PT] OR Practice Guideline [PT] OR Randomized Controlled Trial [PT]）AND（English [LA] OR Japanese [LA]）AND（"1983" [DP] :"2015" [DP]）
79 件

医中誌検索：1983/01/01〜2015/12/31
#1 （（（（（振戦/TH）AND（SH＝薬物療法））AND（Parkinson病/TH OR parkinson病/AL OR パーキンソン病/AL）））AND（PT＝会議録除く AND CK＝ヒト）））AND（DT＝1983:2015 AND PT＝症例報告除く
4 件

重要なオープン試験，症例対照研究，横断研究，症例報告もハンドサーチで追加した．
文献4)はハンドサーチで追加した．

Q and A 3-2
peak-dose ジスキネジアの治療はどうするか

回答

まずは以下を試みる（優先順位に明らかなエビデンスはなく，症例ごとに検討する）
- L-ドパの1回量を減量して投与回数を増やす．
- 併用している場合イストラデフィリン，MAOB阻害薬，エンタカポンを減量中止する．
- L-ドパの1日量を減量し，不足分をドパミンアゴニストの追加・増量で補う．
- アマンタジンの投与あるいは増量（本邦では上限は300 mg/日）．
- 上記を試みても調整が困難な場合はDBS（視床下核刺激術，淡蒼球刺激術）が有効である．両側性の手術はDBSを選択する．DBSを希望しない場合，適応外の場合はL-ドパ持続経腸療法も選択肢となる．

背景・目的

　L-ドパ誘発性ジスキネジアには，peak-doseジスキネジアとdiphasicジスキネジアとがある．いずれも進行期で症状の変動が明らかとなる時期にみられるようになり，L-ドパ治療4～6年で36%程度に発症する[1]．diphasicジスキネジアは，peak-doseジスキネジアに比べると頻度は低い．peak-doseジスキネジアはパーキンソニズムのオン時に現れ，L-ドパ血中濃度の高い時期に一致する．顔面，舌，頸部，四肢，体幹に舞踏運動として現れる．粗大に上下肢を動かすバリスム様であったり，ジストニア様の異常姿勢が目立ったりすることもある．diphasicジスキネジアはL-ドパの血中濃度の上昇期と下降期に二相性に出現し，オン時の間，ジスキネジアは消失している．下肢優位に出現し，反復性のバリスム様の動きやジストニアが目立つことが多い．脱神経したドパミン受容体への波状のドパミン刺激が重要な機序であると考えられている．L-ドパおよびL-ドパ/エンタカポン投与群における運動の日内変動の発現抑制に関するRCTについてサブ解析が行われており，そのなかでジスキネジアの発現は発症年齢，L-ドパの量，体重，エンタカポンの併用，女性などが危険因子として挙げられている[2]．

　peak-doseジスキネジアは薬剤の投与量が多いことが原因の1つであることが知られているため，最初に投与量が多いかどうかについて検討する．減量する場合は併用しているジスキネジア誘発作用の強い薬剤から減量，中止を試みる．そのうえでL-ドパの少量頻回投与への変更を行う．ドパミンアゴニストはL-ドパに比べてジスキネジアが起こりにくいので，ドパミンアゴニストの補充，置き換えを行う．アマンタジンはN-methyl-D-aspartate（NMDA）受容体遮断薬であり，抗ジスキネジア作用がある．経口による薬物療法で治療困難なジスキネジアは，L-ドパ持続経腸療法や手術療法を検討する．セロトニンアゴニスト，metabotropic glutamate（mGlu）受容体阻害薬，抗てんかん薬などがRCTで試みられているが，現在のところ，いずれも明らかな有効性は証明されていない．

解説

軽症の場合は，日常生活レベルを低下させないので治療は不要である．つまり，軽度のジスキネジアを消失させる必要は，通常ない．よって，日常生活に支障となるジスキネジア troublesome dyskinesia の治療について解説する．

L-ドパの1回量を減らして投与回数を増やすことによりL-ドパの血中濃度，脳内濃度のピークを下げ，できる限り持続的ドパミン刺激を試みる〔第I編第1章「L-ドパ」（25頁）参照〕．

イストラデフィリンを併用することでジスキネジアを増悪させる可能性があるため，減量ないし中止を考慮する[3-6]．〔第I編第9章「イストラデフィリン」（75頁）参照〕．

MAOB阻害薬を併用している場合は，ジスキネジアを増悪させる可能性があり，減量ないし中止を考慮する[7,8]．ただし，適切にL-ドパを減らせば，MAOB阻害薬は日常生活に支障となるジスキネジアへ悪化させることは証明されていない[9]〔第I編第3章「モノアミン酸化酵素B（MAOB）阻害薬」（58頁）参照〕．

エンタカポンは，L-ドパの半減期を延長させ血漿中濃度の最高値よりトラフを上げる作用が強いためオフ時間を短縮させる効果があり，適切にL-ドパを減らせば日常生活に支障となるジスキネジアを増加させることはない[10-14]．しかし，日常生活に支障となるジスキネジアが出ている状態のときはエンタカポンが原因になっている可能性があるので，中止を考慮する[9]〔第I編第4章「カテコール-*O*-メチル基転移酵素（COMT）阻害薬」（63頁）参照〕．

L-ドパを減量し，不足分をドパミンアゴニストの追加・増量〔第I編第2章「ドパミンアゴニスト」（34頁）参照〕で補う．進行期のパーキンソン病が多いので，ジスキネジアを抑制しながらオン時間を維持するためにL-ドパを減量していくと，補充するドパミンアゴニストが比較的大量に必要になることがある．その場合，精神症状などの副作用が発現しやすくなるので，常用量の範囲を超える場合には注意すべきである．

以上を試みても改善しない場合，あるいは薬剤の減量が難しい場合にアマンタジン投与を検討する．アマンタジンの投与あるいは増量は，パーキンソニズムを悪化させることなくジスキネジアを抑制する[15-17]．本邦では，アマンタジン投与の上限は300 mg/日である．アマンタジンの抗ジスキネジア効果は当初は顕著だが，時間とともに減弱し，8か月ほどで元の状態と同様になってしまう[15]．しかし，アマンタジンを投与されていた症例に対して実薬の継続もしくはプラセボへ変更するデザインのRCTが現在まで2つ報告されており，いずれもプラセボへ変更した症例は，日常生活に支障となるジスキネジアがアマンタジン中止群で有意に認められた[18,19]．つまり，アマンタジンの抗ジスキネジア効果は1年程度で見かけ上は減弱するものの，数年経過しても継続していると考えられる．ただし，アマンタジンは腎排泄であり，腎障害のある患者や高齢者では副作用に注意して低用量から開始する必要がある．

非定型抗精神病薬に関しては，クエチアピン25 mgとプラセボを比較した二重盲検交叉試験があるが，無効であった[20]．また，抗てんかん薬であるレベチラセタム（本邦保険適用外）のジスキネジアに関する有用性を検討した3報のRCTのうち，2報は有効である可能性が示唆され[21,22]，1報は無効[23]という結果だった．いずれも小さな規模の研究であり，レベチラセタムの有用性について結論付けることはできない．その他，セロトニンアゴニスト，mGlu受容体阻害薬などについても検討されているが，結論は出ていない[24]．

DBSは薬物療法で十分な効果が得られない場合に考慮する．ジスキネジアに対して視床下核刺激療法，淡蒼球刺激療法が有効である．淡蒼球内節破壊術は直接効果によりジスキネジアを抑制し，視床下核破壊術は主として薬物の減量によりジスキネジアを抑制する．ジスキネジ

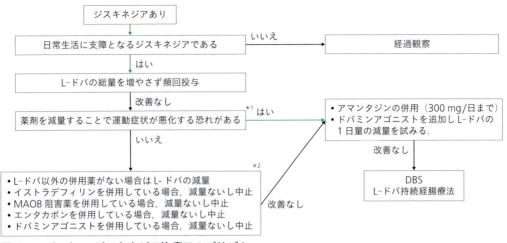

図1 | peak-dose ジスキネジア治療アルゴリズム
*1 薬剤を減量することでウェアリングオフが悪化する場合がある.
*2 優先順位に明らかなエビデンスはない.

アが問題となる症例の多くはパーキンソニズムの変動が顕著であることから,パーキンソニズムを改善する目的でも手術適応となることが多い.手術のターゲットや破壊術か刺激術かなど手術方法の選択は,パーキンソニズム,合併症のリスクに加えて各施設の経験を勘案して決められる〔Q and A 4-1～4-3「脳深部刺激療法」参照〕.

DBSを希望しない,もしくは適応外の患者に対してはL-ドパ持続経腸療法も適応となる.多施設で良くデザインされたRCTは1報のみしかないが,12週間の検討で,経口的L-ドパ療法と比較してジスキネジアのないオン時間,日常生活に支障となるジスキネジアのないオン時間についていずれも有意に延長している[25].

上記について,治療アルゴリズムを図1に示す.

臨床に用いる際の注意点

peak-doseジスキネジアの治療はL-ドパの投与方法の減量最適化を行ったうえで,ドパミンアゴニストでL-ドパを置き換える.アマンタジンは直接のジスキネジア抑制効果があるが,長期的には効果が減弱する可能性が指摘されている.手術療法の効果は確実であるが,種々の要素を検討して適応は慎重にすべきである.

文献

1) Ahlskog JE, Muenter MD. Frequency of levodopa-related dyskinesias and motor fluctuations as estimated from the cumulative literature. Mov Disord. 2001;16(3):448-458.
2) Warren Olanow C, Kieburtz K, Rascol O, et al. Factors predictive of the development of Levodopa-induced dyskinesia and wearing-off in Parkinson's disease. Mov Disord. 2013;28(8):1064-1071.
3) Mizuno Y, Hasegawa K, Kondo T, et al. Clinical efficacy of istradefylline (KW-6002) in Parkinson's disease: a randomized, controlled study. Mov Disord. 2010;25(10):1437-1443.
4) Mizuno Y, Kondo T. Adenosine A2A receptor antagonist istradefylline reduces daily OFF time in Parkinson's disease. Mov Disord. 2013;28(8):1138-1141.
5) Kondo T, Mizuno Y. A long-term study of istradefylline safety and efficacy in patients with Parkinso disease. Clin Neuropharmacol. 2015;38(2):41-46.

6) Chen W, Wang H, Wei H, et al. Istradefylline, an adenosine A₂A receptor antagonist, for patients with Parkinson's Disease：a meta-analysis. J Neurol Sci. 2013；324(1-2)：21-28.
7) Shoulson I, Oakes D, Fahn S, et al. Impact of sustained deprenyl (selegiline) in levodopa-treated Parkinson's disease：a randomized placebo-controlled extension of the deprenyl and tocopherol antioxidative therapy of parkinsonism trial. Ann Neurol. 2002；51(5)：604-612.
8) Parkinson Study Group. A randomized placebo-controlled trial of rasagiline in levodopa-treated patients with Parkinson disease and motor fluctuations：the PRESTO study. Arch Neurol. 2005；62(2)：241-248.
9) Stowe R, Ives N, Clarke CE, et al. Meta-analysis of the comparative efficacy and safety of adjuvant treatment to levodopa in later Parkinson's disease. Mov Disord. 2011；26(4)：587-598.
10) Myllylä VV, Kultalahti ER, Haapaniemi H, et al. Twelve-month safety of entacapone in patients with Parkinson's disease. Eur J Neurol. 2001；8(1)：53-60.
11) Brooks DJ, Sagar H, UK-Irish Entacapone Study Group. Entacapone is beneficial in both fluctuating and non-fluctuating patients with Parkinson's disease：a randomised, placebo controlled, double blind, six month study. J Neurol Neurosurg Psychiatry. 2003；74(8)：1071-1079.
12) Poewe WH, Deuschl G, Gordin A, et al. Efficacy and safety of entacapone in Parkinson's disease patients with suboptimal levodopa response：a 6-month randomized placebo-controlled double-blind study in Germany and Austria (Celomen study). Acta Neurol Scand. 2002；105(4)：245-255.
13) Fénelon G, Giménez-Roldán S, Montastruc JL, et al. Efficacy and tolerability of entacapone in patients with Parkinson's disease treated with levodopa plus a dopamine agonist and experiencing wearing-off motor fluctuations. A randomized, double-blind, multicentre study. J Neural Transm (Vienna). 2003；110(3)：239-251.
14) Mizuno Y, Kanazawa I, Kuno S, et al. Placebo-controlled, double-blind dose-finding study of entacapone in fluctuating parkinsonian patients. Mov Disord. 2007；22(1)：75-80.
15) Thomas A, Iacono D, Luciano AL, et al. Duration of amantadine benefit on dyskinesia of severe Parkinson's disease. J Neurol Neurosurg Psychiatry. 2004；75(1)：141-143.
16) da Silva-Júnior FP, Braga-Neto P, Sueli Monte F, et al. Amantadine reduces the duration of levodopa-induced dyskinesia：a randomized, double-blind, placebo-controlled study. Parkinsonism Relat Disord. 2005；11(7)：449-452.
17) Sawada H, Oeda T, Kuno S, et al. Amantadine for dyskinesias in Parkinson's disease：a randomized controlled trial. PLoS One. 2010；5(12)：e15298.
18) Wolf E, Seppi K, Katzenschlager R, et al. Long-term antidyskinetic efficacy of amantadine in Parkinson's disease. Mov Disord. 2010；25(10)：1357-1363.
19) Ory-Magne F, Corvol JC, Azulay JP, et al. Withdrawing amantadine in dyskinetic patients with Parkinson disease：the AMANDYSK trial. Neurology. 2014；82(4)：300-307.
20) Katzenschlager R, Manson AJ, Evans A, et al. Low dose quetiapine for drug induced dyskinesias in Parkinson's disease：a double blind cross over study. J Neurol Neurosurg Psychiatry. 2004；75(2)：295-297.
21) Wolz M, Löhle M, Strecker K, et al. Levetiracetam for levodopa-induced dyskinesia in Parkinson's disease：a randomized, double-blind, placebo-controlled trial. J Neural Transm (Vienna). 2010；117(11)：1279-1286.
22) Stathis P, Konitsiotis S, Tagaris G, et al. Levetiracetam for the management of levodopa-induced dyskinesias in Parkinson's disease. Mov Disord. 2011；26(2)：264-270.
23) Wong KK, Alty JE, Goy AG, et al. A randomized, double-blind, placebo-controlled trial of levetiracetam for dyskinesia in Parkinson's disease. Mov Disord. 2011；26(8)：1552-1555.
24) Schaeffer E, Pilotto A, Berg D. Pharmacological strategies for the management of levodopa-induced dyskinesia in patients with Parkinson's disease. CNS Drugs. 2014；28(12)：1155-1184.
25) Olanow CW, Kieburtz K, Odin P, et al. Continuous intrajejunal infusion of levodopa-carbidopa intestinal gel for patients with advanced Parkinson's disease：a randomised, controlled, double-blind, double-dummy study. Lancet Neurol. 2014；13(2)：141-149.

検索式・参考にした二次資料

検索式：検索期間
PubMed 検索：1983/01/01～2015/12/31
#1 ("parkinson disease" [majr] AND "therapy" OR "dyskinesia" OR "off") AND (review [pt] OR clinical trial [pt] OR meta-analysis [pt] OR practice guideline [pt] OR randomized controlled trial [pt]) AND (english [la] OR japanese [la]) AND ("1983" [dp]:"2015" [dp]) AND (("dopamine agonists" [mesh] OR "dopamine agonists" [pharmacological action]) OR ("dopamine agonist" [tw]) OR (bromocriptine* [tw]) OR (ropinirole* [tw]) OR (cabergoline* [tw]) OR (lisuride* [tw]) OR (pergolide* [tw]) OR (rotigotine* [tw]) OR (istradefylline* [tw]) OR (levetiracetam* [tw]) OR (entacapone* [tw]) OR (amantadine* [tw]) OR (zonisamide* [tw]) OR (rasagiline* [tw]) OR (selegiline* [tw]) OR (levodopa* [tw]))
3,513 件

医中誌検索：1983/01/01～2015/12/31
医中誌ではエビデンスとなる文献は見つからなかった．

Q and A 3-3
オン/オフの治療はどうするか

回答
- ウェアリングオフと no on, delayed on に対する治療に準じた対策を試みる.

背景・目的

オン/オフはスイッチを入れたり切ったりするように急激に症状が変動する現象で,ウェアリングオフが予測可能であるのに対して,オン/オフは予測不可能であることが特徴である.ウェアリングオフの高度なものは短時間に急激に症状が変化するためにオン/オフと誤解されることがあるが,ウェアリングオフではオン/オフと異なり,次の服薬までは改善することはない.一方,オン/オフは血中濃度に関係なく,つまり服薬のタイミングとは関係なく症状が変動する点で鑑別される.発症機序は十分に解明されていない.

解説

オン/オフ改善のエビデンスはほとんどない.本邦で行われたセレギリンの二重盲検試験では,セレギリンが有意にオン/オフを改善したと報告されている[1].先に述べたように,急激なL-ドパ血中濃度変動によりウェアリングオフがあたかもオン/オフのように見えることがあるので,ウェアリングオフに準じて治療をしてみる価値はある.また,no on, delayed on の病態の関与も示唆されているので,これらに準じた対策を講じる.

臨床に用いる際の注意点

運動症状の日内変動のうち,薬剤の服用とのタイミングにより予測可能な変動(すなわちウェアリングオフ)は,薬剤服用時刻の変更やCOMT阻害薬などの併用など,薬剤調整により改善可能である.no on, delayed on についてはL-ドパ服用方法の変更を考慮する.パーキンソニズムは不安などによっても変動しやすく,この場合は環境整備,抗不安薬の投与などが有効なことがあり,運動症状の日内変動がどのようなものなのかを正確に把握することが重要である.

文献
1) 近藤智善,後藤幾生,古和久幸,他.FPF1100(塩酸セレギリン)のパーキンソン病患者に対する臨床的有用性-プラセボを対照とした二重盲検群間比較試験.医学のあゆみ.1996;177(2):157-231.

■ 検索式・参考にした二次資料

検索式：検索期間
PubMed 検索：1983/01/01〜2015/12/31
#1　((("Parkinson Disease" [Majr] AND "Practice Guideline" [PT]) OR ("Parkinson Disease" [Majr] AND ("motor fluctuations" [TIAB] OR "motor complications" [TIAB] OR "motor skills/drug effects" [majr] OR "Levodopa/therapeutic use" [majr] OR "Levodopa/administration and dosage" [Majr]) AND "Double-Blind Method" [MeSH])) AND 1983 [PDAT] :2015 [PDAT] AND (English [LA] OR Japanese [LA]) AND "humans" [MeSH Terms])
　　324 件
上記の検索式を用いてランダム化二重盲検試験，メタ解析，システマティックレビューを抽出し参考とした．

医中誌検索：1983/01/01〜2015/12/31
#1　((Parkinson 病/TH OR パーキンソン病/AL)) AND (ウェアリングオフ/AL) AND (オン/AL AND オフ/AL) AND (運動合併症/AL) AND ((Levodopa/TH OR レボドパ/AL))
　　0 件
医中誌ではエビデンスとなる文献は見つからなかった．

Q and A 3-4
no on, delayed on の治療はどうするか

> **回答**
> - L-ドパの空腹時服用，懸濁液服用，1回服用量の増量，L-ドパ持続経腸療法などを考慮する．

背景・目的

no on は L-ドパを服用しても効果発現がみられない現象，delayed on は効果発現に時間を要する現象を呼び，いずれも L-ドパ吸収障害による場合が多い．

解説

いずれも L-ドパの吸収障害によると考えられる．L-ドパは小腸上部で吸収され，腸管および脳血液関門では LNAA（large neutral amino acid）システムと呼ばれるアミノ酸トランスポーターにより能動輸送される．したがって胃排出時間遅延，アミノ酸大量摂取などにより，吸収の遅れや吸収量の低下が出現する．L-ドパは空腹時服用，あるいは水に溶かして（懸濁液）の服用により，吸収速度が上昇し，ピーク濃度も上昇するので，空腹時服用，懸濁液での服用は試してみる価値がある．消化管運動を促進するために，ドンペリドン，モサプリドを併用するのも有用である．食後服用のまま，1回服用量を 150～200 mg に増量するとよいこともある．L-ドパの徐放剤（本邦未承認）と L-ドパ持続経腸療法は，L-ドパの安定した血中濃度を維持するために有用と考えられる[1]．

臨床に用いる際の注意点

no on，delayed on については，L-ドパ服用方法の変更を考慮する．運動症状の急速な改善を得るにはアポモルヒネの注射を考慮する．

文献

1) Rascol O, Perez-Lloret S, Ferreira JJ. New treatments for levodopa-induced motor complications. Mov Disord. 2015；30（11）：1451-1460.

検索式・参考にした二次資料

検索式：検索期間
PubMed 検索：1983/01/01～2015/12/31
#1 （("Parkinson Disease"［Majr］ AND "Practice Guideline"［PT］）OR（"Parkinson Disease"［Majr］AND（"motor fluctuations"［TIAB］OR "motor complications"［TIAB］OR "motor skills/drug effects"［majr］OR "Levodopa/

therapeutic use" [majr] OR "Levodopa/administration and dosage" [Majr]) AND "Double-Blind Method" [MeSH])) AND 1983 [PDAT] :2015 [PDAT] AND (English [LA] OR Japanese [LA]) AND "humans" [MeSH Terms]
324 件

上記の検索式を用いてランダム化二重盲検試験，メタ解析，システマティックレビューを抽出し参考とした．

医中誌検索：1983/01/01〜2015/12/31
#1 ((Parkinson 病/TH OR パーキンソン病/AL)) AND (ウェアリングオフ/AL) AND (オン/AL AND オフ/AL) AND (運動合併症/AL) AND ((Levodopa/TH OR レボドパ/AL))
0 件
医中誌ではエビデンスとなる文献は見つからなかった．

Q and A 3-5
off period ジストニアの治療はどうするか

回答

- まずウェアリングオフに対する治療を行い，薬剤調節によってオフ時間を短縮・消失させる．
- 早朝の off period ジストニアに対しては，長時間作用型ドパミンアゴニストを試みるか，起床時に少量の L-ドパを服用する．睡眠前に L-ドパまたはドパミンアゴニストを服用してもよい．
- 薬物療法で症状が十分改善しない場合は，ボツリヌス毒素治療や視床下核・淡蒼球内節に対する DBS を考慮する．

背景・目的

パーキンソン病患者におけるジストニアは，抗パーキンソン病薬誘発性ジスキネジアとして主としてオン時に出現する場合（on period ジストニア）と，抗パーキンソン病薬の効果が低下したオフ時に出現する場合（off period ジストニア）がある．したがって，まずジストニアの出現時間帯と抗パーキンソン病薬服薬時間との関係を明らかにする．

on period ジストニアの治療は，peak-dose ジスキネジアに準ずる．

off period ジストニアは，日中の特に夕方や夜遅い時間のオフ時に現れることもあるが，抗パーキンソン病薬の服薬間隔は通常就寝中が最も長いため，起床してから最初の内服薬の効果が現れるまでの間に生じやすい（早朝ジストニア）．Kidron ら[1] は 1 年以上 L-ドパ治療を受けた 207 例のパーキンソン病患者のうち 33 例（15.9%）に早朝ジストニア，20 例（9.7%）に日中の off period ジストニアが認められたと報告している．その後の報告でも，早朝ジストニアは 2 報[2,3] でともに進行期パーキンソン病の 16% にみられている．off period ジストニアは足にみられることが多く，下腿と足の筋に持続性の筋収縮が起こり，足趾や足関節が強く底屈して痛みを伴い，歩行は困難である．内反足に母趾背屈を伴う場合もある．まれに手や顔面筋にも生じることがある．

ジストニアは若年発症患者ほど生じやすい．特に *parkin* 遺伝子変異を伴う患者では，治療開始前のいずれかの時点で 78% がジストニアを呈するという[4]．しかし通常の特発性パーキンソン病ではジストニアは進行期にみられる症候であり，早期からみられる場合は遺伝性パーキンソニズムのほか，進行性核上性麻痺や大脳皮質基底核変性症，多系統萎縮症，Wilson 病，ドパ反応性ジストニアなど，他疾患を考慮すべきである．

解説

1. 薬物療法

まずはウェアリングオフに対する治療を行い，薬剤調節によってオフ時間を短縮・消失させ

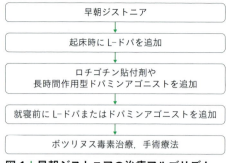

図 1 | 早朝ジストニアの治療アルゴリズム
日中の off period ジストニアはウェアリングオフ対策に準じて行う．

ることを目的とする．

　ウェアリングオフの治療方針は，基本的には持続的ドパミン刺激 continuous dopaminergic stimulation（CDS）の考え方に沿って行う．

　早朝の off period ジストニア（図 1）に対しては，起床直後に少量の L-ドパを服用するのが有効である．しかし効果が出るまでしばらく時間がかかるので，この間を床上で待てない場合は，睡眠前に L-ドパまたはドパミンアゴニストを服用してもよいが，夜間の悪夢が発生・増悪することがあるので注意する．日中，ドパミンアゴニスト速放剤を服用している場合はドパミンアゴニスト徐放剤（長時間作用型ドパミンアゴニスト）に変更し，さらに朝夕に分服するなどの工夫を試みる．ロチゴチン貼付剤は，287 例のパーキンソン病に対する RCT で，早朝ジストニアを有意に（$p<0.01$）改善したとの報告[5]があり，勧められる．

　ゾニサミドやイストラデフィリンなどの非ドパミン系薬剤も長時間作用が持続することが期待できるので，早朝ジストニアに対して試みてもよい．

　抗コリン薬やバクロフェン[6]，リチウム[7]などが日中の off period ジストニアに有効であったとする報告があるが，かなり以前のものであり，その後検証されていない．

　ボツリヌス毒素に関しては，足の off period ジストニアを伴うパーキンソン病患者 30 例の後脛骨筋，前脛骨筋，腓腹筋，長趾屈筋，長母趾伸筋に注射したオープン試験では，全例で 10 日以内に疼痛が改善し，ジストニアも軽減した．さらに 21 例では疼痛が 3〜7 か月間消失したという[8]．有害事象は生じておらず，ドパミン補充療法が奏効しない場合は試みてよい．

2. 手術療法

　薬物療法やボツリヌス毒素治療で off period ジストニアが十分改善しない場合は，手術療法を検討する．

　2009 年以降，off period ジストニアに対する手術療法で，その有効性を群間比較した新たな報告はない．「パーキンソン病治療ガイドライン 2011」で採用された off period ジストニアに対する手術効果を検討した報告は 10 報であった[9-18]．対象症例数は 8〜32 例，観察期間は 3 か月〜3 年で，視床下核破壊術・刺激療法，淡蒼球破壊術・刺激療法のいずれも有効性が高く，50% 以上でジストニアとそれに伴う疼痛が消失している．視床破壊術・刺激療法は多数例の試験はなく，有効性は判定できない．

臨床に用いる際の注意点

　まず，ジストニアの出現時間帯と抗パーキンソン病薬服薬時間から，on period ジストニアか off period ジストニアかを明らかにする．off period ジストニアに対しては，ドパミンアゴニスト徐放剤や非ドパミン系薬剤などを適切に組み合わせ，CDS となるよう工夫する．早朝ジストニアなどジストニアの出現時間が決まっていれば，その時間に合わせたドパミンアゴニストの補充もよい．定位脳手術の有効性は高いが，リスクを考慮して慎重に適応を検討する．

文献

1) Kidron D, Melamed E. Forms of dystonia in patients with Parkinson's disease. Neurology. 1987；37(6)：1009-1111.
2) Currie LJ, Harrison MB, Trugman JM, et al. Early morning dystonia in Parkinson's disease. Neurology. 1998；51(1)：283-285.
3) Cubo E, Gracies JM, Benabou R, et al. Early morning off-medication dyskinesias, dystonia, and choreic subtypes. Arch Neurol. 2001；58(9)：1379-1382.
4) Khan NL, Graham E, Critchley P, et al. Parkin disease：a phenotypic study of a large case series. Brain. 2003；126(Pt 6)：1279-1292.
5) Trenkwalder C, Kies B, Rudzinska M, et al. Rotigotine effects on early morning motor function and sleep in Parkinson's disease：a double-blind, randomized, placebo-controlled study (RECOVER). Mov Disord. 2011；26(1)：90-99.
6) Nausieda PA, Weiner WJ, Klawans HL. Dystonic foot response of Parkinsonism. Arch Neurol. 1980；37(3)：132-136.
7) Quinn N, Marsden CD. Lithium for painful dystonia in Parkinson's disease. Lancet. 1986；1(8494)：1377.
8) Pacchetti C, Albani G, Martignoni E, et al. "Off" painful dystonia in Parkinson's disease treated with botulinum toxin. Mov Disord. 1995；10(3)：333-336.
9) Laitinen LV, Bergenheim AT, Hariz MI. Leksell's posteroventral pallidotomy in the treatment of Parkinson's disease. J Neurosurg. 1992；76(1)：53-61.
10) Baron MS, Vitek JL, Bakay RA, et al. Treatment of advanced Parkinson's disease by posterior GPi pallidotomy：1-year results of a pilot study. Ann Neurol. 1996；40(3)：355-366.
11) Limousin P, Krack P, Pollak P, et al. Electrical stimulation of the subthalamic nucleus in advanced Parkinson's disease. N Engl J Med. 1998；339(16)：1105-1111.
12) Volkmann J, Sturm V, Weiss P, et al. Bilateral high-frequency stimulation of the internal globus pallidus in advanced Parkinson's disease. Ann Neurol. 1998；44(6)：953-961.
13) Honey CR, Stoessl AJ, Tsui JK, et al. Unilateral pallidotomy for reduction of parkinsonian pain. J Neurosurg. 1999；91(2)：198-201.
14) Krack P, Pollak P, Limousin P, et al. From off-period dystonia to peak-dose chorea. The clinical spectrum of varying subthalamic nucleus activity. Brain. 1999；122(Pt 6)：1133-1146.
15) Loher TJ, Burgunder JM, Weber S, et al. Effect of chronic pallidal deep brain stimulation on off period dystonia and sensory symptoms in advanced Parkinson's disease. J Neurol Neurosurg Psychiatry. 2002；73(4)：395-399.
16) Kleiner-Fisman G, Fisman DN, Zamir O, et al. Subthalamic nucleus deep brain stimulation for parkinson's disease after successful pallidotomy：clinical and electrophysiological observations. Mov Disord. 2004；19(10)：1209-1214.
17) 大島秀規，小林一太，笠井正彦，他．ドパ誘発性 dyskinesia に対する視床下核刺激療法の効果．機能脳神外．2003；42(1)：49-52.
18) Alvarez L, Macias R, Lopez G, et al. Bilateral subthalamotomy in Parkinson's disease：initial and long-term response. Brain. 2005；128(Pt 3)：570-583.

検索式・参考にした二次資料

検索式：検索期間
PubMed 検索：1983/01/01〜2015/12/31
#1　((parkinson disease [MAJR]) AND (therapy OR treatment)) AND dystonia [TI] AND (English [LA] OR Japanese [LA]) AND ("1983" [PDAT] :"2014" [PDAT])
　　109 件

医中誌検索：1983/01/01〜2015/12/31
医中誌では参考となる文献は見つからなかった．

オープン試験でも 10 例以上を検討しているものはハンドサーチで追加した．

Q and A 3-6
すくみ足の治療はどうするか

> **回答**
> - ウェアリングオフがない場合のすくみ足や，ウェアリングオフのオフ時に出現するすくみ足の場合は，ウェアリングオフ対策を含めた抗パーキンソン病薬の用量調節を行う．
> - ドパミン補充療法に抵抗性のオン時のすくみ足には，外界からの聴覚・視覚キュー刺激を用いることが勧められる．ドロキシドパを用いてもよい．

背景・目的

パーキンソン病におけるすくみ足は一般に考えられているよりも頻度が高く，最近の研究では 6,620 例中 47% に認められている[1]．罹病期間が長く，より進行期の患者に多くみられ，振戦優位型よりも無動強剛型で頻度が高い．急がされたときや狭い通路の通過時，方向転換時に生じやすいため，エスカレーターや電車の昇降時に後方から押されて転倒したり，台所や風呂場で向きを変えようとして転倒したりするなど，日常生活に支障が大きい．すくみ足は心理的な状況で変化しやすく，自動車運転中に急にすくんでブレーキが踏めず，交通事故の原因になることもある[1]．すくみ足は，階段を上る，床に描いた線をまたぐなど目印があると軽減する．この現象は矛盾性運動 kinésie paradoxale（仏）として知られ，治療に応用されている．

解説

すくみ足の治療には，まずウェアリングオフの有無を確認する（図 1）．

ウェアリングオフがなく，すくみ足が生じている場合は，治療薬の用量が不十分と考えられ，抗パーキンソン病薬を増量する．

ウェアリングオフが認められる場合は，すくみ足が主としてオフ時に認められるのか，オン時に目立つのかを確認する．オフ時のすくみ足はウェアリングオフの対策に準じた薬剤調節をし，オフ時間をなくすことで対処する．

一方，筋強剛や無動が改善しているオン時にみられるすくみ足は，ドパミン補充療法に抵抗性と考えられ，治療が困難である．

1. 薬物療法

オン時のすくみ足に対して，RCT で有効性が確認されている薬剤はドロキシドパのみで[2]，追試はないが試みてもよい．Fukada ら[3]は，少数例でのオープン試験ながら，ドロキシドパと COMT 阻害薬の併用群が，ドロキシドパ群，COMT 阻害薬群に比して L-ドパ抵抗性のすくみ足が有意に改善したと報告し，COMT 阻害薬がドロキシドパの血中濃度を高めたためではないかと推察している．また，経験的治療としてタンドスピロン，デュロキセチン，イストラデフィリンなどが試みられる．

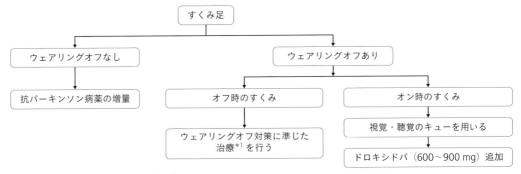

図 1｜すくみ足の治療アルゴリズム
＊1　第Ⅱ編 CQ 2 を参照

　オン時のすくみ足の機序は明らかではないが，L-ドパ治療によってドパミン神経が安静時にも常に発火しており，運動開始時に必要量のドパミンを放出するために発火頻度を増加させるダイナミックレンジが低下するためではないかとの説もある．実際に臨床現場では，L-ドパやドパミンアゴニストを減量することですくみ足が改善することがあるので，運動症状の増悪に注意しながら試みてよい．

　カフェインはアデノシン A_{2A} 受容体拮抗作用によって，一部の患者のすくみ足に有効と報告された[4]が，耐性を生じ，効果は一過性である．類似の作用機序を有するイストラデフィリンがすくみ足に対して有効性を有することが期待される．

　アマンタジン点滴静注については 2 報[5,6]のプラセボ対照 RCT がある．2〜5 日の点滴治療直後には，いずれの試験もすくみ足は改善しなかったが，2〜4 週間後に改善がみられたという．さらに検証が必要である．

　メチルフェニデートについては 2 報のプラセボ対照 RCT[7,8]と 1 報のオープン試験[9]があるが，有効・無効の両結果がある．本邦ではパーキンソン病に対する保険適用はない．

　下腿三頭筋へのボツリヌス毒素 A 注射は 2 報のプラセボ対照 RCT[10,11]において，ボツリヌス毒素 B 注射は 1 報のプラセボ対照 RCT[12]において，いずれも無効であった．

2. 運動療法

　Tomlinson ら[13]は，歩行障害に対する運動療法の有効性をメタ解析によって検討した．39 試験，1,827 例のパーキンソン病患者において，全身運動療法，トレッドミル，キュー訓練，ダンス，武道などを施行した群では，しなかった群より平均歩行速度が有意に速くなり（0.04 m/s, $p = 0.0002$），freezing of gait questionnaire（FOG-Q）スコアが有意に改善（1.41 点，$p = 0.02$）した．運動療法の方法による違いは明らかではなかった．

　音楽療法やダンスは，有効性を示す個別の報告はあるが，RCT のメタ解析では，6 試験，168 例のパーキンソン病患者において，歩幅や歩行速度の改善は認められたが，すくみ足への有意な効果は示されなかった[14]．施行法の改善が期待される．

　外界からのキュー（刺激）を用いた訓練のすくみ足への有効性は，「パーキンソン病治療ガイドライン 2011」で引用された RESCUE trial[15]以降も多くの報告がある[16-19]．いずれも視覚キューや聴覚キューを用いた運動訓練のランダム化クロスオーバー比較試験・オープン試験で，自覚的にも他覚的にもすくみ足が有意に改善した．

　日常においては，運動・感覚トリックが歩行開始時のすくみ足からの解放に役立つ[20]．前に進めようと思う足をいったん上に上げたり後ろに引いてから前に出すといった体重移動や，体

全体をゆすってリズムをとる，横向きに歩く，かけ声をかける，床に線を想像する，L字形杖を用いる，他人の歩行を見て真似る，などである．すくみ足のある患者は前に転倒するので，膝パッドやリストガード，ヘルメットなどが外傷軽減に有効である．また，歩行器などの歩行補助具はすくみ足を軽減し，転倒防止に役立つ．

3. 手術療法

視床下核脳深部刺激療法 subthalamic nucleus deep brain stimulation（STN-DBS）はオフ時のすくみ足には有効だが，オン時のすくみ足の改善は一過性である．しかし，両側 STN-DBS によってオン時のすくみ足が5年間にわたって改善した[21]との報告もある．また，STN-DBS において，130 Hz から 80 Hz への変更によるすくみ足の改善[22,23]，脚橋被蓋核刺激[24]，視床下核と黒質網様部の同時刺激[25]がすくみ足に有効，との報告もある．

臨床に用いる際の注意点

すくみ足は，転倒による骨折や頭部打撲，交通事故につながることもあり，注意が必要である．オフ時に出現するすくみ足と，オン時に目立つすくみ足とでは治療方針が異なる．すくみ足が出現する時間帯と服薬時間との関連，他のパーキンソニズムの程度を参考にして，いずれであるかを見極めて対策を考える．薬剤は確実に有効といえるものはなく，キューの活用や運動療法を行う．ドパミン作動薬を減量することですくみ足が改善する症例もあるが，運動症状の増悪に十分注意する．

文献

1) Macht M, Kaussner Y, Möller JC, et al. Predictors of freezing in Parkinson's disease : a survey of 6,620 patients. Mov Disord. 2007 ; 22(7) : 953-956.
2) 楢林博太郎, 近藤智善, 中西孝雄, 他. パーキンソン病における L-DOPS の治療効果-レボドーパ基礎治療例におけるプラセボを対照薬とした二重盲検比較法による検討. 臨評価. 1987 ; 15(3) : 423-457.
3) Fukada K, Endo T, Yokoe M, et al. L-threo-3,4-dihydroxyphenylserine (L-DOPS) co-administered with entacapone improves freezing of gait in Parkinson's disease. Med Hypotheses. 2013 ; 80(2) : 209-212.
4) Kitagawa M, Houzen H, Tashiro K. Effects of caffeine on the freezing of gait in Parkinson's disease. Mov Disord. 2007 ; 22(5) : 710-712.
5) Lee JY, Oh S, Kim JM, et al. Intravenous amantadine on freezing of gait in Parkinson's disease : a randomized controlled trial. J Neurol. 2013 ; 260(12) : 3030-3038.
6) Kim YE, Yun JY, Yang HJ, et al. Intravenous amantadine for freezing of gait resistant to dopaminergic therapy : a randomized, double-blind, placebo-controlled, cross-over clinical trial. PLoS One. 2012 ; 7(11) : e48890.
7) Moreau C, Delval A, Defebvre L, et al. Methylphenidate for gait hypokinesia and freezing in patients with Parkinson's disease undergoing subthalamic stimulation : a multicentre, parallel, randomised, placebo-controlled trial. Lancet Neurol. 2012 ; 11(7) : 589-596.
8) Espay AJ, Dwivedi AK, Payne M, et al. Methylphenidate for gait impairment in Parkinson disease : a randomized clinical trial. Neurology. 2011 ; 76(14) : 1256-1262.
9) Devos D, Krystkowiak P, Clement F, et al. Improvement of gait by chronic, high doses of methylphenidate in patients with advanced Parkinson's disease. J Neurol Neurosurg Psychiatry. 2007 ; 78(5) : 470-475.
10) Gurevich T, Peretz C, Moore O, et al. The effect of injecting botulinum toxin type a into the calf muscles on freezing of gait in Parkinson's disease : a double blind placebo-controlled pilot study. Mov Disord. 2007 ; 22(6) : 880-883.
11) Wieler M, Camicioli R, Jones CA, et al. Botulinum toxin injections do not improve freezing of gait in Parkinson disease. Neurology. 2005 ; 65(4) : 626-628.
12) Fernandez HH, Lannon MC, Trieschmann ME, et al. Botulinum toxin type B for gait freezing in Parkinson's disease. Med Sci Monit. 2004 ; 10(7) : CR282-284.
13) Tomlinson CL, Patel S, Meek C, et al. Physiotherapy versus placebo or no intervention in Parkinson's disease. Cochrane Database Syst Rev. 2013 ; (9) : CD002817.
14) de Dreu MJ, van der Wilk AS, Poppe E, et al. Rehabilitation, exercise therapy and music in patients with Parkinson's

disease : a meta-analysis of the effects of music-based movement therapy on walking ability, balance and quality of life. Parkinsonism Relat Disord. 2012 ; 18(Suppl 1) : S114-S119.
15) Nieuwboer A, Kwakkel G, Rochester L, et al. Cueing training in the home improves gait-related mobility in Parkinson's disease : the RESCUE trial. J Neurol Neurosurg Psychiatry. 2007 ; 78(2) : 134-140.
16) Fietzek UM, Schroeteler FE, Ziegler K, et al. Randomized cross-over trial to investigate the efficacy of a two-week physiotherapy programme with repetitive exercises of cueing to reduce the severity of freezing of gait in patients with Parkinson's disease. Clin Rehabil. 2014 ; 28(9) : 902-911.
17) Kadivar Z, Corcos DM, Foto J, et al. Effect of step training and rhythmic auditory stimulation on functional performance in Parkinson patients. Neurorehabil Neural Repair. 2011 ; 25(7) : 626-635.
18) Espay AJ, Baram Y, Dwivedi AK, et al. At-home training with closed-loop augmented-reality cueing device for improving gait in patients with Parkinson disease. J Rehabil Res Dev. 2010 ; 47(6) : 573-581.
19) Donovan S, Lim C, Diaz N, et al. Laserlight cues for gait freezing in Parkinson's disease : an open-label study. Parkinsonism Relat Disord. 2011 ; 17(4) : 240-245.
20) Stern GM, Lander CM, Lees AJ. Akinetic freezing and trick movements in Parkinson's disease. J Neural Transm Suppl. 1980 ; (16) : 137-141.
21) Romito LM, Contarino MF, Vanacore N, et al. Replacement of dopaminergic medication with subthalamic nucleus stimulation in Parkinson's disease : long-term observation. Mov Disord. 2009 ; 24(4) : 557-563.
22) Sidiropoulos C, Walsh R, Meaney C, et al. Low-frequency subthalamic nucleus deep brain stimulation for axial symptoms in advanced Parkinson's disease. J Neurol. 2013 ; 260(9) : 2306-2311.
23) Ricchi V, Zibetti M, Angrisano S, et al. Transient effects of 80 Hz stimulation on gait in STN DBS treated PD patients : a 15 months follow-up study. Brain Stimul. 2012 ; 5(3) : 388-392.
24) Nosko D, Ferraye MU, Fraix V, et al. Low-frequency versus high-frequency stimulation of the pedunculopontine nucleus area in Parkinson's disease : a randomised controlled trial. J Neurol Neurosurg Psychiatry. 2015 ; 86(6) : 674-679.
25) Weiss D, Walach M, Meisner C, et al. Nigral stimulation for resistant axial motor impairment in Parkinson's disease? A randomized controlled trial. Brain. 2013 ; 136(Pt 7) : 2098-2108.

検索式・参考にした二次資料

検索式：検索期間
PubMed 検索：1983/01/01～2015/12/31
#1 ((("Parkinson Disease/drug effects"［MAJR］OR "Parkinson Disease/drug therapy"［MAJR］OR "Parkinson Disease/therapy"［MAJR］OR "Antiparkinson Agents"［MAJR］)) AND ((freezing/TH) OR (frozen/TH)) AND (Clinical Trial［PT］OR Meta—Analysis［PT］OR Practice Guideline［PT］OR Randomized Controlled Trial［PT］) AND (English［LA］OR Japanese［LA］) AND ("1983"［DP］:"2014"［DP］)
67 件

医中誌検索：1983/01/01～2015/12/31
医中誌では参考となる文献は見つからなかった．

オープン試験でも 10 例以上を検討しているものはハンドサーチで追加した．

Q and A 3-7
diphasic ジスキネジアの治療はどうするか

> **回答**
> - diphasic ジスキネジアの薬物療法として有効性を明確に示したエビデンスはない．
> - 持続的ドパミン受容体刺激療法に基づく治療理論のもとで，抗パーキンソン病薬の1回内服量や内服回数あるいは持続投与など患者個々に工夫する．
> - 手術療法では，少なくとも STN-DBS の有効性が期待できる．

背景・目的

　diphasic ジスキネジアは，L-ドパ誘発性ジスキネジアの一型として1975年に Barbeau[1]) により提唱され，L-ドパの血中濃度の上昇期と下降期に二相性に出現することからそう呼ばれる．頻度は peak-dose ジスキネジアより低いが，臨床的には同程度の問題症状と考えられる．いずれも進行期で症状の変動が明らかとなる時期にみられるようになり，L-ドパ治療開始から4～6年で36%程度に発症する[2)]．diphasic ジスキネジアの治療は通常のL-ドパ誘発性ジスキネジアととらえて行われることが実際的であるため，diphasic ジスキネジアのみを標的とした臨床試験は少ない．

解説

　diphasic ジスキネジアは薬物動態学的にはL-ドパ血中濃度が比較的低いときに起こる．したがって，治療はより持続的なドパミン受容体刺激を目指して行うことが理論的である．しかし，それを検証するための大規模臨床試験は行われていないうえに，対象が少数だったり試験デザインがオープン試験であったりと，エビデンスを問える報告はない．古くは，L-ドパの内服治療では著しい症状変動を呈していた10例を持続静注に変更したら，うち2例の diphasic ジスキネジアが抑制されたという報告がある[3)]．またL-ドパ/ベンセラジド配合剤の徐放剤もまた diphasic ジスキネジアに有効であったとするオープン試験がある[4)]．他に抗パーキンソン病薬ではドパミンアゴニストとアマンタジンの報告[5-7)]があるが，ドパミンアゴニストで用いられていたのはアポモルヒネ持続皮下注射と lisuride 持続静脈内投与で，いずれも本邦では未承認薬であった．抗パーキンソン病薬以外では抗コリン薬 etybenzatropine とジアゼパムの小規模オープン試験の報告[8)]があり，有効であったという．以上のように，「パーキンソン病治療ガイドライン2011」以降，臨床試験の報告は行われていない．

　手術療法については，L-ドパ誘発性ジスキネジア全般に対する治療の概要と大きく違いはないと考えられる．比較的最近，視床下核 subthalamic nucleus（STN）をターゲットとするDBS の効果を検討した報告[8,9)]がある．diphasic ジスキネジア6例を対象に STN-DBS を施行し，平均21.5か月間の観察期間で3例は diphasic ジスキネジアが消失，他2例で改善，悪化したのは1例のみであった．進行期パーキンソン病8例を対象に STN-DBS の有効性を検討

した報告では，運動症状の改善によりL-ドパ投与量が47%減少し，DBSによる持続刺激との組み合わせによりdiphasicジスキネジアおよびpeak-doseジスキネジアの持続時間は52%，重症度は68%改善した．しかし，これらの結果を検証するための大規模臨床試験は行われていない．

臨床に用いる際の注意点

　diphasicジスキネジアにはエビデンスに基づく薬物療法，手術療法はない．しかし薬物療法では持続的ドパミン受容体刺激療法に基づく治療の有効性が，また手術療法では少なくともSTN-DBSの有効性が期待できるものと考えられる．

文献

1) Barbeau A. Letter：Diphasic dyskinesia during levodopa therapy. Lancet. 1975；305(7909)：756.
2) Ahlskog JE, Muenter MD. Frequency of levodopa-related dyskinesias and motor fluctuations as estimated from the cumulative literature. Mov Disord. 2001；16(3)：448-458.
3) Quinn N, Parkes JD, Marsden CD. Control of on/off phenomenon by continuous intravenous infusion of levodopa. Neurology. 1984；34(9)：1131-1136.
4) Pezzoli G, Tesei S, Ferrante C, et al. Madopar HBS in fluctuating parkinsonian patients：two-year treatment. Mov Disord. 1988；3(1)：37-45.
5) Luquin MR, Scipioni O, Vaamonde J, et al. Levodopa-induced dyskinesias in Parkinson's disease：clinical and pharmacological classification. Mov Disord. 1992；7(2)：117-124.
6) Durif F, Deffond D, Dordain G, et al. Apomorphine and diphasic dyskinesia. Clin Neuropharmacol. 1994；17(1)：99-102.
7) Paci C, Thomas A, Onofrj M. Amantadine for dyskinesia in patients affected by severe Parkinson's disease. Neurol Sci. 2001；22(1)：75-76.
8) Kim HJ, Lee JY, Kim JY, et al. Effect of bilateral subthalamic deep brain stimulation on diphasic dyskinesia. Clin Neurol Neurosurg. 2008；110(4)：328-332.
9) Krack P, Pollak P, Limousin P, et al. From off-period dystonia to peak-dose chorea. The clinical spectrum of varying subthalamic nucleus activity. Brain. 1999；122(Pt 6)：1133-1146.

検索式・参考にした二次資料

検索式：検索期間
PubMed検索：1983/01/01〜2015/12/31
#1　("parkinson disease" [MAJR] AND "Dyskinesias/therapy" [MAJR]) AND (Clinical Trial [PT] OR Meta-Analysis [PT] OR Practice Guideline [PT] OR Randomized Controlled Trial [PT]) AND (English [LA] OR Japanese [LA]) AND ("1983" [DP]:"2015" [DP])
　　91件

医中誌検索：1983/01/01〜2015/12/31
医中誌ではエビデンスとなる文献はなかった．

重要なオープン試験，症例対照研究，横断研究，症例報告もハンドサーチで追加した．

Q and A 3-8
姿勢異常の治療はどうするか

> **回答**
> - 体幹屈曲（腰曲がり），斜め徴候，首下がりが，抗パーキンソン病薬などの追加後に発症，増悪した場合は追加薬を止める．これらの症状については，まだ有用な治療のエビデンスは確立してはいないものの，薬物による調整で改善する例があり，調整を試みる．

背景・目的

　パーキンソン病患者は，首は前方に突き出しやや下がり，体幹は前傾・前屈姿勢 stooped and bent posture となり，肘関節や膝関節が屈曲する特徴的な姿勢を示す．また，体幹屈曲（腰曲がり）camptocormia，斜め徴候 Pisa syndrome，首下がり dropped head syndrome，頸部前屈症 antecollis がある．その病態は，基本的に屈筋群と伸筋群の筋緊張のバランスが障害されることが原因と考えられるが，筋強剛，体軸のジストニア，局所性ミオパチーによる筋力低下，中枢性の固有感覚 proprioceptive sensation 障害による body scheme deficit，空間認知機能障害など，多彩な因子が関与する[1]．抗パーキンソン病薬，コリンエステラーゼ阻害薬などの追加後に発症，増悪する例もあり，注意が必要である．

解説

1. 前傾・前屈姿勢 stooped and bent posture
　前傾・前屈姿勢はパーキンソン病に特徴的な症状であり，早期パーキンソン病患者では，抗パーキンソン病薬の投与・運動療法の効果がみられるが，進行した場合には効果が十分でないことが多い．

2. 体幹屈曲（腰曲がり）camptocormia
　体幹屈曲（腰曲がり）は，通常の前傾・前屈姿勢と異なる極端な胸腰椎部の屈曲する姿勢異常であり，いわゆる腰が曲がった状態を指す．座位や立位・歩行時に目立ち，臥位に消失するのが特徴である．総説（2016年，102報）[2] によれば，その定義は，ほとんどの論文で45°以上の体幹の屈曲とされており，7報では，3～18%のパーキンソン病患者に認められた．本邦パーキンソン病患者の体幹屈曲（腰曲がり）の頻度は，多施設共同横断研究[3]で531例中22例（4.1%），単一施設の横断研究[4]で1,453例中138例（9.5%）にみられた．また34例ではプラミペキソールの中止にて改善し，プラミペキソールによる体幹屈曲（腰曲がり）の発現は，女性で有意に高かったとされる[4]．
　L-ドパ治療の症例対照研究〔体幹屈曲（腰曲がり）のあるパーキンソン病患者67例〕では，L-ドパ投与中止時と投与時で，体幹屈曲（腰曲がり）の改善効果は乏しく，約20%の改善傾向がみられたが，有意な効果ではなかった[5]．その一方，比較的亜急性に出現した場合はL-ドパ

追加だけで改善する例，またドパミンアゴニストで増悪する例も経験される．薬剤追加後に発症，増悪した場合は追加薬を止める．ただし，L-ドパで増悪，ドパミンアゴニストで改善する場合もあることに注意が必要である．

　総説（ボツリヌス毒素 4 報とリドカイン 2 報）[2]によれば，ボツリヌス毒素（本邦保険適用外）はいまだ議論のある治療法であり，またリドカインも長期効果を含め，多数例での RCT が必要であるとされる．海外の症例集積研究（パーキンソン病患者 11 例，1 例は全身性ジストニア）では，臨床的に腹直筋の収縮がみられた 9 例でボツリヌス毒素治療を行い，9 例中 4 例にて中等度から著明な改善がみられたとの報告があるが[6]，その後の総説[7]では，この論文のみ[6]が引用され，治療効果に関する検討は不十分とされている．

　上部の体幹屈曲（腰曲がり）に対するリドカイン（本邦保険適用外）に関するオープン試験では，投与数日後，腹直筋投与では軽度改善が 1 例，外腹斜筋では 5 例全例で改善が認められた[8]．さらに長期効果に関する検討では 12 例中，外腹斜筋へのリドカイン投与連続 4/5 日間後，9 例にて改善あり，その後リハビリテーションを施行したところ，8 例で 90 日間後にも改善効果が認められた[9]．また，運動療法や装具などの非薬物療法の効果を示した報告もあるが，治療法としてのエビデンスは確立されていない[1]．

　DBS の効果に関するシステマティックレビュー（21 報，パーキンソン病患者 131 例）[10]によれば，L-ドパ内服群の半数では治療効果を認めず，リドカイン群（27 例）の 71％，DBS 群（32 例）の 68％にて，有意な改善効果を認め，脊椎手術と DBS は，体幹屈曲（腰曲がり）の屈曲角度を有意に改善させた（それぞれ 89.9％と 78.2％）とされる．また，DBS に関する総説〔13 報，視床下核 subthalamic nucleus（STN）51 例，淡蒼球内節 globus pallidus（GPi）5 例〕[2]によれば，34 例（61％）で姿勢の改善効果を認めている．しかし，治療効果の判定法は論文ごとに一定しておらず，いまだ正確な結論を導くに至っていない．現時点では，L-ドパの治療効果のない患者の適応の選択肢の 1 つとされている．

3. 斜め徴候（Pisa 症候群 Pisa syndrome）

　いわゆる，斜め徴候（Pisa 症候群 Pisa syndrome）は，経過が比較的速い例と症状が緩徐に出現する例があり，前者には，薬物によって引き起こされる遅発性ジストニアが含まれる[11,12]．抗精神病薬を服用している場合にはその中止や変更を試みる．多施設共同横断研究（パーキンソン病患者 1,631 例）によれば，Pisa 症候群（≧10°）は，143 例（8.8％）に認められ[13]，歩行時の一側への片寄り，転倒の頻度が有意に高かった．ドパミン補充療法後に Pisa 症候群が出現したパーキンソン病患者 8 例の症例集積研究（Pisa 症候群出現までの期間は 15 日～3 か月）で，ドパミン補充療法の調整にて 7 例で，Pisa 症候群は改善した（7 例で増量，1 例のみ減量）[14]．ドパミン補充療法の調整後に Pisa 症候群が出現した場合，それが不可逆性変化となる慢性期に至る前に，可能な限り早期の対応（ドパミンアゴニストの調整や抗コリン薬）が重要である．また，ボツリヌス毒素治療（本邦保険適用外）とリハビリテーションとの組み合わせに関する RCT（パーキンソン病患者 26 例）[15]では，体幹筋への投与後，リハビリテーションを施行，両群とも姿勢と体幹の ROM の改善効果を認め，ボツリヌス毒素治療群では疼痛スコア，体幹の前屈・伸展も有意に改善させ，6 か月後も持続的な効果が示された．体幹屈曲（腰曲がり）と Pisa 症候群に対する両側 STN-DBS の効果に関する症例集積研究〔パーキンソン病患者：8 例の体幹屈曲（腰曲がり），10 例の Pisa 症候群〕では，早期効果は 8 例中 4 例に，長期効果は 8 例中 5 例で認められた[16]．

4. 首下がり dropped head syndrome，頸部前屈症 antecollis

いわゆる，首下がり，頸部前屈症は，多系統萎縮症より頻度は少ないが，パーキンソン病でもみられる[7,17]．後頸部筋のミオパチーも原因となるが，最も多い原因は，ジストニアが関与している頸部前屈症と考えられる．ドパミンアゴニストにて惹起された頸部前屈症のあるパーキンソン病患者 16 例の総説[18]によれば，関連因子は，日本人，女性，ホーン-ヤール Hoehn-Yahr 重症度分類 3 度以上であった．その対応は，9 例で中止，2 例で減量，1 例で他のドパミンアゴニストへの変更，1 例で L-ドパの増量，その他であった．頸部前屈症は特定のドパミンアゴニストにて惹起されるわけではなく，単剤でも併用でも起因薬剤となる可能性が示唆された．また，首下がりのあるパーキンソニズム 28 例（パーキンソン病患者 8 例を含む）の症例集積研究[19]によれば，ドパミンアゴニストにて惹起された症例の場合，起因薬剤の中止・減量，L-ドパの増量が有効であった．したがって症例に応じた対応の必要性がある．ボツリヌス毒素治療に関する総説[7]によれば，質の高い二重盲検の RCT が 8 報あり，頸部前屈症を含めた頸部ジストニアには，最も効果のある治療とされている．最も頻度の高い副作用は，嚥下障害と頸部の筋力低下である．

臨床に用いる際の注意点

姿勢異常はパーキンソン病に特徴的にみられる症状であるが，その治療についてのエビデンスは少ない．さらにその病態には多彩な因子が関与するため，症例ごとに病態を確認しながら，実際の臨床では副作用の少ない治療法から選択する．比較的亜急性に出現した場合には，速やかな対応が重要で，抗パーキンソン病薬，コリンエステラーゼ阻害薬などの薬剤追加後に発症，悪化した場合は追加薬を止める．

文献

1) Doherty KM, van de Warrenburg BP, Peralta MC, et al. Postural deformities in Parkinson's disease. Lancet Neurol. 2011；10(6)：538-549.
2) Srivanitchapoom P, Hallett M. Camptocormia in Parkinson's disease：definition, epidemiology, pathogenesis and treatment modalities. J Neurol Neurosurg Psychiatry. 2016；87(1)：75-85.
3) Seki M, Takahashi K, Koto A, et al. Camptocormia in Japanese patients with Parkinson's disease：a multicenter study. Mov Disord. 2011；26(14)：2567-2571.
4) Yoritaka A, Shimo Y, Takanashi M, et al. Motor and non-motor symptoms of 1453 patients with Parkinson's disease：prevalence and risks. Parkinsonism Relat Disord. 2013；19(8)：725-731.
5) Bloch F, Houeto JL, Tezenas du Montcel S, et al. Parkinson's disease with camptocormia. J Neurol Neurosurg Psychiatry. 2006；77(11)：1223-1228.
6) Azher SN, J Jankovic. Camptocormia：pathogenesis, classification, and response to therapy. Neurology. 2005；65(3)：355-359.
7) Mills R, Bahroo L, Pagan F. An update on the use of botulinum toxin therapy in Parkinson's disease. Curr Neurol Neurosci Rep. 2015；15(1)：511.
8) Furusawa Y, Mukai Y, Kobayashi Y, et al. Role of the external oblique muscle in upper camptocormia for patients with Parkinson's disease. Mov Disord. 2012；27(6)：802-803.
9) Furusawa Y, Mukai Y, Kawazoe T, et al. Long-term effect of repeated lidocaine injections into the external oblique for upper camptocormia in Parkinson's disease. Parkinsonism Relat Disord. 2013；19(3)：350-354.
10) Chieng LO, Madhavan K, Wang MY. Deep brain stimulation as a treatment for Parkinson's disease related camptocormia. J Clin Neurosci. 2015；22(10)：1555-1561.
11) Solla P, Cannas A, Tacconi P, et al. Lateral trunk flexion and Pisa syndrome in Parkinson's disease. Are they really always different conditions although denoting similar features? J Neurol. 2008；255(3)：450-451.
12) Burke RE, Fahn S, Jankovic J, et al. Tardive dystonia：late-onset and persistent dystonia caused by antipsychotic drugs. Neurology. 1982；32(12)：1335-1346.
13) Tinazzi M, Fasano A, Geroin C, et al. Pisa syndrome in Parkinson disease：An observational multicenter Italian study.

Neurology. 2015；85(20)：1769-1779.
14) Cannas A, Solla P, Floris G, et al. Reversible Pisa syndrome in patients with Parkinson's disease on dopaminergic therapy. J Neurol. 2009；256(3)：390-395.
15) Tassorelli C, De Icco R, Alfonsi E, et al. Botulinum toxin type A potentiates the effect of neuromotor rehabilitation of Pisa syndrome in Parkinson disease：a placebo controlled study. Parkinsonism Relat Disord. 2014；20(11)：1140-1144.
16) Umemura A, Oka Y, Ohkita K, et al. Effect of subthalamic deep brain stimulation on postural abnormality in Parkinson disease. J Neurosurg. 2010；112(6)：1283-1288.
17) Kashihara K, Imamura T. Clinical correlates of anterior and lateral flexion of the thoracolumbar spine and dropped head in patients with Parkinson's disease. Parkinsonism Relat Disord. 2012；18(3)：290-293.
18) Uzawa A, Mori M, Kojima S, et al. Dopamine agonist-induced antecollis in Parkinson's disease. Mov Disord. 2009；24(16)：2408-2411.
19) Oyama G, Hayashi A, Mizuno Y, et al. Mechanism and treatment of dropped head syndrome associated with parkinsonism. Parkinsonism Relat Disord. 2009；15(3)：181-186.

検索式・参考にした二次資料

検索式：検索期間
PubMed 検索：1983/01/01～2015/12/31
#1 （Parkinson Disease［MH］OR parkinson［TI］）AND（antecollis［TIAB］OR "lateral flexion"［TIAB］OR "lateral trunk flexion"［TIAB］OR camptocormia［TW］OR "pisa syndrome"［TIAB］OR "dropped head"［TIAB］OR "Posture/abnormalities"［Mesh］）NOT "Case Reports"［PT］NOT（Animals［MH］NOT Humans［MH］）AND（"2008"［DP］:"2016"［DP］）AND（English［LA］OR Japanese［LA］）
52 件

医中誌検索：1983/01/01～2015/12/31
(((((OR 抗 Parkinson 病剤/TH) AND ((姿勢異常/AL) OR (前傾/AL) OR (前屈/AL) OR ((体幹前屈症/TH OR 腰曲がり/AL)) OR (斜め/AL) OR ((首下がり病/TH OR 首下がり/AL)) OR (側弯/AL)))) AND ((PT＝症例報告除く) AND (PT＝会議録除く) AND CK＝ヒト))) AND (SH＝治療的利用, 治療, 薬物療法, 外科的療法, 移植, 食事療法, 精神療法, 放射線療法)
9 件

さらにランダム化二重盲検試験とともに，重要と判断されたオープン試験や case series も，患者数が 20 名以下の検討も含めてハンドサーチで追加した．

Q and A 3-9
嚥下障害の治療はどうするか

> **回答**
> - L-ドパなどの薬物の適正化を考慮する．ウェアリングオフによる場合には，食事のタイミングがオン時間になるように服薬を調整する．
> - 食形態調整・姿勢調整のほかに，運動低下や廃用の予防を含めて嚥下機能訓練を行う．
> - 嚥下が困難で誤嚥性肺炎の危険が高い場合や食事摂取が十分にできない場合には，胃瘻造設や声門閉鎖術などの方法も考慮する．

背景・目的

嚥下障害は，パーキンソン病の死因の24〜40%を占める誤嚥性肺炎の原因となるので，その治療は重要である[1-3]．通常は重症度に伴い，嚥下障害の頻度が多くなるが，重症度と相関しない嚥下障害がある．パーキンソン病の患者の30〜80%程度が嚥下障害を自覚している[4]．また，流涎の原因となる唾液の貯留による不顕性誤嚥が約15%にみられるので，問診やスクリーニングテストのほか，嚥下造影検査 videofluorography（VF）や嚥下内視鏡検査 videoendoscopy（VE）を適宜選択して検査を行い診断し，治療を考慮する必要がある．

解説

パーキンソン病の嚥下障害は，咀嚼期，口腔期，咽頭期，食道期全体にわたり起こりうる．摂食や嚥下にかかわる筋強剛・振戦・ジスキネジアの軽減を目的に，まずL-ドパを含めた抗パーキンソン病薬の調整を考慮する．次に，ウェアリングオフなどとの関連がある場合には，オン時が食事のタイミングに合うように調整することを考慮する．また，内服が困難な場合には，ロチゴチン貼付剤やアポモルヒネ自己注射を考慮してもよい．食形態調整としては，とろみ食を試すことも考慮してもよい．リハビリテーションとして行う嚥下訓練としては，認知行動訓練や呼気筋力訓練やビデオによる補助嚥下訓練も考慮してもよい[5-8]．

臨床に用いる際の注意点

嚥下障害はパーキンソン病の予後決定の重要な因子である．嚥下障害を引き起こす原因は単一ではなく多様であり，その原因を特定していくことが治療の一歩である．すなわち，うつ症状や認知障害はどうか，首下がりや斜め徴候などの姿勢異常はどうか，流涎の状態，口や舌，咀嚼の運動の状態はどうか，食道蠕動の状態や胃食道逆流などの有無などがかかわってくる．多くの状態を把握して，嚥下障害の治療を行うことが必要である．

文献

1) Nakashima K, Maeda M, Tabata M, et al. Prognosis of Parkinson's disease in Japan. Tottori University Parkinson's Disease Epidemiology (TUPDE) Study Group. Eur Neurol. 1997；38(Suppl 2)：60-63.
2) Beyer MK, Herlofson K, Arsland D, et al. Causes of death in a community-based study of Parkinson's disease. Acta Neurol Scand. 2001；103(1)：7-11.
3) Fall PA, Saleh A, Fredrickson M, et al. Survival time, mortality, and cause of death in elderly patients with Parkinson's disease：a 9-year follow-up. Mov Disord. 2003；18(11)：1312-1316.
4) Pfeiffer RF. Gastrointestinal dysfunction in Parkinson's disease. Lancet Neurol. 2003；2(2)：107-116.
5) Baijens LWJ, Speyer R. Effects of Therapy for Dysphagia in Parkinson's Disease：Systematic Review. Dysphagia. 2009；24(1)：91-102.
6) van Hooren MR, Baijens LW, Voskuilen S, et al. Treatment effects for dysphagia in Parkinson's disease：a systematic review. Parkinsonism Relat Disord. 2014；20(8)：800-807.
7) El Sharkawi A, Ramig L, Logemann JA, et al. Swallowing and voice effects of Lee Silverman Voice Treatment (LSVT)：a pilot study. J Neurol Neurosurg Psychiatry. 2002；72(1)：31-36.
8) Manor Y, Mootanah R, Freud D, et al. Video-assisted swallowing therapy for patients with Parkinson's disease. Parkinsonism Relat Disord. 2013；19(2)：207-211.

検索式・参考にした二次資料

PubMed 検索：2008/10/01～2015/12/31
#1 ((("parkinson disease" [MeSH Terms] OR ("parkinson" [All Fields] AND "disease" [All Fields]) OR "parkinson disease" [All Fields] OR ("parkinson's" [All Fields] AND "disease" [All Fields]) OR "parkinson's disease" [All Fields]) AND ("deglutition disorders" [MeSH Terms] OR ("deglutition" [All Fields] AND "disorders" [All Fields]) OR "deglutition disorders" [All Fields] OR "dysphagia" [All Fields]) AND ("Treat Rev" [Journal] OR ("treatment" [All Fields] AND "review" [All Fields]) OR "treatment review" [All Fields])) AND ("2008/10/01" [PDAT] :"2015/12/31" [PDAT])
34 件

医中誌検索：1983/01/01～2015/12/31
#1 (Parkinson 病/TH OR パーキンソン病/AL) AND (嚥下障害/TH OR /AL) AND (治療/TH OR 治療/AL))
126 件.
医中誌ではエビデンスとなる文献は見つからなかった.

第 4 章 非薬物療法

Q and A 4-1
手術療法の適応基準は何か

回答

- 薬物療法で改善不十分な運動症状の日内変動とジスキネジアに対して，視床下核脳深部刺激療法（STN-DBS）もしくは淡蒼球内節脳深部刺激療法（GPi-DBS）を考慮する．明らかな認知症が合併している場合は，原則として考慮しない．神経心理学的検討を行い，DBS の導入に伴って認知機能低下が生じるリスクを評価する．
- 薬物療法で改善不十分な振戦に対して，視床腹中間核脳深部刺激療法（Vim-DBS）もしくは視床腹中間核破壊術を考慮する．

Q and A 4-2
手術療法を考慮するタイミングはいつか

回答

- 視床下核脳深部刺激療法（STN-DBS）の適切なタイミングは，運動症状の日内変動やジスキネジアが薬物療法で改善困難で，かつオン時の運動機能や ADL が損なわれていない時期である．若年のほうが効果が高く，高齢では前頭葉機能低下のリスクが大きくなり，QOL の改善が得られづらくなる．運動合併症出現 3 年以内の早期の導入も症例によっては有効である．顕著なジスキネジアの改善を目的とする場合には，オン時の ADL が損なわれていても考慮されることがある．
- 淡蒼球内節刺激療法（GPi-DBS）のタイミングも，STN-DBS に準じて考慮される．
- 視床腹中間核脳深部刺激療法（Vim-DBS）もしくは視床腹中間核破壊術については，特に適したタイミングはない．

背景・目的

　1940 年代から始まったヒトの定位脳手術は，1950 年代より振戦に対する視床腹中間核破壊術が行われるようになった．1990 年代には運動合併症に対して後腹側淡蒼球破壊術が広く行われるようになったが，2000 年に視床下核脳深部刺激療法 subthalamic nucleus deep brain stimulation（STN-DBS）が保険適用された後は，可逆性，調節性が支持されて事実上破壊術に

取って代わった．手術療法の適応基準は「パーキンソン病治療ガイドライン2011」でも述べられているが，治療戦略における手術療法の位置付けは，侵襲的な対症療法であるため薬物療法の発達とともに変わりえるものである．また，DBSの合併症としては認知機能低下，精神合併症が最も問題になるが，そのリスクの度合いは個々の症例によって異なるだけでなく，各症例の進行度合いによっても変化する．DBSは導入時期を含めたテーラーメード治療戦略が患者にもたらす価値を決定的に左右することから，適応基準とタイミングについて現時点のエビデンスから検討する．

解説

1. 運動合併症に対するDBSと薬物療法の比較研究

STN-DBSもしくは淡蒼球内節刺激療法 globus pallidus interna deep brain stimulation（GPi-DBS）と最善の薬物療法 Best Medical Therapy（BMT）の間でのRCTはこれまで3報あり，それぞれDBS群はSTN-DBSとGPi-DBSが半数ずつ[1]，両者混在だがほとんどがSTN-DBS[2]，全例STN-DBSで運動合併症出現3年以内[3]となっており，追跡期間は各々6か月，1年，2年である．いずれの報告でもオフ時のUPDRS part IIIスコアとUPDRS part IVスコアは，BMT群と比較してDBS群で有意な改善を認めている．また，うち1試験ではUPDRS part IIスコア[1]，他2試験ではオフ時のUPDRS part IIスコアがBMT群と比較してDBS群で有意に改善している[2,3]．有害事象としては，詳細に神経心理学的検討を行った1試験においてDBS群でワーキングメモリー，処理速度，音韻流暢性，遅延再生の低下がみられ[1]，他の試験では手術合併症も含めてDBS群で有害事象が183例中65例で96件（うち死亡2例）認められたのに対して，BMT群では183例中13例で14件（うち死亡1例）であった．運動合併症出現3年以内の患者で検討された試験での有害事象は，DBS群124例中68例で123件（うち死亡2例），BMT群127例中56例で128件（うち死亡1例）であった．

2. STN-DBSの長期効果

DBSと薬物療法についてより長期の経過を検討した研究として，STN-DBSを施行した患者と，STN-DBSの適応はあると判断されたものの，希望撤回などの病態と無関係な理由で施行しなかった患者を比較した報告がある．6年後のオン時のUPDRS part IIスコア，オン時とオフ時のUPDRS part IIIスコアはDBS施行群と非施行群に有意差なく，オフ時のUPDRS part IIスコアとUPDRS part IVスコア，ジスキネジアの時間と程度，オフ時間がDBS施行群で有意に良好であった．本研究でも詳細な神経心理学的検討がされているが，DBS施行群で非施行群に比して有意に劣ったのは phonetic fluency のみであった[4]．

10年もしくはそれ以上の長期経過については，STN-DBSに関する観察研究が3報ある[5-7]．これらの報告では共通して術前に比べてUPDRS part IVスコアが有意に良好に保たれており[5-7]，ジスキネジアとウェアリングオフを個別に調べたものでは，どちらも術前より有意に低いスコアが保たれている[5,6]．L-ドパに換算した薬用量はうち2研究で術前より有意に少なく保たれていた[5,6]．オン時のUPDRS part IIスコアやオン時およびオフ時のUPDRS part IIIスコアは術前と比べて有意に悪化し[5,6]，神経心理学的検討では有意な遂行機能の低下，短期および長期記憶の悪化が認められている[6,7]．これらの長期経過後の運動症状および認知機能の悪化は，パーキンソン病の進行に伴うものと結論付けられている[6,7]．

3. STN-DBSのリスク

STN-DBSとBMTを比較したRCTを分析したメタ解析では，DBS群でBMT群と比較し

て認知症スケール，言語流暢性，言語記憶，視空間記憶などの認知機能や遂行機能の低下が示されている．一方で，全般的な精神機能や抑うつはDBS群で改善を認めている[8]．これらのリスクに関連する要因としてはSTN-DBSとBMTのRCTのサブ解析で，患者側の要因としては高齢，術前のL-ドパ換算薬用量が多い，術前のUPDRS part IIIの体幹スコアが高い場合には，術後に遂行機能低下をきたしやすく[9]，術前の認知機能が境界領域であった患者ではSTN-DBS後にQOLが改善していない[10]ことが報告されている．また，治療との関連では術後に前頭葉機能が低下した患者では手術経路が尾状核を通過していたことも報告されている[11]．STN-DBS導入に伴う認知機能や遂行機能低下のリスクを十分低減させるためには，加齢の影響や体幹機能障害，潜在的な認知機能低下を慎重かつ客観的に評価することが重要と考えられる．

4. STN-DBSの効果と関連する要因

STN-DBSによる運動症状改善効果はL-ドパ反応性と正の相関をもつ[12]．適応検討にあたっては薬剤反応性の客観的評価が重要である．

STN-DBSによる運動症状改善効果は年齢と負の相関をもつ[12]．年齢層別では，60歳代ではオン時の運動症状は変わらずオフ時の運動症状が改善する．60歳より若年ではオフ時だけでなくオン時も改善するのに対して，70歳より高齢ではオフ時の改善が乏しく，オン時は悪化することが報告されている[13]．

5. 早期のSTN-DBSの効果

運動合併症を発症して3年以内の若年の患者（平均年齢52歳，罹病期間7.5年）を対象として行われたSTN-DBSとBMTでのRCTが報告されている．本研究ではPDQ-39で調べたQOLが2年間，DBS群でBMT群よりも良好に保たれている[3]．一方で，運動合併症を有さない内服開始6か月〜4年の症例を無作為にSTN-DBSとBMTに割り付けた研究では両群の運動症状の間に2年間有意差がみられていない[14]．

6. 運動合併症に対するDBSのまとめ

STN-DBSおよびGPi-DBSによる最大の効果は運動症状の日内変動とジスキネジアの改善であり，その効果はほぼ10年にわたって持続的と考えられる．一方，オン時の運動症状やADLの改善はないか，あっても一時的である．このため，オン時の状態が損なわれてからでは有用性が低下する．効果と安全性は若年のほうが高い．早期導入は1つの選択肢であり，病状や生活状況に応じて判断される．

危険因子としては外科的合併症の他，言語流暢性に代表される前頭葉機能の低下が挙げられる．認知機能はパーキンソン病の自然経過に伴って低下するが，DBSを施行することによって潜在的な認知機能低下が顕在化して，患者と家族のQOLを損なわないように留意する．

7. 視床腹中間核破壊術およびVim-DBS

一側の視床腹中間核破壊術により，対側の振戦が抑制される．パーキンソン病の運動緩慢や筋強剛に対する効果はない．視床腹中間核脳深部刺激療法 ventral intermediate nucleus deep brain stimulation（Vim-DBS）も同等の振戦抑制効果をもたらす[15]．視床腹側の posterior subthalamic area と呼ばれる白質のDBSによりVim-DBSと同等以上の振戦抑制効果がもたらされることが報告されている[16]．

臨床に用いる際の注意点

DBSの導入により，機器の管理や将来のジェネレーター交換手術，定期的な充電（充電式の

場合)などの負担が生じることを説明する．STN-DBS と GPi-DBS が患者にもたらす価値は職業や生活様式，人生観に大きく左右される．予想される利得と損失を平易な言葉で説明し，最終決定は家族と患者に委ねる．DBS の効果はリード植込みの正確さに依存する．適切な植込みには十分な熟練が必要であり，習熟した術者の執刀が必要である．今日の DBS に関する知見はほとんどがメドトロニック社の DBS 機器を用いたものである．他社の機器や同社の新世代の機器を用いる場合，従来のエビデンスが必ずしも当てはまらない可能性を想定する．

■文献

1) Weaver FM, Follett K, Stern M, et al. Bilateral deep brain stimulation vs best medical therapy for patients with advanced Parkinson disease：a randomized controlled trial. JAMA. 2009；301(1)：63-73.
2) Williams A, Gill S, Varma T, et al. Deep brain stimulation plus best medical therapy versus best medical therapy alone for advanced Parkinson's disease (PD SURG trial)：a randomised, open-label trial. Lancet Neurol. 2010；9(6)：581-591.
3) Schuepbach WM, Rau J, Knudsen K, et al. Neurostimulation for Parkinson's disease with early motor complications. N Engl J Med. 2013；368(7)：610-622.
4) Merola A, Rizzi L, Zibetti M, et al. Medical therapy and subthalamic deep brain stimulation in advanced Parkinson's disease：a different long-term outcome？ J Neurol Neurosurg Psychiatry. 2014；85(5)：552-559.
5) Castrioto A, Lozano AM, Poon YY, et al. Ten-year outcome of subthalamic stimulation in Parkinson disease：a blinded evaluation. Arch Neurol. 2011；68(12)：1550-1556.
6) Rizzone MG, Fasano A, Daniele A, et al. Long-term outcome of subthalamic nucleus DBS in Parkinson's disease：from the advanced phase towards the late stage of the disease？ Parkinsonism Relat Disord. 2014；20(4)：376-381.
7) Janssen ML, Duits AA, Turaihi AH, et al. Subthalamic nucleus high-frequency stimulation for advanced Parkinson's disease：motor and neuropsychological outcome after 10 years. Stereotact Funct Neurosurg. 2014；92(6)：381-387.
8) Perestelo-Pérez L, Rivero-Santana A, Pérez-Ramos J, et al. Deep brain stimulation in Parkinson's disease：meta-analysis of randomized controlled trials. J Neurol. 2014；261(11)：2051-2060.
9) Daniels C, Krack P, Volkmann J, et al. Risk factors for executive dysfunction after subthalamic nucleus stimulation in Parkinson's disease. Mov Disord. 2010；25(11)：1583-1589.
10) Witt K, Daniels C, Krack P, et al. Negative impact of borderline global cognitive scores on quality of life after subthalamic nucleus stimulation in Parkinson's disease. J Neurol Sci. 2011；310(1-2)：261-266.
11) Witt K, Granert O, Daniels C, et al. Relation of lead trajectory and electrode position to neuropsychological outcomes of subthalamic neurostimulation in Parkinson's disease：results from a randomized trial. Brain. 2013；136(Pt 7)：2109-2119.
12) Charles PD, Van Blercom N, Krack P, et al. Predictors of effective bilateral subthalamic nucleus stimulation for PD. Neurology. 2002；59(6)：932-934.
13) Russmann H, Ghika J, Villemure JG, et al. Subthalamic nucleus deep brain stimulation in Parkinson disease patients over age 70 years. Neurology. 2004；63(10)：1952-1954.
14) Charles D, Konrad PE, Neimat JS, et al. Subthalamic nucleus deep brain stimulation in early stage Parkinson's disease. Parkinsonism Relat Disord. 2014；20(7)：731-737.
15) Schuurman PR, Bosch DA, Merkus MP, et al. Long-term follow-up of thalamic stimulation versus thalamotomy for tremor suppression. Mov Disord. 2008；23(8)：1146-1153.
16) Plaha P, Ben-Shlomo Y, Patel NK, et al. Stimulation of the caudal zona incerta is superior to stimulation of the subthalamic nucleus in improving contralateral parkinsonism. Brain. 2006；129(Pt 7)：1732-1747.

■検索式・参考にした二次資料

検索式：検索期間
PubMed 検索：1983/01/01〜2015/12/31
#1 ((((("Parkinson Disease" [Mesh] OR "Parkinson's disease" [TIAB]) AND ("Deep brain stimulation" [TIAB] OR "Deep Brain Stimulation/methods" [MAJR] OR DBS OR (stimulation AND (STN OR subthalamic OR GPi OR pallidum OR Vim OR thalamus OR subthalamus)))) AND (English [LA] OR Japanese [LA])) AND ("review" [pt] OR "clinical trial" [pt] OR "Meta-Analysis" [pt] OR "Meta-Analysis" [TIAB] OR "practice guideline" [pt] OR "Randomized Controlled Trial" [pt] OR "Multivariate Analysis" [MeSH Terms] OR "Comparative Study" [pt] OR "Evaluation Studies" [pt] OR "Longitudinal Studies" [MeSH Terms] OR "Multicenter Study" [pt] OR "Treatment Outcome" [MeSH Terms]))) AND 1983 [DP] :2015 [DP]

Q and A 4-3
視床下核脳深部刺激療法(STN-DBS)と淡蒼球内節脳深部刺激療法(GPi-DBS)の使い分けはどうするか

回答

薬物療法で改善不十分な運動症状の日内変動とジスキネジアに対する手術療法として，まずSTN-DBSの適応について検討する．以下のような理由で，STN-DBSの適応としては適切でないと考えられる場合にGPi-DBSを検討する
- オン時の運動機能やADLが損なわれている
- すくみや姿勢反射障害などの体軸症状が認められる
- 抑うつ傾向を認める
- 軽度の認知機能障害や遂行機能障害を認める

また，薬剤を減量することなくジスキネジアを改善したい場合にもGPi-DBSを考慮する．

背景・目的

　DBSは，バリスムなどの不随意運動の恐れのため破壊術が禁忌と考えられた視床下核に対するモジュレーションの手法として考案された．視床下核脳深部刺激療法 subthalamic nucleus deep brain stimulation（STN-DBS）は顕著な運動合併症改善効果から急速に普及したが，認知機能低下や精神合併症のリスクが伴うなどの負の側面があることも認識されるようになった．一方で，古くから破壊術によって運動症状改善をもたらすことが知られた淡蒼球内節に対する定位脳手術も，可逆性，調節性からDBSに移行し，STN-DBSと同様に運動合併症の改善をもたらすことが報告された．このため，STN-DBSと淡蒼球内節脳深部刺激療法 globus pallidus interna deep brain stimulation（GPi-DBS）のそれぞれの効果とリスクに違いがあるのか，あるとすればどのように使い分けたらよいのかが検討されてきた．

解説

1. 初期の研究

　STN-DBSとGPi-DBSの効果を検証した初期の研究では，いずれの治療法も運動合併症を顕著に改善し，十分安全であることを報告している[1]．両者の直接比較は行っていないものの，傾向としては運動症状改善効果と薬剤節約効果はSTN-DBSがGPi-DBSに勝る一方で，認知・精神合併症はGPi-DBSのほうが少ない傾向を報告している．その後の報告[2,3]でも結果はほぼ同様であり，STN-DBSは効果に優れる一方でリスクが高めであり，GPi-DBSは効果はやや劣るもののより安全であると認識されてきた．

　NSTAPS研究のSTN-DBS 12か月後はオレゴン健康科学大学での研究およびEARLYSTIM研究とほぼ同等の改善率を示しており，STN-DBSによるオフの最大改善効果の1つの目安

になるかと考えられる．一方，同研究での GPi-DBS によるオフの改善率はすべての研究のなかでも最も低い．CSP468 研究での STN-DBS によるオフの改善率は GPi-DBS を下回っており，一側の GPi-DBS と STN-DBS の比較研究である COMPARE 研究に近い改善率となっている．ただ，36 か月後のデータに着目すれば，STN-DBS によるオフの改善率は NSTAPS 研究と CSP468 研究でそれほど差はなく，むしろ GPi-DBS によるオフの改善率が両研究で大きく異なっていることがわかる．

2. 大規模臨床研究

　STN-DBS と GPi-DBS の違いを直接比較する目的で RCT が行われ，4 研究グループより報告されている．このうち，フロリダ大学による COMPARE 研究は一側 STN-DBS と一側 GPi-DBS を比較したものである[4]．両側刺激同士を比較した残り 3 研究のうち，オレゴン健康科学大学で行われた研究は STN-DBS 11 例，GPi-DBS 12 例と症例数が少ない[5]．米国の在郷軍人病院を中心とした CSP468 研究とオランダの NSTAPS 研究が大規模で認知機能の詳細な検討と長期効果も報告しているが，結果は対照的である．

　CSP468 研究において，DBS 導入 24 か月後の報告[6]では STN-DBS 147 例，GPi-DBS 152 例について検討している．刺激ありオフ時の UPDRS part Ⅲ スコアと患者による薬効時間の記録は STN-DBS と GPi-DBS の間で差がなかった．刺激ありオン時の UPDRS part Ⅲ スコアにも両者の間で差はなかったが，刺激なしオフ時は STN-DBS に比して GPi-DBS で良好であった．PDQ-39 で調べた QOL は，両者の間で差を認めなかった．STN-DBS では GPi-DBS に比して L-ドパ換算薬用量が減少していたが，処理速度の一部と抑うつは GPi-DBS のほうが良好であった．36 か月後の報告[7]では STN-DBS 70 例，GPi-DBS 89 例について検討している．刺激ありオフ時の UPDRS part Ⅲ スコアは両者で差がなかったが，刺激ありオン時，刺激なしオフ時は STN-DBS に比して有意に GPi-DBS で良好であった．L-ドパ換算薬用量は STN-DBS のほうがやや少ないが，有意差はなかった．PDQ-39 で調べた QOL は 6 か月後に全体としてベースラインより有意に改善し，その後は次第に悪化したが 36 か月後も改善を保っており，STN-DBS と GPi-DBS の間で差を認めなかった．Mattis Dementia Scale のスコアは DBS 導入 6 か月後で GPi-DBS ではベースラインと変わらないのに対して STN-DBS ではわずかながら有意に悪化し，36 か月後も GPi-DBS よりも有意に悪化していた．

　NSTAPS 研究において，DBS 導入 12 か月後の報告[8]では STN-DBS 63 例，GPi-DBS 62 例について検討している．本研究では評価に患者の ADL 障害を広範に調査する Academic Medical Center Linear Disability Scale（ALDS）を用いているが，薬効に応じて重み付けを行った ALDS のスコアは STN-DBS と GPi-DBS で有意差を認めなかった．平均 ALDS スコアと刺激ありオフ時の UPDRS part Ⅲ スコアは STN-DBS で GPi-DBS に比して有意に良好であり，薬剤も STN-DBS で有意に減量されていた．刺激ありオン時の UPDRS part Ⅲ スコアに STN-DBS と GPi-DBS の間で差はなく，認知，情動，行動障害およびその他の有害事象も両者の間で差を認めなかった．12 か月後の詳細な神経心理学的な経過を STN-DBS 56 例，GPi-DBS 58 例について検討した報告[9]では，STN 群で Stroop word reading と Stroop color naming，Trail Making Test B，ウェクスラー成人知能評価尺度 Wechsler Adult Intelligence Scale が GPi-DBS 群に比して有意に悪化していた．36 か月後の報告[10]では STN-DBS 43 例，GPi-DBS 47 例について検討している．刺激ありオフ時の UPDRS part Ⅲ スコアが STN-DBS で GPi-DBS に比して有意に良好で L-ドパ換算薬用量も有意に少なかった．神経心理検査の

悪化や職業および人間関係の喪失，精神症状，抑うつ，不安，死亡を組み合わせた有害事象の複合スコアは両者で有意差を認めなかった．GPi-DBSでは効果不足のため8例がSTN-DBSへの変更を必要としたのに対し，STN-DBSで変更が必要であったのは1例であり（一側をGPi-DBSに変更），その間に有意差を認めた．36か月後の詳細な認知機能をSTN-DBS 39例，GPi-DBS 39例について検討した報告[10]では12か月後に有意差を認めた項目を含めて，両者の間で差を認めなかった．

3. 研究の比較

　これらの結果をまとめると，NSTAPS研究ではDBS導入後のオフ時の改善と薬剤減量についてSTN-DBSのほうがGPi-DBSに優れるのに対して，CSP468研究ではオフ時の改善に有意差がなく，オン時はGPi-DBSのほうがSTN-DBSに優れ，薬剤減量効果のSTN-DBSの有意性が3年後に失われている．有害事象は，NSTAPS研究では遂行機能の一部でGPi-DBSのほうがSTN-DBSに比して良好である他は概ね同等であるのに対して，CSP468研究ではSTN-DBSで有意に抑うつを認めている．全般に，NSTAPS研究ではGPi-DBSに対するSTN-DBSの優位性が示されているのに対してCSP468研究では示されていない．STN-DBSとGPi-DBSを比較したRCT 4研究と若年発症パーキンソン病患者に対する早期STN-DBS導入効果を薬物療法と比較したRCTであるEARLYSTIM研究について，オフ時のUPDRS part Ⅲスコアの改善をグラフにすると図1のようになるが，一見して研究による結果のばらつきが多い．NSTAPS研究のSTN-DBS 12か月後はオレゴン健康科学大学での研究およびEARLYSTIM研究とほぼ同等の改善率を示しており，STN-DBSによるオフの最大改善効果の1つの目安になるかと考えられる．一方，同研究でのGPi-DBSによるオフの改善率はすべての研究のなかでも最も低い．CSP468研究でのSTN-DBSによるオフの改善率はGPi-DBSを下回っており，一側のGPi-DBSとSTN-DBSの比較研究であるCOMPARE研究に近い改善率となっている．ただ，36か月後のデータに着目すれば，STN-DBSによるオフの改善率はNSTAPS研究とCSP468研究でそれほど差はなく，むしろGPi-DBSによるオフの改善率が両研究で大きく異なっていることがわかる．

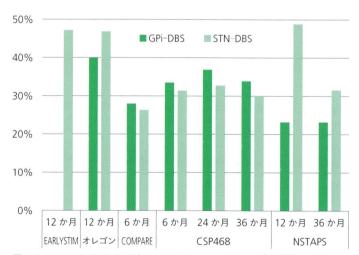

図1｜RCTにおけるオフ時のUPDRS part Ⅲスコア改善率の比較
DBS導入前と比較したオフ時のUPDRS part Ⅲスコアの改善率（％）を示す．CSP468研究，NSTAPS研究のデータは各々36か月間および24か月間通して追跡された症例の結果．
〔文献：EARLYSTIM研究[16]，オレゴン健康科学大学研究[5]，COMPARE研究[4]，CSP468研究[6,7]，NSTAPS研究[8,10]〕

4. メタ解析

　GPi-DBS と STN-DBS を比較した研究に関するメタ解析のうち，RCT について行われたものでは，GPi-DBS と STN-DBS の運動症状改善効果に有意な差は認められず[11-13]，L-ドパ換算薬用量は有意に STN で減量され[12,13]，抑うつは GPi-DBS のほうが STN-DBS より良好[11,12]である一方で，研究間の異質性を認め，無視できないばらつきの大きさが指摘されている．特に運動症状改善効果については，CSP468 研究もしくは NSTAPS 研究のどちらかの排除により研究間の異質性が大きく低下することが示されている[11,12]．両研究の対象患者を比較してみると（表1），いずれも平均年齢 60 歳前後，平均パーキンソン病治療期間約 10 年，オフ時の平均 UPDRS part Ⅲ スコアは 40＋α，オフ時の平均 Schwab and England ADL scale は約 50％，平均 L-ドパ換算薬用量は約 1,300 mg であり，ほぼ同等の患者群であるが，オン時の平均 UPDRS part Ⅲ スコアが CSP468 研究より NSTAPS 研究でやや良好である．Sako らによる追加解析[14]ではオン時の平均 UPDRS part Ⅲ スコアが異質性の要因となっていることが示されており，オン時の運動症状の良好さが STN-DBS を選択する基準となりえることを報告している．RCT を含む患者対象研究について検討したメタ解析[15]では，STN-DBS は GPi-DBS に比してオフ時の ADL の改善と薬剤減量に有意に優れていた．GPi-DBS は STN-DBS に比してオン時の ADL の改善に有意に優れ，抑うつのスコアが有意に良好であった．

5. RCT と実臨床の差異，長期効果の比較

　薬剤の臨床試験と同様に，DBS においても RCT と実臨床には対象患者の乖離が存在する．GPi-DBS と STN-DBS を比較した RCT の対象患者は DBS の適応としては典型的であるが，

表1｜CSP468 研究と NSTAPS 研究の患者群の比較

		CSP468 研究 （GPi-DBS/STN-DBS）	NSTAPS 研究 （GPi-DBS/STN-DBS）
n		152/147	65/63
男性（％）		87.5/78.9	67.7/69.8
年齢（歳）		61.8(8.7)/61.9(8.7)	59.1(7.8)/60.9(7.6)
治療期間（年）		11.5(5.4)/11.1(5.0)	9.0(3.9)/9.5(5.6)
UPDRS part Ⅰ		2.5(1.9)/2.9(2.0)	NA
UPDRS part Ⅱ	＃	19.1(5.8)/19.0(6.0)	NA
	オフ時	NA	17.9(6.2)/18.2(6.5)[*1]
	オン時	NA	6.0(4.9)/7.9(5.1)[*1]
UPDRS part Ⅲ	オフ時	41.8(13.1)/43.0(15.0)	43.8(13.5)/44.4(15.5)[*1]
	オン時	22.6(11.9)/22.4(11.9)	16.0(8.0)/17.0(9.9)[*1]
UPDRS part Ⅳ		8.8(3.1)/9.0(2.9)	NA
ホーン-ヤール Hoehn-Yahr 重症度分類	オフ時	3.3(0.9)/3.4(0.9)	NA
	オン時	NA	2.5(0〜4)/2.5(0〜4)
Schwab and England ADL scale（％）	オフ時	51.2(20.5)/50.7(20.1)	50(10〜90)/40(10〜90)[*1]
	オン時	NA	80(40〜100)/80(30〜100)[*1]
L-ドパ換算薬用量（mg）		1,361(545)/1295(585)	1,331(637)/1,254(473)[*1]

数値は平均（標準偏差）．NA はデータなし．＃オン時，オフ時の記載なし．
[*1] 脱落例を除いた 125 例（GPi-DBS 62 例/STN-DBS 63 例）の集計．

実臨床での対象は年齢，重症度ともにより幅広い．このうち，より軽症もしくは早期の患者については他のRCTによって最善の薬物療法 Best Medical Therapy（BMT）に比較してSTN-DBSの有用性が高いことが示されている[16]．より高齢もしくは重症，特に薬物療法が限界に達して重度の運動合併症のためにDBSを検討せざるをえない進行期の症例に関するRCTは存在しない．進行期の症例におけるDBSの治療効果については観察研究が参考になると考えられる．

2009年以前に報告されたDBS施行3年以上の経過を検討した観察研究を対象としたメタ回帰分析で，固縮や寡動，振戦などの主要症状とオフ時の姿勢・歩行障害に分けてSTN-DBSとGPi-DBS後の違いを検討している[17]．オフ時の主要症状改善はSTN-DBSでより大きい傾向にあり，5年後もその差は概ね保たれていた．姿勢・歩行障害はオフ時についてはSTN-DBSとGPi-DBSで大きな差はなく，DBS施行によって大きく改善した後に緩徐に悪化するが，5年後も術前より改善を保っている．オン時の姿勢・歩行障害はGPi-DBS群で5年後も術前より改善を保っているのに対してSTN-DBS群では術後2年で術前のレベルに戻り，その後は術前より悪化するとしている．ただし，本研究では分析の対象となった11研究のうち，GPi-DBSを含むのは3研究のみであり，GPi-DBS症例は全301例中の13.2%と少数である．一方，STN-DBSとGPi-DBSを比較するRCTに参加した患者について，姿勢調節に与える影響を生理学的に検討したオレゴン健康科学大学での研究では，どちらのDBSでも術前に比べて anticipatory postural adjustments が悪化したが，GPi-DBSでは automatic postural response は術前と変わらなかったのに対して，STN-DBSでは悪化し[18]，側方への動揺への反応もGPi-DBSでは悪化を認めなかったのに対して，STN-DBSでは悪化していた[19]．

STN-DBSでは6年後の経過を薬物療法と比較した研究[20]，10年以上の長期経過を検討した観察研究[21-23]が存在し，術前に比べて運動合併症の改善が保たれていることが報告されている〔Q and A 4-1，4-2（200頁）参照〕．GPi-DBSについては5年を超える長期経過の報告はない．認知機能低下や遂行機能低下，L-ドパ不応性の体軸症状のためSTN-DBSには適さないと判断された25例についてGPi-DBSを施行して3年後の経過を検討した報告[24]では，オフ状態は術前と比較して有意に改善を保ち，オン状態は術前と変わらず，体軸症状も悪化しなかった．構語障害はやや悪化した．神経心理検査では抑うつ，前頭葉機能検査，遂行機能検査の一部の項目が悪化したが，術前の病態から考えてパーキンソン病進行に伴う変化と判断されている．薬剤は術前と比較して減量されなかったが，ジスキネジアのサブスコアが50%改善したことより，ジスキネジアの改善には特に有効と結論している．

6. まとめ

オン時の運動機能やADLが十分保たれていて，抑うつや認知機能障害が全くみられない理想的な症例では，STN-DBSの効果がGPi-DBSを上回り，薬剤も有意に減量できて精神合併症のリスクも高くない．オン時の運動機能やADLがやや損なわれていたり，オン時のすくみ足や姿勢反射障害などの体幹機能の低下がみられる場合には，GPi-DBSに対するSTN-DBSの優位性は失われ，むしろGPi-DBSのほうが長期的なオン時の運動機能が保たれる．抑うつや認知機能低下がみられる場合は，STN-DBSのほうがGPi-DBSよりも悪化しやすい．STN-DBSとして適応に支障がある場合には，GPi-DBSを選択することを考慮すべきである（表2）．

より多くの症例でより長期にわたって効果が確認されているのはSTN-DBSであり，十分

表2｜病態によるSTN-DBSとGPi-DBSの有用性

	Optimal	Sub-optimal
オフ時の運動症状	STN＞GPi	STN≒GPi
オン時の運動症状	STN≒GPi	STN＜GPi
姿勢安定性，歩行	STN≒GPi	STN＜GPi
薬剤減量	STN＞GPi	STN≒GPi
ジスキネジア抑制[*1]	STN≒GPi	STN≒GPi
認知・遂行機能	STN≒GPi	STN＜GPi
抑うつ	STN≒GPi	STN＜GPi

Optimal：STN-DBSとして適応に懸念がない
Sub-optimal：STN-DBSとして適応に懸念がある
STN＞GPi：STN-DBSのほうがGPi-DBSよりも有用
STN＜GPi：GPi-DBSのほうがSTN-DBSよりも有用
STN≒GPi：STN-DBSとGPi-DBSで概ね違いを認めない
[*1] STN-DBSは薬剤減量による間接的な効果，GPi-DBSは薬剤減量によらない直接効果

効果が見込めて安全と考えられる症例にはSTN-DBSを施行することが合理的である．STN-DBSの適応基準に抵触する症例でGPi-DBSを検討することには一定の正当性がある．

7. 問題点と展望

　DBSのエビデンスはSTN-DBSに偏っており，GPi-DBSのエビデンスは少ない．特に，10年を超えた長期フォローアップのデータや薬物療法と比較して長期間検討した研究が不足している．また，RCTの比較においても明らかなGPi-DBSの効果の一貫性不足は，その要因の検討が不可欠である．STN-DBS，GPi-DBSに共通して不足しているのはオフ時間やオン時間を主要評価項目として検討した研究である．この点は薬物療法との比較を困難にしている．DBSの効果と有害事象は単極刺激，双極刺激などの刺激設定，刺激周波数や刺激パルス幅などの刺激条件によって異なる可能性があるが，これらに関する大規模臨床研究は存在しない．近年はこれまでのリング状の刺激点を円弧状に分割して任意の方向に刺激を指向させることができるDBSリードも開発されており，効果の最大化と有害事象の最小化に有用と考えられているがその検証は今後の課題となっている．

臨床に用いる際の注意点

　GPi-DBSが適切な効果をもたらすためには後腹側に位置するsomatosensory areaに刺激点を一致させる必要がある．GPiの腹側直下にある視索と安全な距離を確保し，適切な位置にDBSリードを植込むように留意する．多くのGPi-DBSの対象は高齢でより進行した患者になるため，導入後，比較的短い期間のうちに認知機能障害が顕在化するリスクが相対的に高いことを事前に十分に説明する．GPiはSTNよりも大きいため，十分な効果のためにより多くの電流量を必要とする．このため，ジェネレーター交換の頻度や充電の頻度（充電式の場合）はSTN-DBSの場合よりも頻繁であることを想定して説明する．

文献

1) Deep-Brain Stimulation for Parkinson's Disease Study Group. Deep-brain stimulation of the subthalamic nucleus or the pars interna of the globus pallidus in Parkinson's disease. N Engl J Med. 2001；345(13)：956-963.
2) Moro E, Lozano AM, Pollak P, et al. Long-term results of a multicenter study on subthalamic and pallidal stimulation in Parkinson's disease. Mov Disord. 2010；25(5)：578-586.
3) Weaver F, Follett K, Hur K, et al. Deep brain stimulation in Parkinson disease：a metaanalysis of patient outcomes. J Neurosurg. 2005；103(6)：956-967.
4) Zahodne LB, Okun MS, Foote KD, et al. Greater improvement in quality of life following unilateral deep brain stimulation

surgery in the globus pallidus as compared to the subthalamic nucleus. J Neurol. 2009;256(8):1321-1329.
5) Anderson VC, Burchiel KJ, Hogarth P, et al. Pallidal vs subthalamic nucleus deep brain stimulation in Parkinson disease. Arch Neurol. 2005;62(4):554-560.
6) Follett KA, Weaver FM, Stern M, et al. Pallidal versus subthalamic deep-brain stimulation for Parkinson's disease. N Engl J Med. 2010;362(22):2077-2091.
7) Weaver FM, Follett KA, Stern M, et al. Randomized trial of deep brain stimulation for Parkinson disease: thirty-six-month outcomes. Neurology. 2012;79(1):55-65.
8) Odekerken VJ, van Laar T, Staal MJ, et al. Subthalamic nucleus versus globus pallidus bilateral deep brain stimulation for advanced Parkinson's disease (NSTAPS study): a randomized controlled trial. Lancet Neurol. 2013;12(1):37-44.
9) Odekerken VJ, Boel JA, Geurtsen GJ, et al. Neuropsychological outcome after deep brain stimulation for Parkinson disease. Neurology. 2015;84(13):1355-1361.
10) Odekerken VJ, Boel JA, Schmand BA, et al. GPi vs STN deep brain stimulation for Parkinson disease: Three-year follow-up. Neurology. 2016;86(8):755-761.
11) Sako W, Miyazaki Y, Izumi Y, et al. Which target is best for patients with Parkinson's disease? A meta-analysis of pallidal and subthalamic stimulation. J Neurol Neurosurg Psychiatry. 2014;85(9):982-986.
12) Liu Y, Li W, Tan C, et al. Meta-analysis comparing deep brain stimulation of the globus pallidus and subthalamic nucleus to treat advanced Parkinson disease. J Neurosurg. 2014;121(3):709-718.
13) Xie CL, Shao B, Chen J, et al. Effects of neurostimulation for advanced Parkinson's disease patients on motor symptoms: A multiple-treatments meta-analysas of randomized controlled trials. Sci Rep. 2016;6:25285.
14) Sako W, Murakami N, Miyazaki Y, et al. On-period unified Parkinson's disease rating scale before surgery correlates with differences in outcomes between pallidal and subthalamic stimulation: a meta-analysis. Neurol Sci. 2016;37(1):135-137.
15) Xu F, Ma W, Huang Y, et al. Deep brain stimulation of pallidal versus subthalamic for patients with Parkinson's disease: a meta-analysis of controlled clinical trials. Neuropsychiatr Dis Treat. 2016;12:1435-1444.
16) Schuepbach WM, Rau J, Knudsen K, et al. Neurostimulation for Parkinson's disease with early motor complications. N Engl J Med. 2013;368(7):610-622.
17) St George RJ, Nutt JG, Burchiel KJ, et al. A meta-regression of the long-term effects of deep brain stimulation on balance and gait in PD. Neurology. 2010;75(14):1292-1299.
18) Rocchi L, Carlson-Kuhta P, Chiari L, et al. Effects of deep brain stimulation in the subthalamic nucleus or globus pallidus internus on step initiation in Parkinson disease: laboratory investigation. J Neurosurg. 2012;117(6):1141-1149.
19) St George RJ, Carlson-Kuhta P, King LA, et al. Compensatory stepping in Parkinson's disease is still a problem after deep brain stimulation randomized to STN or GPi. J Neurophysiol. 2015;114(3):1417-1423.
20) Merola A, Rizzi L, Zibetti M, et al. Medical therapy and subthalamic deep brain stimulation in advanced Parkinson's disease: a different long-term outcome? J Neurol Neurosurg Psychiatry. 2014;85(5):552-559.
21) Castrioto A, Losano AM, Poon YY, et al. Ten-year outcome of subthalamic stimulation in Parkinson disease: a blinded evaluation. Arch Neurol. 2011;68(12):1550-1556.
22) Rizzone MG, Fasano A, Daniele A, et al. Long-term outcome of subthalamic nucleus DBS in Parkinson's disease: from the advanced phase towards the late stage of the disease? Parkinsonism Relat Disord. 2014;20(4):376-381.
23) Janssen ML, Duits AA, Turaihi AH, et al. Subthalamic nucleus high-frequency stimulation for advanced Parkinson's disease: motor and neuropsychological outcome after 10 years. Stereotact Funct Neurosurg. 2014;92(6):381-387.
24) Bonenfant J, Drapier S, Houvenaghel JF, et al. Pallidal stimulation in Parkinson's patients with contraindications to subthalamic target: A 3 years follow-up. Parkinsonism Relat Disord. 2017;34:20-25.

検索式・参考にした二次資料

検索式：検索期間
PubMed 検索：1983/01/01～2015/12/31
#1 ((((("Parkinson Disease" [Mesh] OR "Parkinson's disease" [TIAB]) AND ("Deep brain stimulation" [TIAB] OR "Deep Brain Stimulation/methods" [MAJR] OR DBS OR (stimulation AND (STN OR subthalamic OR GPi OR pallidum OR Vim OR thalamus OR subthalamus)))) AND (English [LA] OR Japanese [LA])) AND ("review" [pt] OR "clinical trial" [pt] OR "Meta-Analysis" [pt] OR "Meta-Analysis" [TIAB] OR "practice guideline" [pt] OR "Randomized Controlled Trial" [pt] OR "Multivariate Analysis" [MeSH Terms] OR "Comparative Study" [pt] OR "Evaluation Studies" [pt] OR "Longitudinal Studies" [MeSH Terms] OR "Multicenter Study" [pt] OR "Treatment Outcome" [MeSH Terms]))) AND 1983 [DP] :2015 [DP]
重要な文献をハンドサーチで追加した．

Q and A 4-4
運動療法は運動症状改善に有用か

> **回答**
> - 薬物療法や手術療法とともに運動療法を行うことで運動症状の改善が得られ，有用である．

背景・目的

運動療法を含めたリハビリテーションは，薬物療法や手術療法に加えて行うことで，症状のさらなる改善（伸びしろ）が期待できる治療法である．患者本人が主体的に参加できる治療法でもあり，患者やその家族の関心も高い．パーキンソン病は緩徐進行性の経過をたどるので，重症度や症状に応じた適切な運動療法を提供するためには治療目標や介入項目を明らかにする必要がある[1]．

解説

パーキンソン病はその進行度によって，症状や障害の程度がかなり変化する疾患である．重症度ごとに当然リハビリテーションのアプローチの方法も異なるため，診断からホーン-ヤール Hoehn-Yahr 重症度分類 5 度までの治療目標と介入方法を選択・設定することが必要となる[2]．

パーキンソン病の診断がなされたばかりの時期には，パーキンソン病という疾患に対する患者の理解が必要である．ADL が低下しないように予防し，身体能力を維持あるいは改善するようにし，転倒への過度の不安を予防するなどの教育や助言を行う．患者本人だけでなく配偶者や介護者を含めて病気への正しい取り組み方の情報を提供することが，精神的なサポートの意味からも重要である．重症度が 3〜4 度では，転倒の予防，移動，姿勢，手を伸ばしてつかむ運動，バランス，歩行について取り組むことが必要である．重症度 5 度になると，呼吸や嚥下などの生命活動の維持，褥瘡の予防，関節拘縮の予防について考慮する．

運動療法には，リラクゼーション，緩徐な体幹の捻転運動，緩徐な関節可動域 range of motion（ROM）訓練とストレッチング，頸部と体幹部の捻転運動，背部の伸展と骨盤傾斜訓練，座位と姿勢制御，呼吸訓練，移動訓練（緩徐な移動や，ベッドから椅子への移乗を含む），反復運動を促進する自転車訓練，トレッドミルを利用した歩行訓練，キューを用いた歩行訓練，立位，バランス訓練，エアロビック訓練，ホームエクササイズ，筋力訓練，音楽療法などが挙げられる[3,4]．

Tomlinson らの報告では，RCT 39 報の 1,827 例の被験者を対象とした結果が示されている[5]．運動療法を行った群では，介入のない群と比較して歩行速度が速く（0.04 m/s, $p=0.002$），2 分間歩行検査ないし 6 分間歩行検査の結果が長く（13.37 m, $p=0.02$），すくみ足の質問表での改善（-1.41, $p=0.02$），Timed Up & Go テストでの移動・バランスの改善（-0.63 s,

$p=0.003$),上肢の機能的なリーチの改善（2.16 cm, $p=0.0008$），バランステストでの改善（3.71, $p<0.00001$），UPDRS スコアの改善（-6.15, $p<0.00001$）が認められた．一方，転倒（転倒スケールで-1.91, $p=0.19$）と生活の質 quality of life（QOL）（PDQ-39 で-0.38, $p=0.73$）では有意差を認めなかった．異なる介入方法間での効果の差異は指摘できず，長期効果や費用対効果を考慮して適切な介入方法かが必要であるとしている．

2013 年以降のリハビリテーションの新しい知見としては，運動療法の大半を占めるエクササイズでは，運動機能と認知機能の改善などが報告されている[4]．エクササイズで少数ではあるが患者の血清中の脳由来神経栄養因子 brain-derived neurotrophic factor（BDNF）が有意に上昇することも報告され，動物実験と同様に患者でも神経保護作用の可能性が指摘されている[6,7]．トレッドミル歩行訓練やストレッチでの歩行や筋力増強への有効性の報告[8]もある．また，多くの報告は 3 か月の期間であるのに対して，2 年での長期での有効性の報告もある[9]．高強度の筋力訓練のほうが低強度訓練よりも 2 年後においても効果があり，L-ドパ投与量が抑制されたとの報告がある[10]．そのほか，太極拳，ロボットアシスト歩行訓練，LSVT BIG®を含めた認知行動療法，音楽療法，ダンスやビデオゲームによるエクササイズの報告など多様な介入方法の有効性が報告されている[5]．

臨床に用いる際の注意点

薬物療法や手術療法とあわせることで，運動療法は運動症状に対して改善が期待できる．注意点として最も大事なことは，運動療法は患者本人が主体となって行う治療法である点にある．運動療法の介入方法の選択は，患者が楽しくできるか，継続性はどうか，患者本人にモチベーションがあるか，提供できる環境にあるかなど，患者個人の状況あるいは介護者の有無を含めた環境の問題が大きく影響してくる．運動療法を含めたリハビリテーションを推進するには，痛みや疲労感，うつ症状などの非運動症状などを含めたリハビリテーションの阻害因子の改善を考慮することが必要である．

文献

1) Keus SH, Munneke M, Niikrake MJ, et al. Physical therapy in Parkinson's disease: Evolution and future challenges. Mov Disord. 2009; 24(1): 1-14.
2) Keus SH, Bloem BR, Hendriks EJ, et al. Evidence-based analysis of physical therapy in Parkinson's disease with recommendations for practice and research. Mov Disord. 2007; 22(4): 451-460.
3) Jain SS, Kirshblum SC. Parkinson's disease and other movement disorders. In: Delisa JA, et al. (eds.). Rehabilitation medicine: principles and practice. 3rd ed. Philadelphia: Lippincott; 1998. pp.1035-1056.
4) Bloem BR, de Vries NM, Ebersbach G. Nonpharmacological treatments for patients with Parkinson's disease. Mov Disord. 2015; 30(11): 1504-1520.
5) Tomlinson CL, Patel S, Meek C, et al. Physiotherapy intervention in Parkinson's disease. systematic review and meta-analysis. BMJ. 2012; 345: e5004.
6) Frazzitta G, Maestri R, Ghilardi MF, et al. Intensive rehabilitation increases BDNF serum levels in parkinsonian patients: a randomized study. Neurorehabil Neural Repair. 2014; 28(2): 163-168.
7) Petzinger GM, Fisher BE, McEwen S, et al. Exercise-enhanced Neuroplasticity Targeting Motor and Cognitive Circuitry in Parkinson's Disease. Lancet Neurol. 2013; 12(7): 716-726.
8) Shulman LM, Katzel LI, Ivey FM, et al. Randomized clinical trial of 3 types of physical exercise for patients with Parkinson disease. JAMA Neurol. 2013; 70(2): 183-190.
9) Frazzitta G, Maestri R, Bertotti G, et al. Intensive rehabilitation treatment in early Parkinson's disease: a randomized pilot study with a 2-year follow-up. Neurorehabil Neural Repair. 2015; 29(2): 123-131.
10) Corcos DM, Robichaud JA, David FJ, et al. A two-year randomized controlled trial of progressive resistance exercise for Parkinson's disease. Mov Disord. 2013; 28(9): 1230-1240.

検索式・参考にした二次資料

PubMed 検索:2008/10/01〜2015/12/23
#1 (Parkinson's disease) AND 〔(rehabilitation) OR (physiotherapy) OR (training) OR (physical exercise)〕

医中誌検索:1983/01/01〜2015/12/31
#1 (Parkinson病/TH OR パーキンソン病/AL) AND 〔(リハビリテーション/TH OR リハビリテーション/AL) AND (理学療法/TH OR 理学療法/AL)〕
   219件.
医中誌ではエビデンスとなる文献は見つからなかった.

Q and A 4-5
教育，カウンセリング，食事，サプリメントなどの非薬物療法は症状の進行予防や運動症状改善に有用か

> **回答**
> - 教育，支援，カウンセリングは患者・家族の QOL の維持・改善に有効である．
> - 将来に希望を与える病気の説明がより良い QOL の維持に関与する．
> - サプリメントについては，現時点では明確に有効であるとするデータはない．

背景・目的

　パーキンソン病患者に対する教育，支援，カウンセリング，生活指導，食事指導は，薬物療法，手術療法，リハビリテーションとともに，患者の QOL 維持に大きな役割を果たす[1]．患者本人だけでなく配偶者や介護者にも病気への正しい取り組み方の情報を提供することが重要である．近年，多くの健康食品やサプリメントなどが発売され，急速なインターネットの普及に伴い通信販売などでこれらが容易に入手できる環境となっている．しかし効果がなかったり不確実であったりするものも数多くみられており，健康食品やサプリメントの使用についても一定の見解を示しておく必要がある．

解説

1. 教育・支援・カウンセリングについて

　パーキンソン病の教育は，患者のみならず，家族や介護者，あるいは一般社会に行うことが疾患のより良い理解につながる．患者や家族のための市民公開講座やシンポジウムの開催に加え，パーキンソン病に関係した患者・家族を対象とした教育的な出版物やインターネット上での啓発も有用である[2]．なお，その際には誤った情報や病期にそぐわない過剰な情報に配慮すべきである．患者・介護者には常に正確な情報を伝えることが，パーキンソン病を専門とする医師の責務である．

　パーキンソン病に対する支援は，精神的にも経済的にも必要である．患者の病気への偏見（スティグマ stigma），家族・介護者にかかる精神的・身体的あるいは経済的な負担に対して心理的なサポートやカウンセリングを行うことにより，不安を減らすことができる[3]．パーキンソン病の患者 64 名および介護者 46 名に対する心理社会的介入を目的とした 8 週間の教育プログラム The Patient Education Program Parkinson（PEPP）の介入試験の結果，気分や心理社会的な問題，主介護者における手助けの必要性などが有意に改善したとの報告がある[4]．

　経済的負担に対しては，公的制度について助言する必要がある〔第 I 編第 12 章（90 頁）参照〕．また，パーキンソン病の支援・自助団体として全国パーキンソン病友の会の組織が積極的に活動しており，各都道府県に支部があるので，情報を提供する．

2. 食事・栄養指導について

　パーキンソン病でみられる症状の日内変動にはL-ドパの吸収障害が関与していることがある．吸収を妨げる要因として，胃酸濃度の低下，胃の中の大量の食物の存在，胃排出時間の延長が挙げられる．これらのことから，運動症状の改善のためにL-ドパの吸収をよくする方法として，錠剤を砕いての服用，空腹時での服用，レモン水など酸性飲料での服用が挙げられる．しかしあまり十分なエビデンスはなく，またこれらの方法を用いる際にはpeak-doseジスキネジアの増悪などに注意が必要である．逆にL-ドパの吸収を悪くする要因には，消化の悪い食事の後の服薬，制酸薬や牛乳と同時の服薬，消化管の運動低下を引き起こす薬剤との服薬などが挙げられるので，食事指導は必要である．

　低蛋白食については十分なエビデンスはなく[5]，過度な蛋白摂取制限により低栄養状態とならないように十分に注意が必要である．朝食・昼食時に摂取する蛋白量を減らし，かわりに夕食時に高蛋白食を摂取する蛋白再配分療法 protein redistribution diet（PRD）が有効であるとの報告がある[5]．PRDは運動合併症を解消する可能性があるが，一方でジスキネジアの増悪や体重減少，夕食前の空腹感などの合併症を起こす可能性があり，栄養状態や有効性をしっかりと評価しながら行い，L-ドパ投与量の変更も考慮する必要も生じうるため，医師・栄養士と綿密に相談しながらの運用が必要である．

3. サプリメントなど

　サプリメントに関して，有効性の高いエビデンスを示す報告はない．

　本邦から水素水の使用に関する報告があるが[6]，まだ少人数での検討であり今後の十分な検討が必要である．ムクナ豆（ハッショウマメ）は天然成分のL-ドパを含有しているが，L-ドパの含有量は一定でなく，安全とは言い切れないため，摂取することを勧められない．グルタチオン療法は多数例のRCTによる有用性が証明されていない．クレアチン[7]は大規模RCTにおいて効果がないと報告された．酸化型コエンザイムQ10は多数例でのRCTにおいて効果がないと報告された[8]が，近年，還元型コエンザイムQ10がウェアリングオフを呈する患者に有用であったとする少数例でのRCT結果が報告された[9]．ビタミンEは有効性が証明されておらず，過剰摂取による骨粗鬆症リスクに注意が必要である．カフェインはL-ドパの吸収を増強し，運動機能に直接的な効果があるとされる[10]が，効果の証明にはより大規模なコントロール研究が求められるのに加え，過剰摂取による種々の副作用の出現に注意する必要がある．

臨床に用いる際の注意点

　教育，カウンセリング，食事・栄養指導に関するエビデンスはいまだ少ないが，教育・支援については経験上パーキンソン病の診療に有用である．サプリメントに関しては患者の自己責任による自発的な使用までは妨げないが，その必要性を十分に吟味・検討するよう患者・家族に伝えることが望ましい．

文献

1) Global Parkinson's Disease Survey Steering Committee. Factors impacting on quality of life in Parkinson's disease：results from an international survey. Mov Disord. 2002；17(1)：60-67.

2) 大熊泰之．カウンセリング，精神療法など薬物以外の治療．日本神経学会「パーキンソン病治療ガイドライン」作成小委員会（編）．パーキンソン病治療ガイドライン―マスターエディション．東京：医学書院；2003．pp301-307．
3) Macht M, Gerlich C, Ellgring H, et al. Patient education in Parkinson's disease：Formative evaluation of a standardized programme in seven European countries. Patient Educ Couns. 2007；65(2)：245-252.
4) A'Campo LE, Wekking EM, Spliethoff-Kamminga NG, et al. The benefits of a standardized patient education program for patients with Parkinson's disease and their caregivers. Parkinsonism Relat Disord. 2010；16(2)：89-95.
5) Cereda E, Barichella M, Pedrolli C, et al. Low-protein and protein-redistribution diets for Parkinson's disease patients with motor fluctuations：a systematic review. Mov Disord. 2010；25(13)：2021-2034.
6) Yoritaka A, Takanashi M, Hirayama M, et al. Pilot study of H_2 therapy in Parkinson's disease：a randomized double-blind placebo-controlled trial. Mov Disord. 2013；28(6)：836-839.
7) Writing Group for the NINDS Exploratory Trials in Parkinson Disease (NET-PD) Investigators, Kieburtz K, et al. Effect of creatine monohydrate on clinical progression in patients with Parkinson disease：a randomized clinical trial. JAMA. 2015；313(6)：584-593.
8) Parkinson Study Group QE3 Investigators, Beal MF, et al. A randomized clinical trial of high-dosage coenzyme Q10 in early Parkinson disease：no evidence of benefit. JAMA Neurol. 2014；71(5)：543-552.
9) Yoritaka A, Kawajiri S, Yamamoto Y, et al. Randomized, double-blind, placebo-controlled pilot trial of reduced coenzyme Q10 for Parkinson's disease. Parkinsonism Relat Disord. 2015；21(8)：911-916.
10) Zesiewicz TA, Evatt ML. Potential influences of complementary therapy on motor and non-motor complications in Parkinson's disease. CNS Drugs. 2009；23(10)：817-835.

検索式・参考にした二次資料

検索式：検索期間
PubMed 検索：1983/01/01〜2015/12/31
教育・支援・カウンセリングなど
#1 "Parkinson Disease" [MAJR] AND ("Patient Education as Topic" [MH] OR "Counseling" [MH] OR "Social Support" [MH]) AND ("1983" [DP] :"2015" [DP]) AND "humans" [MH] AND (English [LA] OR Japanese [LA]) AND (systematic [SB] OR Meta-Analysis [PT] OR "Clinical Trial" [PT] OR "Clinical Trials as Topic" [Mesh:noexp] OR randomly [TIAB] OR trial [TI] OR "Comparative Study" [PT] OR Review [PT]) NOT "Case Reports" [PT] NOT (Animals [MH] NOT Humans [MH]) AND ("1983" [DP] :"2015" [DP]) AND (English [LA] OR Japanese [LA])
57 件

食事療法
#2 ("Parkinson Disease" [MAJR] AND ("Nutrition" [TW] OR "Food Habits" [TW] OR "Diet" [TW] OR "Nutritional Physiological Phenomena" [TW] OR "Dietary Proteins" [MH] OR "Fatty Acids" [MH]) OR "Parkinson Disease/diet therapy" [Mesh]) AND ("1983" [DP] :"2015" [DP]) AND (English [LA] OR Japanese [LA]) AND (systematic [SB] OR Meta-Analysis [PT] OR "Clinical Trial" [PT] OR "Clinical Trials as Topic" [Mesh:noexp] OR randomly [TIAB] OR trial [TI] OR "Comparative Study" [PT] OR Review [PT]) NOT "Case Reports" [PT] NOT (Animals [MH] NOT Humans [MH])
149 件

サプリメントなど
#3 "Parkinson Disease" [MAJR] AND ("Dietary Supplements" [MAJR] OR "Hydrogen/therapeutic use" [MH] OR "Creatine/therapeutic use" OR "Ubiquinone" [MH] OR "Complementary Therapies" [MAJR]) AND (systematic [SB] OR Meta-Analysis [PT] OR "Clinical Trial" [PT] OR "Clinical Trials as Topic" [Mesh:noexp] OR randomly [TIAB] OR trial [TI] OR "Comparative Study" [PT] OR Review [PT]) NOT "Case Reports" [PT]) NOT (Animals [MH] NOT Humans [MH]) AND ("1983" [DP] :"2015" [DP]) AND (English [LA] OR Japanese [LA])
178 件

医中誌検索：1983/01/01〜2015/12/31
#1 (((((Parkinson 病/TH) AND (SH＝食事療法, 精神療法, 看護))) AND (DT＝1983:2015 AND (PT＝症例報告除く) AND (PT＝会議録除く) AND CK＝ヒト))) AND (PT＝原著論文, 総説)
146 件

第 5 章 非運動症状の治療

Q and A 5-1
日中過眠の治療はどうするか

回答
- 覚醒障害には，夜間睡眠障害の改善と並行してドパミンアゴニストの減量を試みる．

背景・目的

　パーキンソン病における日中過眠の背景因子としては加齢，パーキンソン病による睡眠-覚醒機構の障害，夜間の睡眠障害，うつ，向精神薬，レム睡眠行動障害 rapid eye movement sleep behavior disorder（RBD），睡眠時無呼吸などが知られており，抗パーキンソン病薬使用開始，症状進行，投薬量増加，罹病期間延長などとともに頻度が増すと言われている．日常診療においては，薬剤誘発性の眠気の有無について日頃より問診などで確認しておく必要がある．

解説

1. モダフィニル（本邦保険適用外）

　パーキンソン病における日中過眠に対するモダフィニルの効果を検討した研究としては，これまでにプラセボを対照とした2報のランダム化二重盲検試験，2報のランダム化クロスオーバー試験，およびこれら4研究をまとめた1報のメタ解析が報告されている．

　Sheng ら[1]のメタ解析では，モダフィニルとプラセボとを比較した4報の研究結果を基に，各群60例ずつのデータを統合し検討を行っている．このメタ解析では，モダフィニルの使用がプラセボと比較してエプワース睡眠スケール Epworth Sleepiness Scale（ESS）で平均 2.41（95% CI 0.79〜4.03）点の有意な改善をもたらすことを明らかにしている（$p<0.004$）．このメタ解析で用いられた論文のうち，二重盲検デザインで行われた2報ではモダフィニルの有効性は確認されていない．Ondo ら[2]は40例のパーキンソン病患者に対してモダフィニル200〜400 mg/日あるいはプラセボを4週間投与し，前後でのESSを評価したが，両群間でのESSの変化量には有意差はなかったと報告している．また，Lou ら[3]は，19例のパーキンソン病患者に対して，モダフィニル 100 mg/日あるいはプラセボを投与し，8週間後のESSがモダフィニル群では 8.3±1.6 点から 6.0±1.6 点に改善したのに対し，プラセボ群では 9.8±1.5 点から 9.0±1.5 点の変化にとどまったと報告している．本研究では群間差についての記載はないが，数値上群間差はないと考えられる．これらのランダム化二重盲検試験では患者選択の際に日中過眠の症状についての基準がなく，比較的軽症の患者も含まれている．

　一方で，クロスオーバーデザインを用いた2研究では日中過眠の症状が強い患者を対象にしており，モダフィニルの有効性が示唆されている．Adler ら[4]は21例のESSが10点以上の

パーキンソン病患者を対象に，モダフィニル200 mg/日もしくはプラセボを投与し，3週間後の変化を検討したところ，モダフィニル群ではESSの変化量が－3.4（±5.8）点であったのに対して，プラセボ群では＋1.0（±2.4）点であり，両群間で眠気の改善度に有意に差を認めている（$p=0.039$）．またHöglら[5]もESSが10点以上のパーキンソン病患者12例を対象に，モダフィニル最大200 mg/日の投与とプラセボとを比較し，2週間後のESSの変化量がモダフィニル群3.42±3.90点に対してプラセボ群0.83±1.99点と有意差を認めたと報告している（$p<0.011$）．

副作用については，レヴィ小体型認知症患者において，焦燥，精神症状などの出現が報告されているほか，パーキンソン病以外の神経疾患も含めたメタ解析の結果では[1]，プラセボに比べて不眠・頭痛・めまい・不安・消化器症状などの副作用が大きいことが示唆されており，注意が必要である．

2. その他の治療法について

ドパミンアゴニストに関しては，Eggertら[6]が，80例のホーン-ヤール Hoehn-Yahr 重症度分類1～4度のパーキンソン病患者を対象にプラミペキソールあるいはロピニロールからpiribedil（本邦未承認）への切り替えの効果を検討したランダム化一重盲検試験を報告している．11週間の観察期間後に，一次観察項目の注意機能には有意差はなかったが，二次観察項目のESSはpiribedil群で14.3点から10.5点に，ロピニロール/プラミペキソール群では14.7点から12.6点と変化し，両群間で有意な差がみられ，UPDRS part IIIスコアには有意な差がなかった．

他の薬物療法としては，melatonin（本邦未承認）の効果が1つのランダム化二重盲検試験で，1つのランダム化クロスオーバー試験で検討されているが，いずれの検討でも日中過眠への有意な効果は確認できなかった．メマンチン（本邦保険適用外）についても2つのランダム化二重盲検試験が行われているが，日中過眠に対する効果はいずれも有意でなかった．

また，1つの小規模なランダム化二重盲検試験が，ノルアドレナリン再取り込み阻害薬であるアトモキセチン（本邦保険適用外）80 mg/日の投与がうつ症状を有するパーキンソン病患者における日中過眠を改善させると報告している．

非薬物療法としては，持続的気道陽圧法 continuos positive airway pressure（CPAP）の有効性が，1つのランダム化クロスオーバー試験で報告されているが，光線療法の効果については1つのランダム化二重盲検試験では明らかではなかった．

抗パーキンソン病薬に伴う日中過眠については，ドパミンアゴニストなどの薬剤減量なども考慮されうるが，エビデンスは十分ではない．減量に伴う運動症状の悪化のリスクもあり，全体的な患者の利益を考慮した調整が望ましい．

臨床に用いる際の注意点

パーキンソン病における日中過眠，特に中等度以上の日中過眠を有するパーキンソン病患者に対してモダフィニルは有効である可能性があるが，安全性および効果持続期間などについてのエビデンスは乏しい．副作用としては，不眠，頭痛，消化器症状のほか，精神症状などが認められ，特に認知機能障害を有する患者での投与は慎重に行う必要がある．その他の薬物療法・非薬物療法に関する有効性のエビデンスは乏しい．

文献

1) Sheng P, Hou L, Wang X, et al. Efficacy of modafinil on fatigue and excessive daytime sleepiness associated with neurological disorders : a systematic review and meta-analysis. PLoS One. 2013 ; 8(12) : e81802.
2) Ondo WG, Fayle R, Atassi F, Jankovic J. Modafinil for daytime somnolence in Parkinson's disease : double blind, placebo controlled parallel trial. J Neurol Neurosurg Psychiatry. 2005 ; 76(12) : 1636-1639.
3) Lou JS, Dimitrova DM, Park BS, et al. Using modafinil to treat fatigue in Parkinson disease : a double-blind, placebo-controlled pilot study. Clin Neuropharmacol. 2009 ; 32(6) : 305-310.
4) Adler CH, Caviness JN, Hentz JG, et al. Randomized trial of modafinil for treating subjective daytime sleepiness in patients with Parkinson's disease. Mov Disord. 2003 ; 18(3) : 287-293.
5) Högl B, Saletu M, Brandauer E, et al. Modafinil for the treatment of daytime sleepiness in Parkinson's disease : a double-blind, randomized, crossover, placebo-controlled polygraphic trial. Sleep. 2002 ; 25(8) : 905-909.
6) Eggert K, Öhlwein C, Kassubek J, et al. Influence of the nonergot dopamine agonist piribedil on vigilance in patients With Parkinson Disease and excessive daytime sleepiness (PiViCog-PD) : an 11-week randomized comparison trial against pramipexole and ropinirole. Clin Neuropharmacol. 2014 ; 37(4) : 116-122.

検索式・参考にした二次資料

検索式：検索期間
PubMed 検索：1983/01/01〜2015/12/31
#1 Search ("Meta-Analysis" [Publication Type] OR "Clinical Trial" [Publication Type] OR "Review" [Publication Type] OR "Randomized Controlled Trial" [Publication Type]) AND ("Parkinsonian Disorders" [MeSH Terms] OR "Parkinson Disease" [MeSH Terms]) AND ("1983/01/01" [Date-Publication] :"2015/12/31" [Date-Publication]) AND ("Disorders of Excessive Somnolence" [MeSH Terms] OR "daytime sleepiness" [Other Term])
77 件

医中誌検索：1983/01/01〜2015/12/31
医中誌ではエビデンスとなる文献は見つからなかった．

Q and A 5-2
突発的睡眠の治療はどうするか

> **回答**
> - 突発的睡眠の有効な治療についてのエビデンスはない．経験的にドパミンアゴニストの使用に伴う突発的睡眠に関しては薬剤の減量および変更が試みられることが多いが，エビデンスは十分ではない．
> - 突発的睡眠が出現している患者においては，危険を伴う行為や作業を行わせないように注意する．

背景・目的

突発的睡眠は，交通事故などの誘因となるなど患者の社会活動を制限する要因となりうる点で重要である．

解説

狭義の突発的睡眠は予兆なく寝入り，2～5分で目覚める睡眠発作であるが，文献によっては眠気を伴い，よりゆっくりと経過する睡眠発作を含める場合もあり，後者については日中過眠との異同が問題になる．これらを合わせた広義の睡眠発作は，ドパミン系薬剤使用患者の6.6%に認められるが，報告によって0～30%とばらつきが大きい[1]．使用薬剤との関連では，L-ドパと比較してドパミンアゴニスト使用患者での発症率が高いという報告が多い[2,3]．ドパミンアゴニスト間での差異については明らかではない．

現時点では，突発的睡眠に対するエビデンスレベルの高い報告は存在しない．上記のようにドパミン系薬剤との関連が示唆されていることから，特にドパミンアゴニスト使用患者における突発的睡眠に対しては，薬剤の減量，および薬剤の変更が試みられており，症状の軽減が報告されているが[1]，減量・変更に伴う運動症状増悪のリスクなどについての検討は十分行われていない．

臨床に用いる際の注意点

パーキンソン病における突発的睡眠に対する治療に関するエビデンスは不足している．ドパミンアゴニストとの関連が疑われる例については経験的に薬剤の減量，変更が試みられているものの，その効果および減量などに伴うリスクなどについての情報は不十分である．

文献

1) Homann CN, Wenzel K, Suppan K, et al. Sleep attacks in patients taking dopamine agonists：review. BMJ. 2002；324

(7352) : 1483-1487.
2) Montastruc JL, Brefel-Courbon C, Senard JM, et al. Sleep attacks and antiparkinsonian drugs : a pilot prospective pharmacoepidemiologic study. Clin Neuropharmacol. 2001 ; 24(3) : 181-183.
3) Paus S, Brecht HM, Koster J, et al. Sleep attacks, daytime sleepiness, and dopamine agonists in Parkinson's disease. Mov Disord. 2003 ; 18(6) : 659-667.

検索式・参考にした二次資料

検索式：検索期間
PubMed 検索：1983/01/01～2015/12/31
#1　Search（"Sleep Attack" OR "Falling Asleep" OR "Sudden Sleep" OR "sudden onset of sleep"）AND（"Meta-Analysis" ［Publication Type］ OR "Clinical Trial" ［Publication Type］ OR "Review" ［Publication Type］ OR "Randomized Controlled Trial" ［Publication Type］）AND（"Parkinsonian Disorders" ［MeSH Terms］ OR "Parkinson Disease" ［MeSH Terms］）AND（"1983/01/01" ［Date-Publication］ :"2015/12/31" ［Date-Publication］）AND（Japanese ［Language］ OR English ［Language］）
14 件

医中誌検索：1983/01/01～2015/12/31
医中誌ではエビデンスとなる文献は見つからなかった．

Q and A 5-3
夜間不眠に対する治療はどうするか

回答

- パーキンソン病における夜間不眠に対しては，エスゾピクロン，ロチゴチン，L-ドパ徐放剤（本邦未承認）などの薬物療法，光線療法や認知行動療法などについて考慮してもよいが，いずれの治療もエビデンスは十分でない．特に薬物の長期的使用に伴う効果，安全性についてはほとんど情報がない点に留意する必要がある．

背景・目的

夜間不眠はパーキンソン病における非運動症状のなかでも頻度が高く，入眠障害や中途覚醒などの症状は60%を超える患者に認められるとされている．不眠は日中の疲労や眠気，認知機能の低下などのほか，介護負担増大の原因にもなることから，その治療は患者および介護者のQOL向上のうえで極めて重要である．

解説

パーキンソン病における夜間不眠の原因としては，中枢コリン系・セロトニン系・ノルアドレナリン系ニューロンの変性・脱落などパーキンソン病態としての睡眠覚醒機構の障害やパーキンソン病の症状に関連した二次的障害，薬剤などの影響による睡眠覚醒機構への影響など多岐にわたる．

パーキンソン病における夜間不眠に対してはいくつかのRCTが行われているが，それぞれ症例数が少ない，不眠についての評価が不十分であるなどの問題があり，エビデンスは不十分である．

1. エスゾピクロン

Menzaら[1]は，ランダム化二重盲検試験で，不眠を有するパーキンソン病への非ベンゾジアゼピン系のベンゾジアゼピン受容体刺激薬であるエスゾピクロンの効果を検討している．この試験では不眠を有するパーキンソン病患者30例を対象とし，エスゾピクロン群15例と，プラセボ群15例との2群に分けて6週間投与し，その効果を検討している．intention to treat解析では，一次評価項目である患者日誌による睡眠時間の延長効果には有意差はなかったが，中途覚醒回数，睡眠の質などの二次評価項目においてエスゾピクロン群での有意な改善が認められている．この研究においては，安全性に関してはプラセボ群と比較して有意差を認めなかった．

2. ドパミン系薬剤

Trenkwalderら[2]は287例のパーキンソン病患者を対象に，ランダム化二重盲検試験におい

て，2～16 mg（24時間吸収換算量）のロチゴチン経皮投与の夜間症状・睡眠障害などに対する効果を検討している．この研究では不眠そのものに対する評価は行われていないが，段階的に増量後4週間ロチゴチンを維持投与した結果，PDSS-2で評価した入眠障害と，Parkinson's disease non motor symptom assessment scaleで評価した不眠・疲労の項目が有意に改善することが示されている．ただし，ロチゴチン投与群ではプラセボ群と比較して，悪心，皮膚反応，めまいなどの副作用が多く認められている．

Stocchiら[3]はL-ドパ/カルビドパ徐放剤（本邦未承認）200 mgの眠前投与によるパーキンソン病の不眠に対する効果を検討している．40例のパーキンソン病患者を対象としたランダム化クロスオーバーデザインで行われたこの研究では，夜間の無動は改善したが，睡眠潜時や自覚的な睡眠の質に有意差は認められなかった．

また，Comellaら[4]は不眠を有するパーキンソン患者を対象にペルゴリドを追加することで不眠が改善するかどうかを検討したRCTを行っている．この研究ではペルゴリド1 mgを眠前に投与した群とプラセボ群とで，活動量計を用いた睡眠評価を行っており，ペルゴリド群では睡眠の質，中途覚醒などが悪化し，ふらつきなどの副作用も多かったと報告されている．

3. その他

2つのRCTが，パーキンソン病における不眠に対するmelatonin（本邦未承認）の効果を報告している．Medeirosら[5]20名のパーキンソン病患者を2群に分け，melatonin 3 mgとプラセボとを投与し，28日後の変化を検討している．この検討では一次評価項目の1つである自覚的な睡眠の質についてmelatonin群での有意な改善が認められたが，同じく一次評価項目の1つであるポリソムノグラフィでの客観的な評価では有意差は明らかでなかった．

また，Dowlingら[6]は，43例の不眠を呈するパーキンソン病患者を対象にランダム化クロスオーバーデザインでmelatonin 5 mg，50 mgとプラセボとの比較を行った．この研究では，10週間後の評価で，melatonin 50 mg投与で，活動量計を用いた客観的評価での総睡眠時間の延長を認め，melatonin 5 mg投与では自覚的な睡眠の質の向上が認められている．いずれの研究でも明らかな重篤な副作用は認めていない．

Rios Romenetsら[7]は，ランダム化並行デザインを用いた研究で，不眠を有するパーキンソン病患者18例に対して，三環系抗うつ薬の一種であるdoxepin（本邦未承認）および光線療法を含む認知行動療法の効果をプラセボ群と比較している．この研究では，doxepin 10 mg投与群で一次評価項目である6週間後のSCOPA睡眠評価，および不眠の重症度評価が有意に改善し，二次評価項目である睡眠の質や睡眠障害の程度も改善していた．また光線療法を含む認知行動療法群で一次評価項目の不眠の重症度評価は有意に改善していたが，QOLや運動機能については悪化するという結果が得られている．また，doxepin 10 mg投与群では，立位時のふらつきなどの副作用が3例に認められている．

臨床に用いる際の注意点

パーキンソン病における不眠に対しては少数例を対象としたRCTで，エスゾピクロン，ロチゴチン，melatonin，doxepin，L-ドパ徐放剤（本邦未承認），光線療法を含む認知行動療法などの効果が示唆されているものの，それぞれ症例数が少ない．本来不眠を対象にしておらず，評価が十分行われていないなどの問題があり，エビデンスとしては不十分である．特に薬物の長期投与に伴う効果や安全性についての検討は行われておらず，長期的な治療に関する情報は

ないということを留意して治療を行う必要がある．

文献

1) Menza M, Dobkin RD, Marin H, et al. Treatment of insomnia in Parkinson's disease：a controlled trial of eszopiclone and placebo. Mov Disord. 2010；25(11)：1708-1714.
2) Trenkwalder C, Kies B, Rudzinska M, et al. Rotigotine effects on early morning motor function and sleep in Parkinson's disease：a double-blind, randomized, placebo-controlled study（RECOVER）. Mov Disord. 2011；26(1)：90-99.
3) Stocchi F, Barbato L, Nordera G, et al. Sleep disorders in Parkinson's disease. J Neurol. 1998；245(Suppl 1)：S15-S18.
4) Comella CL, Morrissey M, Janko K. Nocturnal activity with nighttime pergolide in Parkinson disease：a controlled study using actigraphy. Neurology. 2005；64(8)：1450-1451.
5) Medeiros CA, Carvalhedo de Bruin PF, Lopes LA, et al. Effect of exogenous melatonin on sleep and motor dysfunction in Parkinson's disease. A randomized, double blind, placebo-controlled study. J Neurol. 2007；254(4)：459-464.
6) Dowling GA, Mastick J, Colling E, et al. Melatonin for sleep disturbances in Parkinson's disease. Sleep Med. 2005；6(5)：459-466.
7) Rios Romenets S, Creti L, Fichten C, et al. Doxepin and cognitive behavioural therapy for insomnia in patients with Parkinson's disease—a randomized study. Parkinsonism Relat Disord. 2013；19(7)：670-675.

検索式・参考にした二次資料

検索式：検索期間
PubMed 検索：1983/01/01～2015/12/31
#1　Search ("Sleep Initiation and Maintenance Disorders" [MeSH Terms] OR "Sleep Deprivation" [MeSH Terms] OR "Insomnia" [Other Term]) AND ("Meta-Analysis" [Publication Type] OR "Clinical Trial" [Publication Type] OR "Review" [Publication Type] OR "Randomized Controlled Trial" [Publication Type]) AND ("Parkinsonian Disorders" [MeSH Terms] OR "Parkinson Disease" [MeSH Terms]) AND ("1983/01/01" [Date-Publication] :"2015/12/31" [Date-Publication]) AND (Japanese [Language] OR English [Language])
37 件

医中誌検索：1983/01/01～2015/12/31
医中誌ではエビデンスとなる文献は見つからなかった．

Q and A 5-4
レム睡眠行動障害の治療はどうするか

回答
- パーキンソン病におけるレム睡眠行動障害に対しては，経験的にクロナゼパム（0.5～2.0 mg）の投与が有効と考えられており，考慮してもよいが，パーキンソン病における有効性および安全性についてのエビデンスには乏しい点に留意する必要がある．
- また，リバスチグミン（本邦保険適用外）およびメマンチン（本邦保険適用外）の投与も考慮してもよいが，エビデンスは不十分である．

背景・目的

レム睡眠行動障害 rapid eye movement sleep behavior disorder（RBD）はレム睡眠中に筋弛緩を生じず，夢の内容に従った，しばしば暴力的な体動を認めるものであり，パーキンソン病患者の15～59％に生じる．しばしば運動症状に先行して発症することが知られており，prodromal Parkinson's disease と位置付けられている．RBDは睡眠中の外傷と関連し，ベッドパートナーへの暴力行為にもつながることからその治療は重要である．

解説

パーキンソン病におけるRBDに対する治療としては，パーキンソン病を合併しないRBD患者と同様に，経験的にクロナゼパム0.5～2.0 mg眠前投与が行われており，RBD全体としては，87～90％の患者に何らかの効果があるといわれているが，パーキンソン病におけるRBDの治療としてのエビデンスは不十分であることには留意する必要がある．パーキンソン病におけるRBDへの治療としては，リバスチグミン（本邦保険適用外）の効果が，少数例でのランダム化二重盲検クロスオーバー研究によって示されている[1]．他にも，一次評価項目としてRBDへの効果を検討したものではないが，認知症を伴うパーキンソン病患者およびレヴィ小体型認知症を対象にしたランダム化二重盲検試験によって，メマンチン（本邦保険適用外）の有効性が報告されている[2]．

1. クロナゼパム

パーキンソン病の合併を問わないRBDに対する治療として，クロナゼパムは経験的に最も多く使用されており，RCTは存在しないが，大規模な症例対照研究により，87～90％の患者にRBDの改善が認められるといわれている[3]．パーキンソン病に合併したRBDに対しても，クロナゼパムは経験的に使用されているが，エビデンスは不十分である．

2. リバスチグミン

Di Giacopoら[1]は，ランダム化二重盲検クロスオーバーデザインを用いて，クロナゼパム

およびmelatonin（本邦未承認）に抵抗性の，ポリソムノグラフィで診断されたRBDを有するパーキンソン病患者12例を対象に，4.6 mg/日のリバスチグミンおよびプラセボをそれぞれ3週間投与し，投与中の睡眠中のエピソードの異常行動の出現頻度を比較した．リバスチグミン投与中は異常行動エピソードが有意に減少したのに比べ，プラセボでは有意な変化を認めなかった．

3. メマンチン

Larsonら[2]は，認知症を伴うパーキンソン病患者とレヴィ小体型認知症患者57例を2群に分け，27例にはメマンチン20 mg/日を，30例にはプラセボを投与した．intention to treat解析の結果，24週間後の評価で，睡眠中の異常行動がメマンチン群で有意に減少した．

4. その他

melatonin（本邦未承認）は，特発性RBDではクロナゼパムとともに高い有効性が示されており，パーキンソン病におけるRBDについても有用である可能性が示唆される[4]．非薬物療法として床にマットレスをおく，ベッドの周囲に危険物（先の尖った物など）を置かない，家具の角にパッドを当てる，などの睡眠環境の整備，症状が安定するまではベッドパートナーは別室に寝るなどの危険回避措置も有効である[4]．

臨床に用いる際の注意点

パーキンソン病におけるRBDに対して，リバスチグミン，メマンチンについては，RCTでの有効性が示唆されているが，症例数が少なく，エビデンスは不足している．経験的にパーキンソン病におけるRBDに対してクロナゼパムの投与が行われているが，本邦保険適用外であること，およびパーキンソン病に合併するRBDに対する有効性についての情報は十分ではない点に留意して，治療を行う必要がある．

文献

1) Di Giacopo R, Fasano A, Quaranta D, et al. Rivastigmine as alternative treatment for refractory REM behavior disorder in Parkinson's disease. Mov Disord. 2012；27(4)：559-561.
2) Larsson V, Aarsland D, Ballard C, et al. The effect of memantine on sleep behaviour in dementia with Lewy bodies and Parkinson's disease dementia. Int J Geriatr Psychiatry. 2010；25(10)：1030-1038.
3) Trotti LM, Bliwise DL. Treatment of the sleep disorders associated with Parkinson's disease. Neurotherapeutics. 2014；11(1)：68-77.
4) Aurora RN, Zak RS, Maganti RK, et al. Best practice guide for the treatment of REM sleep behavior disorder (RBD)：J Clin Sleep Med. 2010；6(1)：85-95.

検索式・参考にした二次資料

検索式：検索期間
PubMed 検索：1983/01/01〜2015/12/31
#1 Search ((("parasomnias" [mesh terms] or "rem sleep behavior disorder" [mesh terms] or "rbd") and "sleep") and ("practice guideline" or "parkinsonian disorders" [mesh terms] or "parkinson disease" [mesh terms]) and ("1983/01/01" [date-publication] :"2015/12/31" [date-publication]) and (japanese [language] or english [language])
463 件

医中誌検索：1983/01/01〜2015/12/31
医中誌ではエビデンスとなる文献は見つからなかった．

重要なレビューをハンドサーチで追加した．

Q and A 5-5
下肢静止不能症候群(むずむず脚症候群)の治療はどうするか

> **回答**
> - 特発性の下肢静止不能症候群（むずむず脚症候群）に関してはドパミンアゴニスト，ガバペンチンエナカルビルの有効性が証明されており，経験的に，パーキンソン病に合併する下肢静止不能症候群においてもこれらの薬剤が使用されることもあるが，パーキンソン病における下肢静止不能症候群合併例の治療に対するエビデンスは不足している．

背景・目的

下肢静止不能症候群（むずむず脚症候群）は，夕方から夜間にかけての安静時の下肢の不快で耐えがたい異常感覚と下肢を動かしたいという衝動を自覚し，実際に動かすことで不快感や衝動が軽減することを特徴とする症状であり，不眠などの原因となることで，患者のQOLへの影響が大きい．アジアからの報告は欧米からの報告と比較して有病率が低い傾向があり，人種差がその出現に影響している可能性も指摘されている．一般での有病率（欧米で4〜19％，アジアでは1〜12％）と比較して，パーキンソン病では合併する頻度が高い（欧米で5.5〜27％，アジアで1〜16％）と考えられているが[1]，ドパミン系薬剤の長期投与が，下肢静止不能症候群の症状を悪化させる可能性も指摘されていることや，またドパミン系薬剤による治療を行っていない初期のパーキンソン病患者での有病率は一般と有意差がないとの報告もあり[2]，パーキンソン病との関連については結論が出ていない．

解説

1. 薬物療法

特発性の下肢静止不能症候群に対する薬物療法としては，プラミペキソール，ロチゴチンなどのドパミンアゴニストおよびガバペンチンエナカルビル，プレガバリン（本邦保険適用外）などのカルシウム（Ca）チャネル $\alpha2\delta$ リガンドの有効性がメタ解析などによって証明されている[3]．一方，パーキンソン病における下肢静止不能症候群に対する治療に関するRCTの報告はなく，現時点ではこれらの薬剤がパーキンソン病に合併する下肢静止不能症候群に対しても同様に有効であるかどうかについては明らかではない．実際に特発性の下肢静止不能症候群と，パーキンソン病に合併した下肢静止不能症候群とで，ドパミンアゴニストおよびクロナゼパムによる治療効果を比較した観察研究においては，ドパミンアゴニストの増加量は両群で同等であったが，パーキンソン病に合併した下肢静止不能症候群でクロナゼパムの必要量が多く，治療効果もやや劣るという結果が得られている[4]．

2. 非薬物療法

視床下核脳深部刺激療法 subthalamic nucleus deep brain stimulation（STN-DBS）を施行する

ことで，下肢静止不能症候群の改善が認められたという報告もあるが[5]，STN-DBS 後に，195 例中 11 例で下肢静止不能症候群の新規発症が認められたという別の報告もあり[6]，現時点で STN-DBS がパーキンソン病に合併する下肢静止不能症候群の治療に有効であるかどうかの結論は得られていない．

臨床に用いる際の注意点

特発性下肢静止不能症候群に関してはドパミンアゴニスト，Ca チャネル $\alpha 2\delta$ リガンドの有効性が証明されている．経験的に，パーキンソン病に合併する下肢静止不能症候群においてもこれらの薬剤が使用されることは多いが，パーキンソン病に合併する下肢静止不能症候群におけるエビデンスは不十分であり，特発性下肢静止不能症候群とは治療効果が異なる可能性もあることを留意する必要がある．

文献

1) Rijsman RM, Schoolderman LF, Rundervoort RS, et al. Restless legs syndrome in Parkinson's disease. Parkinsonism Relat Disord. 2014；20(Suppl 1)：S5-S9.
2) Angelini M, Negrotti A, Marchesi E, et al. A study of the prevalence of restless legs syndrome in previously untreated Parkinson's disease patients：absence of co-morbid association. J Neurol Sci. 2011；310(1-2)：286-288.
3) Wilt TJ, MacDonald R, Ouellette J, et al. Pharmacologic therapy for primary restless legs syndrome：a systematic review and meta-analysis. JAMA Intern Med. 2013；173(7)：496-505.
4) Nomura T, Inoue Y, Nakashima K. Clinical characteristics of Restless legs syndrome in patients with Parkinson's disease. J Neurol Sci. 2006；250(1-2)：39-44.
5) Chahine LM, Ahmed A, Sun Z. Effects of STN DBS for Parkinson's disease on restless legs syndrome and other sleep-related measures. Parkinsonism Relat Disord. 2011；17(3)：208-211.
6) Kedia S, Moro E, Tagliati M, et al. Emergence of restless legs syndrome during subthalamic stimulation for Parkinson disease. Neurology. 2004；63(12)：2410-2412.

検索式・参考にした二次資料

検索式：検索期間
PubMed 検索：1983/01/01〜2015/12/31
#1　Search ("Restless Legs Syndrome" [MeSH Terms]) AND ("Meta-Analysis" [Publication Type] OR "Clinical Trial" [Publication Type] OR "Review" [Publication Type] OR "Randomized Controlled Trial" [Publication Type] OR "comparative study" [Publication Type]) AND ("Parkinsonian Disorders" [MeSH Terms] OR "Parkinson Disease" [MeSH Terms]) AND ("1983/01/01" [Date-Publication] :"2015/12/31" [Date-Publication]) AND (Japanese [Language] OR English [Language]) AND ("Humans" [MeSH Terms]) AND (Therapy [MeSH Subheading])
32 件

医中誌検索：1983/01/01〜2015/12/31
医中誌ではエビデンスとなる文献は見つからなかった．

Q and A 5-6
うつ症状の治療はどうするか

> **回答**
> - まずはパーキンソン病の運動症状に対する十分な治療を行う．オフ時のうつ症状にはウェアリングオフやオン/オフに対する治療を十分に行う．ドパミンアゴニストを用いて治療を行う際には，プラミペキソールなどの使用を考慮する．
> - そのうえでうつ症状の改善が認められない場合，三環系抗うつ薬（TCA：ノルトリプチリン），選択的セロトニン再取り込み阻害薬（SSRI：パロキセチン），セロトニン・ノルアドレナリン再取り込み阻害薬（SNRI：ベンラファキシン）を試みる．
> - 認知行動療法を試みてもよい．

背景・目的

パーキンソン病におけるうつ症状は，近年最も頻度が高い非運動症状の1つとして認識されている．またQOLや運動機能，ADLの低下を招く要因であることが知られている[1]．うつ症状はオフ時に増悪することも知られており，不十分なパーキンソン病治療はうつ症状を増悪させる．パーキンソン病に起因するうつ症状なのか，うつ病を併発しているのかにも臨床上注意が必要である．うつ症状はパーキンソン病の運動症状出現前にみられる主要症状の1つでもあるが，現時点では特にこの前駆症状期における有効な治療法についての報告はない．

解説

1. 薬物療法
a. 抗うつ薬（SSRI，SNRI，その他）

パーキンソン病におけるうつ症状に対する薬物療法については，2011年以降3つのメタ解析および1つのネットワークメタ解析の結果が報告されている．

2013年には3研究の結果が報告された．Rochaらの薬物療法に関する5研究〔SSRI：citalopram（本邦未承認），セルトラリン，パロキセチン/SNRI：ベンラファキシン/三環系抗うつ薬 tricyclic antidepressant（TCA）：desipramine（本邦発売中止），ノルトリプチリン〕のリスク比を尺度としたメタ解析の結果，抗うつ薬はプラセボに対して統計学的に有意差を認めなかった[2]．Troeungらの薬物療法に関するプラセボコントロール5研究（解析対象研究はRochaらと同じ）の標準化平均差 standardized mean differences（SMD）を尺度としたメタ解析の結果，抗うつ薬の pooled effect は中等度であるも有意差を認めなかったが，TCAに限ると有意な改善を認めた[3]．Liuらのドパミンアゴニスト（プラミペキソール，ペルゴリド），TCA，SSRI，SNRIに関する11研究のネットワークメタ解析の結果，TCA，プラミペキソール，ペルゴリド，SNRIは許容性がありSSRIよりも有意に非継続率が少なかったものの，それぞれの薬剤の有効性を裏付けるには証拠不十分であった[4]．

2015年に報告されたBomasang-Laynoらの薬物療法に関する13研究〔SSRI：citalopram，セルトラリン，fluoxetine（本邦未承認），パロキセチン / SNRI：ベンラファキシン / TCA：desipramine，ノルトリプチリン，doxepin（本邦未承認）/ その他：トラゾドン，nefazodone（本邦未承認）〕のSMDを尺度としたメタ解析の結果，抗うつ薬は有意な治療効果を示した．層別解析の結果，SSRIでは統計学的有意差を認めたが，TCAは以前のメタ解析と同様に大きなpooled effectを有したが統計学的有意差を認めなかった[5]．SSRI/SNRIではパロキセチン[6]，citalopram[7]のeffect sizeが大きかった．トラゾドンが有効であったとの報告があるが，少人数での検討であり，投与量も少なく，うつ症状と運動症状は中等度改善したが有意ではなかった[8]．

b. ドパミンアゴニスト

ドパミンアゴニストのなかでは，プラミペキソールが最もパーキンソン病におけるうつ症状に対して研究されている[1]．Bomasang-Laynoらのメタ解析では，プラミペキソールおよびペルゴリドに関する1研究のみが引用されたが，ドパミンアゴニストの優位性は示されなかった[5]．プラミペキソールの無作為二重盲検プラセボ比較試験の結果，プラミペキソールが有意にパーキンソン病におけるうつ症状を改善したとの報告がある[9]．

プラミペキソールとペルゴリドを比較検討した研究においては，Self-Rating Depression Scale by Zung（SDS）では，両群ともそれぞれの前後比較で有意差を認めたが，Montgomery-Asberg Rating Scale（MADRS）ではプラミペキソール群のみで改善を認めた[10]．なおペルゴリドは心臓弁膜症や線維症などのリスクがあるため，うつ症状のみをターゲットとした使用は勧められない．

c. その他の薬剤，サプリメントなど

アトモキセチン（ノルアドレナリン再取り込み阻害薬，本邦保険適用外）のランダム化二重盲検プラセボ対照比較試験[11]では，主要評価項目のInventory of Depressive Symptomatology（IDS）に有意な改善を認めなかった．

ω-3脂肪酸についてのランダム化二重盲検プラセボ対照比較試験[12]では，MADRS，Clinical Global Impressions（CGI）Scaleに有意な改善を認めたが，ベックうつ病自己評価尺度Beck Depression Inventory（BDI）には改善を認めなかった．少人数でのパイロット研究であり，今後多数例での検討が必要である．

メマンチンについての二重盲検プラセボコントロール試験ではうつに対する効果を認めなかった[13]．

2. 非薬物療法

a. 認知行動療法 cognitive behavior therapy（CBT）

DobkinらのCBTのRCTにおいて，主要評価項目であるハミルトンうつ病評価尺度Hamilton Depression Rating Scale（HAM-D）-17に有意な改善を認めた．このCBTはうつ症状をターゲットとした介護者教育プログラムを含むプロトコルであった[14]．

この論文を含む5研究のメタ解析では，統計的に有意なeffect sizeを認めた[5]．ただし本邦ではCBTが実施できる医療機関は限られているのが現状である．

b. 精神科専門医の受診

患者の希死念慮が著しい場合には，早急に精神科医にコンサルトすることが必要である．

c. 脳刺激，手術など

修正型電気痙攣療法 modified electroconvulsive therapy（mECT）は質の高い研究はない．

Bomasang-Layno らのメタ解析では反復経頭蓋磁気刺激法 repetitive transcranial magnetic stimulation（rTMS）の2研究が取り上げられているが，検出力不足であり，さらなる研究が必要である[5]〔Q and A 6-1（274頁）も参照〕．

うつ症状に対する脳深部刺激療法 deep brain stimulation（DBS）のメタ解析の結果，STN-DBS 手術後の短期間のうつ症状改善効果はある可能性があるが，各研究間の不均一性が高く，さらなる検討が必要であり[15]，うつ症状の治療目的のみでの DBS 施行は，現時点では勧められない．

臨床に用いる際の注意点

パーキンソン病におけるうつ症状の治療として，まずはパーキンソン病の十分な治療を行う．オフ時のうつ症状にはまずウェアリングオフやオン/オフに対する治療を十分に行う．それでもうつ症状の改善が認められない場合に抗うつ薬などの薬物療法を試みる．

一般的に，TCAには口渇・便秘・排尿困難や麻痺性イレウス・不整脈などの重篤な副作用もあり使用には注意が必要である．SSRI/SNRI は TCA に比較して副作用が少ないとされるが，モノアミン酸化酵素 B monoamine oxidase B（MAOB）阻害薬との併用はセロトニン症候群合併の危険性があり禁忌となっているので注意を要する．プラミペキソールに関しては眠気および突発的睡眠や精神症状などの副作用に留意する〔第Ⅰ編第2章5「プラミペキソール」（41頁）を参照〕．

文献

1) Leentjens AF. The role of dopamine agonists in the treatment of depression in patients with Parkinson's disease: a systematic review. Drugs. 2011;71(3):273-286.
2) Rocha FL, Murad MG, Stumpf BP, et al. Antidepressants for depression in Parkinson's disease: systematic review and meta-analysis. J Psychopharmacol. 2013;27(5):417-423.
3) Troeung L, Egan SJ, Gasson N. A meta-analysis of randomised placebo-controlled treatment trials for depression and anxiety in Parkinson's disease. PLoS One. 2013;8(11):e79510.
4) Liu J, Dong J, Wang L, et al. Comparative efficacy and acceptability of antidepressants in Parkinson's disease: a network meta-analysis. PLoS One. 2013;8(10):e76651.
5) Bomasang-Layno E, Fadlon I, Murray AN, et al. Antidepressive treatments for Parkinson's disease: A systematic review and meta-analysis. Parkinsonism Relat Disord. 2015;21(8):833-842;discussion 833.
6) Richard IH, McDermott MP, Kurlan R, et al. A randomized, double-blind, placebo-controlled trial of antidepressants in Parkinson disease. Neurology. 2012;78(16):1229-1236.
7) Devos D, Dujardin K, Poirot I, et al. Comparison of desipramine and citalopram treatments for depression in Parkinson's disease: a double-blind, randomized, placebo-controlled study. Mov Disord. 2008;23(6):850-857.
8) Werneck AL, Rosso AL, Vincent MB. The use of an antagonist 5-HT2a/c for depression and motor function in Parkinson' disease. Arq Neuropsiquiatr. 2009;67(2B):407-412.
9) Barone P, Poewe W, Albrecht S, et al. Pramipexole for the treatment of depressive symptoms in patients with Parkinson's disease: a randomised, double-blind, placebo-controlled trial. Lancet Neurol. 2010;9(6):573-580.
10) Rektorová I, Rektor I, Bares M, et al. Pramipexole and pergolide in the treatment of depression in Parkinson's disease: a national multicentre prospective randomized study. Eur J Neurol. 2003;10(4):399-406.
11) Weintraub D, Mavandadi S, Mamikonyan E, et al. Atomoxetine for depression and other neuropsychiatric symptoms in Parkinson disease. Neurology. 2010;75(5):448-455.
12) da Silva TM, Munhoz RP, Alvarez C, et al. Depression in Parkinson's disease: a double-blind, randomized, placebo-controlled pilot study of omega-3 fatty-acid supplementation. J Affect Disord. 2008;111(2-3):351-359.
13) Ondo WG, Shinawi L, Davidson A, et al. Memantine for non-motor features of Parkinson's disease: a double-blind placebo controlled exploratory pilot trial. Parkinsonism Relat Disord. 2011;17(3):156-159.

14) Dobkin RD, Menza M, Allen LA, et al. Cognitive-behavioral therapy for depression in Parkinson's disease: a randomized, controlled trial. Am J Psychiatry. 2011;168(10):1066-1074.
15) Couto MI, Monteiro A, Oliveira A, et al. Depression and anxiety following deep brain stimulation in Parkinson's disease: systematic review and meta-analysis. Acta Med Port. 2014;27(3):372-382.

検索式・参考にした二次資料

検索式：検索期間
PubMed 検索：1983/01/01〜2015/12/31

#1 ("Parkinson Disease" [MH] OR parkinson [TIAB]) AND ("Depression/therapy" [MH] OR "Depressive Disorder/therapy" [MH] OR "Depression/etiology" [MH] OR "Antidepressive Agents" [TW]) AND (systematic [SB] OR Meta-Analysis [PT] OR "Clinical Trial" [PT] OR "Clinical Trials as Topic" [Mesh:noexp] OR randomly [TIAB] OR trial [TI] OR "Comparative Study" [PT]) NOT "Case Reports" [PT] NOT (Animals [MH] NOT Humans [MH]) AND ("1983" [DP] :"2015" [DP]) AND (English [LA] OR Japanese [LA])
211 件

医中誌検索：1983/01/01〜2015/12/31

#1 (((((Parkinson 病/TH) AND (([抑うつ]/TH) OR （うつ病/TH)))) AND (DT=1983:2015 AND (PT=症例報告除く) AND (PT=会議録除く) AND CK=ヒト))) AND (PT=原著論文, 総説 AND SH=治療的利用, 治療, 薬物療法, 外科的療法, 移植, 食事療法, 精神療法, 放射線療法)
48 件

関連する薬剤の添付文書も参考とした.

Q and A 5-7
不安の治療はどうするか

> **回答**
> - まずはパーキンソン病の十分な治療を行う．そのうえでも不安の改善が認められない場合，三環系抗うつ薬（TCA：ノルトリプチリン），選択的セロトニン再取り込み阻害薬（SSRI）などを試みる．認知行動療法を試みてもよい．

背景・目的

　パーキンソン病における不安は，うつと並び比較的頻度が高い非運動症状の1つとして近年認識されてきている．不安はオフ時に増悪することも知られており，不十分なパーキンソン病治療は不安を増悪させる．不安はうつと併存することも多く，対処法もうつの場合に準じることが多い．いずれの薬剤においてもパーキンソン病の不安を主要評価項目としたプラセボ対照二重盲検試験は存在しないが，不安を副次評価項目としたうつに対するいくつかのトライアルが存在する[1]．日常診療においては，患者の疾患受容の過程において，実際に患者が不安に思っている様々な具体的な事項について傾聴し，解決する姿勢を見せていくことも患者の不安解消につながる．

解説

1. 薬物療法
a. 三環系抗うつ薬，SSRIなど

　うつを対象としたノルトリプチリン（25〜75 mg/日）とパロキセチン（12.5〜37.5 mg/日）についてのランダム化二重盲検プラセボ対照比較試験[2]によると，ノルトリプチリンはパロキセチン徐放剤 controlled release（CR）群やプラセボ群に比して副次評価項目のハミルトン不安評価尺度 Hamilton Anxiety Rating Scale（HAM-A）が優れていた．パロキセチンCR群もプラセボ群よりも優れている傾向はみられたが有意差は認められなかった．citalopram（本邦未承認）（20 mg/日），desipramine〔三環系抗うつ薬 tricyclic antidepressant（TCA），本邦販売中止，75 mg/日〕およびプラセボの比較検討[3]では（48例），両薬剤とも副次評価項目のHAM-Aが治療開始前およびプラセボ群と比較して有効（投与30日での評価）であった．これら2つの研究結果をまとめたメタ解析[1]では，抗うつ薬の pooled effect size は大きかったが有意差はみられなかった．TCAのみの解析では有意差を認めた（SSRIは有意差なし）．

　これらの研究は比較的少人数での検討結果であり，TCAやSSRIがパーキンソン病の不安に対して有効であるかどうかについては，不安を主要評価項目としたより多数例での検討が必要である．

　〔一般的なTCAおよびSSRIの副作用と併用禁忌薬などは **Q and A 5-6**（230頁）を参照のこと〕．

b. ドパミンアゴニスト，その他の薬剤について

　一般的な不安症状に対してはベンゾジアゼピン系薬剤が用いられることは多いが，今回検索した範囲内では特にパーキンソン病における不安に対する有意な報告は認められなかった．なおベンゾジアゼピン系薬剤の使用に際しては，易転倒性の増大や傾眠などの副作用に十分留意する必要がある．

　うつを対象としたアトモキセチン（ノルアドレナリン再取り込み阻害薬，本邦では保険適用外）（40〜80 mg/日）についてのランダム化二重盲検プラセボ対照比較試験[4]によると，副次評価項目の State Trait Anxiety Inventory（STAI）に有意な改善を認めた．

2. 非薬物療法

a. 認知行動療法 cognitive behavior therapy（CBT）

　80例のうつを対象とした CBT の RCT において，副次評価項目であるハミルトンうつ病評価尺度 Hamilton Depression Rating Scale（HAM-D）に有意な改善を認めた[5]．この CBT はうつをターゲットとした介護者教育プログラムを含むプロトコルであった．ただし，本邦では CBT が実施できる医療機関は限られているのが実状である．

b. 脳刺激，手術など

　メタ解析の結果，不安に対する DBS の効果は，薬物療法のほうが視床下核 subthalamic nucleus（STN）-DBS を上回っており，淡蒼球内節 globus pallidus（GPi）-DBS がわずかに STN を上回る傾向にあったものの，各研究間の不均一性が高く，さらなる検討が必要である[6]．不安の治療目的のみでの DBS 施行は勧められない．

臨床に用いる際の注意点

　パーキンソン病における不安の治療としては，まずはパーキンソン病の十分な治療（特にオフ時間の短縮）を行う．そのうえでも不安の改善が認められない場合に，副作用に十分配慮のうえで TCA，SSRI を試みる．CBT が可能な場合には試みてもよい．

文献

1) Troeung L, et al. A meta-analysis of randomised placebo-controlled treatment trials for depression and anxiety in Parkinson's disease. PLoS One. 2013；8(11)：e79510.
2) Menza M, Dobkin RD, Marin H, et al. A controlled trial of antidepressants in patients with Parkinson disease and depression. Neurology. 2009；72(10)：886-892.
3) Devos D, et al. Comparison of desipramine and citalopram treatments for depression in Parkinson's disease：a double-blind, randomized, placebo-controlled study. Mov Disord. 2008；23(6)：850-857.
4) Weintraub D, et al. Atomoxetine for depression and other neuropsychiatric symptoms in Parkinson disease. Neurology. 2010；75(5)：448-455.
5) Dobkin RD, et al. Cognitive-behavioral therapy for depression in Parkinson's disease：a randomized, controlled trial. Am J Psychiatry. 2011；168(10)：1066-1074.
6) Couto MI, et al. Depression and anxiety following deep brain stimulation in Parkinson's disease：systematic review and meta-analysis. Acta Med Port. 2014；27(3)：372-382.

検索式・参考にした二次資料

検索式：検索期間
PubMed 検索：1983/01/01〜2015/12/14
("Parkinson Disease" [MH] OR parkinson [TIAB]) AND ("Anxiety" [TW] OR "Anti-Anxiety Agents" [TW]) AND (systematic [SB] OR Meta-Analysis [PT] OR "Clinical Trial" [PT] OR "Clinical Trials as Topic" [Mesh:noexp] OR randomly [TIAB] OR trial [TI] OR "Comparative Study" [PT]) NOT "Case Reports" [PT] NOT (Animals [MH] NOT Humans [MH]) AND ("1983" [DP] :"2015" [DP]) AND (English [LA] OR Japanese [LA])
159件

医中誌検索：1983/01/01〜2015/12/14
(((((Parkinson病/TH OR parkinson病/AL OR パーキンソン病/AL) AND ((不安/TH OR 不安/AL)))) AND (DT＝1983:2015 AND (PT＝症例報告除く) AND (PT＝会議録除く) AND CK＝ヒト))) AND (SH＝治療的利用, 治療, 薬物療法, 外科的療法, 移植, 食事療法, 精神療法, 放射線療法)
60件

上記の検索式を用いてランダム化二重盲検試験，メタ解析，システマティックレビューを抽出し参考とした．なお，うつと重複している部分もあるため，前項（**Q and A 5-6**）のうつに関する検索式を用いて抽出された論文も参考とした．

Q and A 5-8
アパシーの治療はどうするか

> **回答**
> - うつの部分症状として発症したアパシーはうつの治療に準じる．アパシーには，ドパミンアゴニストとコリンエステラーゼ阻害薬の有効性が示されている．

背景・目的

アパシーは動機付けの欠如した状態であり，「興味・関心の喪失」で特徴付けられる[1]．米国精神医学会による最新の精神疾患の診断基準 DSM-5（Diagnostic and Statistical Manual of Mental Disorders, Fifth Edition）の「うつ病/大うつ病性障害 major depressive disorder」の症状に，「興味または喜びの喪失」が含まれているとおり，アパシーは，うつ病の部分症状としても出現するが，パーキンソン病ではうつ気分や悲哀を伴わずアパシーが単独で発症する[2]．

解説

1. 病態と頻度

パーキンソン病におけるアパシーに関する 2011 年のクリティカルレビュー（27 報）[3]では，アパシーの頻度は 17～60％で，アパシーがパーキンソン病において独立した症状かどうかは明らかではないとの結論であった．その後，2013 年のレビュー（81 報）[4]で，その頻度は平均 35％（13.9～70％：25 報）で，うつや認知症を伴わない「pure apathy」の頻度はやや低く，3～47.9％で，重度のアパシーは，ADL の低下，認知機能低下，家族へのストレスの増加と関連するとしている．さらに 2015 年のシステマティックレビューとメタ解析[5]によれば，アパシーの頻度は，メタ解析（23 報，5,388 例）から，39.8％で，高齢，低い MMSE 総得点に関連し，うつの合併率は有意に高く，UPDRS part Ⅲ スコアも有意に高値，また ADL もより重篤に障害されていた．アパシーのある患者の約半数は，うつも認知症も合併しておらず，アパシーが独立した臨床症状であることを裏付けていると結論付けている．

2. 評価尺度

15 種類のアパシー評価尺度に関するシステマティックレビュー（1980～2008 年，100 報）[6]では，Neuropsychiatric Inventory（NPI），Lille Apathy Rating Scale（LARS），Apathy Evaluation Scale（AES），Apathy Scale（AS）の 4 つが，アパシーの評価の信頼性と妥当性が検証されたものとされている．ただし，いずれもパーキンソン病に特化した評価尺度ではない点に注意が必要である．

3. システマティックレビュー

パーキンソン病のアパシーの治療に関するシステマティックレビューは1報のみ，アパシーを含めた非運動症状の治療に関する MDS EBM review update（54報：2002～2010年）[7] では，アパシーの治療に関して，inclusion criteria を満たす RCT は存在せず，エビデンスは不十分であるとされている．

4. RCT
a. ドパミンアゴニスト

早朝にオフがみられるパーキンソン病患者267例における非運動症状に対するロチゴチン貼付剤による RCT の post hoc 解析[8] では，Non-Motor Symptoms Assessment Scale（NMSS）合計点は，ロチゴチン群で有意に改善効果を示し，さらに NMSS の mood/apathy domain（気分障害/アパシーの項目）の「Lost interest in surroundings」と「Lost interest in doing things」において，ロチゴチン群で有意な改善を認めた．また，NMSS が40点以上のパーキンソン病患者333例におけるロチゴチン貼付剤の RCT[9] では，NMSS の mood/apathy domain では，ロチゴチン群で有意な改善を認めた．ドパミン補充療法を受けていないパーキンソン病患者311例におけるプラミペキソール（速放剤）の RCT[10] では，AS で有意な改善効果は認められなかった．

b. コリンエステラーゼ阻害薬

認知症とうつがなく，アパシーを認めるパーキンソン病患者31例におけるリバスチグミン貼付剤 9.5 mg/日（本邦保険適用外）の RCT[11] では，リバスチグミン群は，Lille Apathy Rating Scale（LARS）にて有意な改善効果を認め，さらに Zarit Burden Interview による介護者負担，手段的日常生活動作 Instrumental Activities of Daily Living（IADL）による ADL の改善効果も認めたが，PDQ-39 による QOL の改善効果はみられなかった．

c. アマンタジン

ジスキネジアがあり，アマンタジン（200 mg/日以上）を6か月以上内服しているパーキンソン病患者57例の RCT（アマンタジンのウォッシュアウト試験，AMANDYSK trial）[12] では，ウォッシュアウトにより，ジスキネジアは有意に増悪したが，運動症状には有意な変化はみられなかった．患者自身による AS では，有意な改善効果は認められなかったが，介護者による AS では，アマンタジンウォッシュアウト群で有意な増悪が認められ，その効果が推定された．

d. モノアミン酸化酵素 B monoamine oxidase B（MAOB）阻害薬

認知症のないパーキンソン病患者123例におけるうつ関連症状に対する MAOB 阻害薬ラサギリン 1 mg/日の RCT（ACCORD study）[13] では，AS にて，有意な改善効果は認められなかった．

e. 脳深部刺激療法 deep brain stimulation（DBS）

DBS 後の対応において，dopamine withdrawal syndrome（DAWS）の出現には注意が必要だが，STN-DBS 後のパーキンソン病患者63例における DAWS に関する前方視的研究（12か月）[14] では，Starkstein Apathy Scale によるアパシーは63例中34例で，術後平均4.7か月（3.3～8.2か月）に出現したが，12か月後，半数では改善していた．ベックうつ病自己評価尺度

Beck Depression Inventory（BDI）によるうつは，63例中17例で，術後平均5.7か月（4.7～9.3か月）に一過性に出現し，本検討では1例以外はすべてアパシーも合併していた．

臨床に用いる際の注意点

　パーキンソン病患者に「興味・関心の喪失」を特徴とするアパシーを認めた場合，うつ症状や罪業感，希死念慮など，うつに特徴的な症状の有無を確認することが重要である．早朝にオフがみられる患者，また非運動症状の目立つ患者のアパシーにはロチゴチン貼付剤，認知症とうつがない患者のアパシーにはリバスチグミン貼付剤（本邦保険適用外）の有効性が示されている．

文献

1) Marin RS. Apathy：a neuropsychiatric syndrome. J Neuropsychiatry Clin Neurosci. 1991；3(3)：243-254.
2) Kirsch-Darrow L, Fernandez HH, Marsiske M, et al. Dissociating apathy and depression in Parkinson disease. Neurology. 2006；67(1)：33-38.
3) Bogart KR. Is apathy a valid and meaningful symptom or syndrome in Parkinson's disease? A critical review. Health Psychol. 2011；30(4)：386-400.
4) Santangelo G, Trojano L, Barone P, et al. Apathy in Parkinson's disease：diagnosis, neuropsychological correlates, pathophysiology and treatment. Behav Neurol. 2013；27(4)：501-513.
5) den Brok MG, van Dalen JW, van Gool WA, et al. Apathy in Parkinson's disease：A systematic review and meta-analysis. Mov Disord. 2015；30(6)：759-769.
6) Clarke DE, Ko JY, Kuhl EA, et al. Are the available apathy measures reliable and valid? A review of the psychometric evidence. J Psychosom Res. 2011；70(1)：73-97.
7) Seppi K, Weintraub D, Coelho M, et al. The Movement Disorder Society Evidence-Based Medicine Review Update：Treatments for the non-motor symptoms of Parkinson's disease. Mov Disord. 2011；26(Suppl 3)：S42-S80.
8) Ray Chaudhuri K, Martinez-Martin P, Antonini A, et al. Rotigotine and specific non-motor symptoms of Parkinson's disease：post hoc analysis of RECOVER. Parkinsonism Relat Disord. 2013；19(7)：660-665.
9) Antonini A, Bauer L, Dohin E, et al. Effects of rotigotine transdermal patch in patients with Parkinson's disease presenting with non-motor symptoms-results of a double-blind, randomized, placebo-controlled trial. Eur J Neurol. 2015；22(10)：1400-1407.
10) Kieburtz K. Twice-daily, low-dose pramipexole in early Parkinson's disease：a randomized, placebo-controlled trial. Mov Disord. 2011；26(1)：37-44.
11) Devos D, Moreau C, Maltête D, et al. Rivastigmine in apathetic but dementia and depression-free patients with Parkinson's disease：a double-blind, placebo-controlled, randomised clinical trial. J Neurol Neurosurg Psychiatry. 2014；85(6)：668-674.
12) Ory-Magne F, Corvol JC, Azulay JP, et al. Withdrawing amantadine in dyskinetic patients with Parkinson disease：the AMANDYSK trial. Neurology. 2014；82(4)：300-307.
13) Barone P, Santangelo G, Morgante L, et al. A randomized clinical trial to evaluate the effects of rasagiline on depressive symptoms in non-demented Parkinson's disease patients. Eur J Neurol. 2015；22(8)：1184-1191.
14) Thobois S, Ardouin C, Lhommée E, et al. Non-motor dopamine withdrawal syndrome after surgery for Parkinson's disease：predictors and underlying mesolimbic denervation. Brain. 2010；133(Pt 4)：1111-1127.

検索式・参考にした二次資料

検索式：検索期間
PubMed 検索：1983/01/01～2015/12/31
#1 ("Parkinson Disease"［MH］OR parkinson［TIAB］) AND apathy［TW］AND (systematic［SB］OR "Meta-Analysis"［PT］OR "Clinical Trial"［PT］OR "comparative study"［PT］OR "Epidemiologic Studies"［MH］OR Review［PT］) NOT (Animals［MH］NOT Humans［MH］) AND ("1983"［DP］:"2015"［DP］) AND (English［LA］OR Japanese［LA］)
126件
ランダム化二重盲検試験は，重要と判断されたpost hoc解析も含めて参考とした．

医中誌検索：1983/01/01〜2015/12/31
（Parkinson 病/TH OR parkinson 病/AL OR パーキンソン病/AL）AND（アパシー/AL OR apathy/TA OR 意欲低下/TA OR 意欲欠如/TA OR 無感情/TA OR 無欲/TA OR 無気力/TA OR 無感動/TA OR 情動症状/TH OR @情動/MTH）AND PT＝会議録除く AND CK＝ヒト AND DT＝1983:2015
101 件
エビデンスとなる文献は見つからなかった．

Q and A 5-9
疲労の治療はどうするか

> **回答**
> - 運動症状に関連した身体疲労にはドパミン補充療法の有効性が示されている．

背景・目的

パーキンソン病における疲労は，うつの一部として現れることもあるが，うつとは独立した非運動症状の1つと認識されている．Chaudhuriら[1]は，疲労を「随意活動を開始，あるいは維持することが困難な状態」と定義し，さらに末梢性疲労と中枢性疲労とを区別すべきであるとしている．またパーキンソン病における疲労は中枢性疲労とされるが，指タップや急速変換運動で振幅や速度が早期に低下する疲労現象がみられることも知られ，疲労を身体疲労 physical fatigue と精神疲労 mental fatigue に分類する立場もある[2]．

解説

1. 頻度

疲労はパーキンソン病患者の32～56%にみられ[3]，年齢・性・罹病期間・重症度・治療内容・認知機能などとの関連はみられないとされる．本邦における調査でも，頻度は41.8%で，欧米と同等である[4]．

2. パーキンソン病における疲労の評価尺度

2010年に国際 Movement Disorders Society (MDS) の task force によってエビデンスに基づき，適切なスケールの評価がなされている[5]．各評価尺度は，①疲労のスクリーニングと②重症度評価の2点から評価されている．Fatigue Severity Scale (FSS) は①と②の両者にて推奨，Functional Assessment of Chronic Illness Therapy-Fatigue は①のみにて推奨，Multidimensional Fatigue Inventory は②のみにて推奨，Parkinson Fatigue Scale (PFS) は①のみにて推奨とされている．

3. システマティックレビュー

2009年以降，パーキンソン病の疲労における治療に関するシステマティックレビューは2報ある．疲労を含めた非運動症状の治療に関する MDS EBM review update（54報：2002～2010年）[6]では，パーキンソン病における疲労の治療に関する RCT は3つあるが，inclusion criteria を満たす RCT は，メチルフェニデート（本邦保険適用外）に関する1つ[7]のみで，モダフィニル（本邦保険適用外）に関する2つ[8,9]は inclusion criteria を満たしていない．さらに8週間以上の RCT は存在せず，短期間の治療効果の検討にとどまっているため，結論として，エビデンスは不十分であるとされている．また，2014年のパーキンソン病における疲労の治

療に関するシステマティックレビュー（14報：〜2013年，1,890例）[10]では，excellentは10，goodは3，fairは1報で，薬物療法に関する11報中，有意な改善を示したのは4報〔モダフィニル，ブロモクリプチン，プラミペキソール，doxepin（本邦未承認）〕であった．また同論文のアンフェタミン（本邦保険適用外）に関するメタ解析（3報，90例：アンフェタミン投与群45例，プラセボ群45例）[10]では，パーキンソン病における疲労の改善は証明されず，現時点でのエビデンスは不十分との結論である．

4. RCT
a. 抗パーキンソン病薬

早朝にオフがみられるパーキンソン病患者267例における非運動症状に対するロチゴチン貼付剤のRCTのpost hoc解析[11]では，Non-Motor Symptoms Assessment Scale（NMSS）の合計点はロチゴチン群で有意な改善を示し，またNMSSのsleep/fatigue domainの「Fatigue（tiredness）or lack of energy」においてロチゴチン群で有意な改善を認めた．また疲労に関する症状のある患者の割合は，プラセボ群では介入前後で変化を認めなかったが，ロチゴチン群では低下した．ドパミン補充療法を受けていないパーキンソン病患者311例におけるプラミペキソール速放剤のRCT[12]では，プラミペキソール（速放剤）にて，PFSで有意な疲労改善効果は認められなかった．一方，プラミペキソール（速放剤）の内服が疲労に及ぼす影響を検討した多施設共同横断研究（350例の認知症のないパーキンソン病患者）では，多変量ロジスティック回帰分析の結果，プラミペキソール（速放剤）内服群で，疲労（PFS）が有意に軽度であった[13]．未治療パーキンソン病患者におけるラサギリンの検討では，ADAGIOのRCTの非運動症状全般に関するpost hoc解析[14]と，特に疲労に注目したサブ解析[15]の2種の報告がある．サブ解析[15]では，1,105例の未治療パーキンソン病において，疲労をPFSを用いて評価した．プラセボ群においてPFSは有意に増悪したが，ラサギリン群では，PFSの増悪の程度が有意に少なく，疲労の進行を抑制する効果が認められた．さらにADAGIO（RCT：Phase Ⅰ）のpost hoc解析では，抗うつ薬を内服していた192例の未治療パーキンソン病においてラサギリン追加投与の効果を検討した．抗うつ薬の内服は継続したまま疲労を評価したところ，プラセボ追加群においては有意に増悪したが，ラサギリン追加群では増悪が有意に少なく，疲労の進行を抑制する効果が認められた．また，ラサギリンによるRCT（30例のパーキンソン病患者）でも，Fatigue Impact Scale scoreはラサギリン群で有意な改善を認めた[16]．ジスキネジアがあり，アマンタジン（200 mg/日以上）を6か月以上内服しているパーキンソン病患者57例におけるRCT（アマンタジンのウォッシュアウト試験，AMANDYSK trial）[17]では，ウォッシュアウトによりジスキネジアは有意に増悪したが，運動症状には有意な変化はみられなかった．FSSでは両群間に有意差は認められなかったが，ウォッシュアウト群では疲労が増悪する傾向がみられたことから，アマンタジンの効果が推定された．L-ドパ（L-ドパ持続経腸療法）のオープン試験によれば，22例の進行期パーキンソン病にて，NMSSのsleep/fatigue domainの項目は，6か月後に有意な改善を認めている[18]．

b. その他

モダフィニル（本邦保険適用外）の検討も少数例（13例）であるが追加されている．4週間二重盲検，プラセボ対照のRCTで，疲労（FSSにて評価）に対する効果は認められなかった[19]．疲労を含めた非運動症状に対するメマンチン（本邦保険適用外）のRCTでは，疲労（FSSにて評価）に対する効果は，認められなかった[20]．またカフェインの検討（日中過眠を認めるパーキン

ソン病患者 61 例）では，疲労（FSS にて評価），日中過眠に関して，ともに有意な効果はみられなかった[21]．DBS の効果を指摘した検討もある[22]が，パーキンソン病患者 20 例にて DBS 後 6 か月の時点で，PFS は有意な改善を示さなかったとの報告もあり[23]，今後の検討が必要である．

臨床に用いる際の注意点

　パーキンソン病患者では，運動症状に関連した身体疲労と，非運動症状として発症する精神疲労が独立して存在することを念頭に置く．身体疲労はドパミン補充療法で改善することが示されている．精神疲労が，うつの一部として発症している場合はその治療を試みるが，うつと独立して発症している場合は有効な治療法が確立されているとはいえず，今後のエビデンスの集積が待たれる．

文献

1) Chaudhuri A, PO Behan. Fatigue in neurological disorders. Lancet. 2004；363(9413)：978-988.
2) Lou JS, Kearns G, Oken B, et al. Exacerbated physical fatigue and mental fatigue in Parkinson's disease. Mov Disord. 2001；16(2)：190-196.
3) Schifitto G, Friedman JH, Oakes D, et al. Fatigue in levodopa-naive subjects with Parkinson disease. Neurology. 2008；71(7)：481-485.
4) Okuma Y, Kamei S, Morita A, et al. Fatigue in Japanese patients with Parkinson's disease：a study using Parkinson fatigue scale. Mov Disord. 2009；24(13)：1977-1983.
5) Friedman JH, Alves G, Hagell P, et al. Fatigue rating scales critique and recommendations by the Movement Disorders Society task force on rating scales for Parkinson's disease. Mov Disord. 2010；25(7)：805-822.
6) Seppi K, Weintraub D, Coelho M, et al. The Movement Disorder Society Evidence-Based Medicine Review Update：Treatments for the non-motor symptoms of Parkinson's disease. Mov Disord. 2011；26(Suppl 3)：S42-S80.
7) Mendonca DA, Menezes K, Jog MS. Methylphenidate improves fatigue scores in Parkinson disease：a randomized controlled trial. Mov Disord. 2007；22(14)：2070-2076.
8) Ondo WG, Fayle R, Atassi F, et al. Modafinil for daytime somnolence in Parkinson's disease：double blind, placebo controlled parallel trial. J Neurol Neurosurg Psychiatry. 2005；76(12)：1636-1639.
9) Lou JS, Dimitrova DM, Park BS, et al. Using modafinil to treat fatigue in Parkinson disease：a double-blind, placebo-controlled pilot study. Clin Neuropharmacol. 2009；32(6)：305-310.
10) Franssen M, Winward C, Collett J, et al. Interventions for fatigue in Parkinson's disease：A systematic review and meta-analysis. Mov Disord. 2014；29(13)：1675-1678.
11) Ray Chaudhuri K, Martinez-Martin P, Antonini A, et al. Rotigotine and specific non-motor symptoms of Parkinson's disease：post hoc analysis of RECOVER. Parkinsonism Relat Disord. 2013；19(7)：660-665.
12) Kieburtz K. Twice-daily, low-dose pramipexole in early Parkinson's disease：a randomized, placebo-controlled trial. Mov Disord. 2011；26(1)：37-44.
13) Morita A, Okuma Y, Kamei S, et al. Pramipexole reduces the prevalence of fatigue in patients with Parkinson's disease. Intern Med. 2011；50(19)：2163-2168.
14) Rascol O, Fitzer-Attas CJ, Hauser R, et al. A double-blind, delayed-start trial of rasagiline in Parkinson's disease (the ADAGIO study)：prespecified and post-hoc analyses of the need for additional therapies, changes in UPDRS scores, and non-motor outcomes. Lancet Neurol. 2011；10(5)：415-423.
15) Stocchi F. Benefits of treatment with rasagiline for fatigue symptoms in patients with early Parkinson's disease. Eur J Neurol. 2014；21(2)：357-360.
16) Lim TT, Kluger BM, Rodriguez RL, et al. Rasagiline for the symptomatic treatment of fatigue in Parkinson's disease. Mov Disord. 2015；30(13)：1825-1830.
17) Ory-Magne F, Corvol JC, Azulay JP, et al. Withdrawing amantadine in dyskinetic patients with Parkinson disease：the AMANDYSK trial. Neurology. 2014；82(4)：300-307.
18) Honig H, Antonini A, Martinez-Martin P, et al. Intrajejunal levodopa infusion in Parkinson's disease：a pilot multicenter study of effects on nonmotor symptoms and quality of life. Mov Disord. 2009；24(10)：1468-1474.
19) Tyne HL, Taylor J, Baker GA, et al. Modafinil for Parkinson's disease fatigue. J Neurol. 2010；257(3)：452-456.
20) Ondo WG, Shinawi L, Davidson A, et al. Memantine for non-motor features of Parkinson's disease：a double-blind placebo controlled exploratory pilot trial. Parkinsonism Relat Disord. 2011；17(3)：156-159.
21) Postuma RB, Lang AE, Munhoz RP, et al. Caffeine for treatment of Parkinson disease：a randomized controlled trial.

Neurology. 2012;79(7):651-658.
22) Berney A, Panisset M, Sadikot AF, et al. Mood stability during acute stimulator challenge in Parkinson's disease patients under long-term treatment with subthalamic deep brain stimulation. Mov Disord. 2007;22(8):1093-1096.
23) Chou KL, Taylor JL, Patil PG. The MDS-UPDRS tracks motor and non-motor improvement due to subthalamic nucleus deep brain stimulation in Parkinson disease. Parkinsonism Relat Disord. 2013;19(11):966-969.

検索式・参考にした二次資料

検索式：検索期間
PubMed 検索：1983/01/01～2015/12/31
("Parkinson Disease" [MH] OR parkinson [TIAB]) AND fatigue [TW] AND (systematic [SB] OR "Meta-Analysis" [22] OR "Clinical Trial" [22] OR "comparative study" [22] OR "Epidemiologic Studies" [MH] OR Review [22]) NOT (Animals [MH] NOT Humans [MH]) AND ("1983" [DP] :"2015" [DP]) AND (English [LA] OR Japanese [LA])
173 件

医中誌検索：1983/01/01～2015/12/31
#1　(Parkinson 病/TH OR parkinson 病/AL OR パーキンソン病/AL) AND (疲労/TH OR 疲労/TA OR 倦怠/TA) AND PT＝会議録除く AND CK＝ヒト AND DT＝1983:2015
　　83 件
医中誌ではエビデンスとなる文献は見つからなかった．

重要と判断されたランダム化二重盲検試験の post hoc 解析，オープン試験もハンドサーチで追加した．

Q and A 5-10
幻覚・妄想の治療はどうするか

回答
- 幻覚・妄想の病状, 日常生活への影響を把握し, 生活指導を行う.
- 身体疾患などの促進要因の是正を試みる.
- 薬物追加後に発症, 増悪した場合は追加薬を止める.
- 次いでL-ドパ以外の抗パーキンソン病薬を減量・中止する.
- コリンエステラーゼ阻害薬の有効性が示されている.
- 緊急の対応が必要な場合には, 抗精神病薬を投与する. クエチアピンは抗幻覚・妄想作用が期待され, 運動症状を悪化させにくい.

背景・目的

　幻覚・妄想は, パーキンソン病の病態そのものに関連する内因(中枢神経系の変性・脱落)を背景に, 外因(薬物)や促進因子(身体・心理・環境要因:発熱, 脱水, 入院, 転居など)とともに出現する. まずは促進因子の是正, 薬物の見直しを行う. 治療開始, 手順に関するエビデンスはない. 本項ではパーキンソン病, レヴィ小体型認知症 dementia with Lewy body(DLB)患者の幻覚・妄想に対する非定型抗精神病薬, コリンエステラーゼ阻害薬の治療効果を中心にエビデンスをまとめる. なお, DLBのみを標題とする論文は検討の対象外とした.

解説

1. 抗精神病薬

　非定型抗精神病薬に関してはレビューが2報ある. 薬剤誘発性精神症状に関するシステマティックレビュー(7報:~2006年)[1]によれば, ①低用量のクロザピン(本邦保険適用外)の二重盲検RCT(2報)にて, クロザピン群にて有意な効果が認められた. ②クロザピンとクエチアピン(本邦保険適用外)の単純盲検RCT(1報)で, 両薬は同等の効果が示された. ③クエチアピンのプラセボ対照二重盲検RCT(2報)では, 有意な効果は示されなかった. ④オランザピンのプラセボ対照二重盲検RCT(2報)で, オランザピン群では精神症状に対する有意な効果は示されず, 副作用として錐体外路症状の出現が有意に多かった. 結論として, パーキンソン病における薬剤誘発性の精神症状の治療でエビデンスが示されているのは, クロザピンのみとなっている. もう1つのシステマティックレビュー(16報:2002~2010年)は, 精神症状を含めた非運動症状の治療に関するMDS EBM review update[2]で, ①クロザピン;3試験(RCT)が追加され, 有効と判定. 安全性では, 無顆粒球症(頻度は0.38%)を含めて, 副作用に関する厳密なモニタリングが必要とされる. ②オランザピン;2試験(RCT)が追加され, 有効とはいえないと判定. 安全性では, 運動症状の増悪のため, 容認できないリスクありと判定. ③クエチアピン;6試験が追加されたが, 判定は十分なエビデンスがない. 安全性では,

特別なモニタリングは不要と判定．ただし，いずれの薬物でも，22週間以上の検討がなく短期間の治療効果を示したエビデンスであるとの註が記載されている．

a. クロザピン（本邦保険適用外）

前述のとおり，最もエビデンスが示された薬物であり，精神症状を改善し運動症状を増悪させない[3]．約1%に無顆粒球症を生じる．本邦では本病態に保険適用がなく，使う場合も特定施設での頻回の血球数測定，入院治療など厳密な経過観察が求められている．

b. クエチアピン（本邦保険適用外）

クエチアピンに関するクリティカルレビュー[4]では，オープン試験8報，単盲検RCT（クロザピンとの比較）2報，RCT（〜2010年）5報を検討し，①オープン試験（191例のパーキンソン病患者）での効果は152例（80%）にて認められた．②クロザピンとの単純盲検RCT（2報：72例のパーキンソン病患者）で，クエチアピンはクロザピンと同等の効果が示された．③5つのRCTでは，プラセボ対照の1試験のみ（幻視のみで，せん妄のない16例のパーキンソン病患者）で，幻視への効果が示されたが，その他の4つのRCTでは効果は示されていない．現時点では大規模のRCTがなく，今後の検討が必要であると結論されている．大規模RCTによるエビデンスが示されていないが，運動障害は少なく，オープン試験では幻覚・妄想への効果がクロザピンとほぼ同等である．高血糖，糖尿病性昏睡，糖尿病性ケトアシドーシスや，逆に低血糖を生じることがあり，糖尿病患者への使用は禁忌である．クロザピン使用が容易でない現状では，錐体外路症状を生じにくいクエチアピンが一般に勧められる．通常12.5 mg眠前投与から開始し，効果が不十分であれば慎重に増量する．

c. その他

オランザピン（本邦保険適用外）は幻覚・妄想を改善せず，運動症状を増悪させる．糖尿病患者への使用は禁忌である．薬剤誘発性の精神症状を認めるパーキンソン病患者23例のRCTでは，Brief Psychiatric Rating Scaleにて，オランザピン群で有意な改善は認められなかった[5]．リスペリドンは精神症状をクロザピン同様に改善するが，運動症状を増悪させる[6]．クエチアピン無効例や使用困難例にオランザピンとともに二次選択薬として使用を考慮する．アリピプラゾールもオープン試験で精神症状を改善するが，運動症状を増悪させる[7]．海外では，選択的5-HT2Aインバースアゴニスト（pimavanserin，本邦未承認）[8]の有効性が示されている．

なお，重篤な精神症状への緊急の対応が必要で，非定型抗精神病薬に抵抗性の場合には，ハロペリドールなどの定型抗精神病薬の投与も考慮する．

2. コリンエステラーゼ阻害薬

認知症を伴うパーキンソン病 Parkinson's disease with dementia（PDD）とDLB患者の精神神経症状に関するシステマティックレビューとメタ解析〔44報：2015年3月までのレビューと，6報（1,118例）のメタ解析〕がある[9]．メタ解析（PDDに関するリブグループ解析）では，ドネペジル（本邦保険適用外），リバスチグミン（本邦保険適用外）とも有意な効果が示されたが，副作用はコリンエステラーゼ阻害薬で有意に多かった．もう1つのメタ解析（6報：PDDとDLB患者1,236例）でも，全般改善度，認知機能，Mini-Mental-State Examination（MMSE）スコア，behavioural disturbance rating scales，ADLのいずれも改善することが示され，副作用に関してはリバスチグミン（本邦保険適用外）内服群で有意に多いが，ドネペジル内服群では有意差がな

かったとしている[10]．ドネペジルと精神症状発症のリスクに関する2年間の後方視的コホート研究では，抗コリン薬は精神症状のリスクを上昇させるが，ドネペジルはリスクを低下させる[11]．リバスチグミンのPDD患者の認知症の行動・心理症状 behavioral and psychological symptoms of dementia（BPSD）に関するオープン試験では，Neuropsychiatric Inventory（NPI）scaleの総スコアは有意に改善し，特に幻視に対して有意な改善が認められた[12]．なお，非定型抗精神病薬との効果の比較に関するエビデンスはない．

3. NMDA受容体拮抗薬

メマンチン（20 mg/日，本邦保険適用外）に関するメタ解析（3報[13-15]，277例）[9]では，NPI scaleによる評価にて，有意な改善はみられなかった．副作用，また運動症状についても，有意差が認められなかった．軽症から中等症のPDD患者とDLB患者でのRCT（24週間）では，NPI scaleはDLB患者で有意に改善したが，PDD患者では改善が認められなかった[13]．またPDD患者におけるRCT（16週間）では，NPI scaleで有意な改善は認められなかったが，6週間のウォッシュアウト後に，プラセボ群に比べメマンチン群では有意な増悪が認められた[14]．PDD患者とDLB患者でのRCT（22週間）でも，NPI scaleでは有意な改善は認められなかった[15]．

4. 抑肝散

RCTなど，高いレベルのエビデンスはない．認知症の行動心理学的症候 behavioral and psychological symptoms of dementia（BPSD）を認めるパーキンソン病患者7例，PDD患者7例でのオープン試験では，4週間の抑肝散（7.5 g/日）（本邦保険適用外）投与後，4週間のウォッシュアウトで，NPI scaleにて，BPSDの有意な改善，特に幻覚の発生頻度と発生時間に改善が認められた[16]．また，BPSDを認め，認知機能障害がないパーキンソン病患者25例でのオープン試験（7.5 g/日：12週間）では，NPI scaleの総スコアの中間値は12点から4点へ有意に改善した[17]．Subscaleでは幻覚・不安・アパシーにて有意な改善がみられた．なお，甘草が含まれているため，これに伴う偽アルドステロン症，特に低カリウム血症について十分な観察が必要である．

5. 電気痙攣療法

電気痙攣療法 electroconvulsive therapy（ECT）に関する比較対照試験は行われていないが，薬物療法に抵抗性の重篤な精神症状を改善させたとの4例の症例が報告されている．しかし，実施可能な施設も限定され，認知機能低下のみられる患者では，せん妄を引き起こす可能性もあるため，適応は選択された症例のみで，現時点で広く勧められる治療法としてのエビデンスはない[18]．

臨床に用いる際の注意点

直近に投与して幻覚・妄想の誘因となった薬物があれば減量・中止，次いで抗コリン薬，アマンタジン，セレギリンを中止する．次いでドパミンアゴニストを減量・中止，イストラデフィリン，エンタカポン，ゾニサミドを中止する．また，コリンエステラーゼ阻害薬であるドネペジル・リバスチグミン，抑肝散の有効性が示されている．改善しない場合には非定型抗精神病薬を投与する．

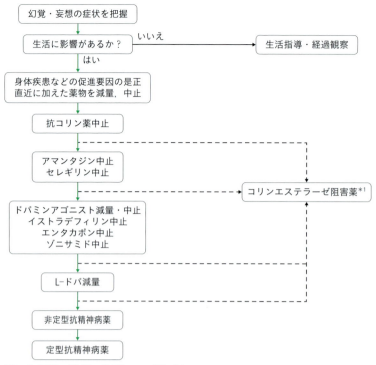

図1｜幻覚・妄想の治療アルゴリズム
＊1 抗パーキンソン病薬減量と並行して使用を考慮．

　薬物減量で運動症状が悪化する場合，L-ドパを増量して運動症状へ対応する．同じ目的で薬物減量よりコリンエステラーゼ阻害薬や非定型抗精神病薬を優先使用することもある．幻覚・妄想の治療アルゴリズムを図1にまとめる．

文献

1) Frieling H, Hillemacher T, Ziegenbein M, et al. Treating dopamimetic psychosis in Parkinson's disease : structured review and meta-analysis. Eur Neuropsychopharmacol. 2007 ; 17(3) : 165-171.
2) Seppi K, Weintraub D, Coelho M, et al. The Movement Disorder Society Evidence-Based Medicine Review Update : Treatments for the non-motor symptoms of Parkinson's disease. Mov Disord. 2011 ; 26(Suppl 3) : S42-S80.
3) Pollak P, Tison F, Rascol O, et al. Clozapine in drug induced psychosis in Parkinson's disease : a randomised, placebo controlled study with open follow up. J Neurol Neurosurg Psychiatry. 2004 ; 75(5) : 689-695.
4) Shotbolt P, M Samuel, A David. Quetiapine in the treatment of psychosis in Parkinson's disease. Ther Adv Neurol Disord. 2010 ; 3(6) : 339-350.
5) Nichols MJ, Hartlein JM, Eicken MG, et al. A fixed-dose randomized controlled trial of olanzapine for psychosis in Parkinson disease. F1000Res. 2013 ; 2 : 150.
6) Ellis T, Cudkowicz ME, Sexton PM, et al. Clozapine and risperidone treatment of psychosis in Parkinson's disease. J Neuropsychiatry Clin Neurosci. 2000 ; 12(3) : 364-369.
7) Friedman JH, Berman RM, Goetz CG, et al. Open-label flexible-dose pilot study to evaluate the safety and tolerability of aripiprazole in patients with psychosis associated with Parkinson's disease. Mov Disord. 2006 ; 21(12) : 2078-2081.
8) Cummings J, Isaacson S, Mills R, et al. Pimavanserin for patients with Parkinson's disease psychosis : a randomised, placebo-controlled phase 3 trial. Lancet. 2014 ; 383(9916) : 533-540.
9) Stinton C, McKeith I, Taylor JP, et al. Pharmacological Management of Lewy Body Dementia : A Systematic Review and Meta-Analysis. Am J Psychiatry. 2015 ; 172(8) : 731-742.
10) Rolinski M, Fox C, Maidment I, et al. Cholinesterase inhibitors for dementia with Lewy bodies, Parkinson's disease dementia and cognitive impairment in Parkinson's disease. Cochrane Database Syst Rev. 2012 ; 3 : CD006504.
11) Sawada H, Oeda T, Yamamoto K, et al. Trigger medications and patient-related risk factors for Parkinson disease psychosis requiring anti-psychotic drugs : a retrospective cohort study. BMC Neurol. 2013 ; 13 : 145.

12) Oh YS, Kim JS, Lee PH. Effect of Rivastigmine on Behavioral and Psychiatric Symptoms of Parkinson's Disease Dementia. J Mov Disord. 2015；8(2)：98-102.
13) Emre M, Tsolaki M, Bonuccelli U, et al. Memantine for patients with Parkinson's disease dementia or dementia with Lewy bodies：a randomised, double-blind, placebo-controlled trial. Lancet Neurol. 2010；9(10)：969-977.
14) Leroi I, Overshott R, Byrne EJ, et al. Randomized controlled trial of memantine in dementia associated with Parkinson's disease. Mov Disord. 2009；24(8)：1217-1221.
15) Aarsland D, Ballard C, Walker Z, et al. Memantine in patients with Parkinson's disease dementia or dementia with Lewy bodies：a double-blind, placebo-controlled, multicentre trial. Lancet Neurol. 2009；8(7)：613-618.
16) Kawanabe T, Yoritaka A, Shimura H, et al. Successful treatment with Yokukansan for behavioral and psychological symptoms of Parkinsonian dementia. Prog Neuropsychopharmacol Biol Psychiatry. 2010；34(2)：284-287.
17) Hatano T, Hattori N, Kawanabe T, et al. An exploratory study of the efficacy and safety of yokukansan for neuropsychiatric symptoms in patients with Parkinson's disease. J Neural Transm（Vienna）. 2014；121(3)：275-281.
18) Schrag A, A Sauerbier, KR Chaudhuri. New clinical trials for nonmotor manifestations of Parkinson's disease. Mov Disord. 2015；30(11)：1490-1504.

検索式・参考にした二次資料

検索式：検索期間
PubMed 検索：1983/01/01〜2015/12/31
#1 （"Parkinson Disease"［MH］OR parkinson［TIAB］）AND（Hallucinations［MH］OR delirium［MH］OR delusions［MH］OR "Psychoses, Substance-Induced"［MH］）AND（systematic［SB］OR "Meta-Analysis"［PT］OR "Clinical Trial"［PT］OR "comparative study"［PT］OR "Epidemiologic Studies"［MH］OR Review［PT］）NOT（Animals［MH］NOT Humans［MH］）AND（"1983"［DP］:"2015"［DP］）AND（English［LA］OR Japanese［LA］）
98 件

医中誌検索：1983/01/01〜2015/12/31
#1 （Parkinson 病/TH OR parkinson 病/AL OR パーキンソン病/AL）AND（幻覚/TH OR 妄想/TH）AND（SH＝治療的利用, 治療, 薬物療法, 外科的療法, 移植, 食事療法, 精神療法, 放射線療法 OR RD＝メタアナリシス, ランダム化比較試験, 準ランダム化比較試験, 比較研究, 診療ガイドライン）AND（PT＝症例報告除く AND PT＝会議録除く）AND CK＝ヒト AND DT＝1983:2015
198 件

ランダム化二重盲検試験とともに，重要と判断されたオープン試験は，患者数が 20 名以下の検討も含めてハンドサーチで追加した．

Q and A 5-11
衝動制御障害, ドパミン調節障害の治療はどうするか

> **回答**
> - ドパミン補充療法薬, 特にドパミンアゴニストの減量, 変更, 中止を考慮する.

背景・目的

　パーキンソン病患者では, ドパミン補充療法や前頭葉, 扁桃核などの機能障害と関連して, 病的賭博, 性欲亢進, 買いあさり, むちゃ食い（過食）, punding と呼ばれる複雑な動作の常同的反復などの衝動制御障害を生じることがある[1,2]. 必要量を超えたドパミン補充療法薬への渇望を主徴とし, 社会生活に支障を生じるような上記行動障害や情動障害を呈する症状は, ドパミン調節障害 dopamine dysregulation syndrome（DDS）と呼ばれる[3,4]. これら行動障害のパーキンソン病患者全般での発現頻度は 6.1%, ドパミンアゴニスト服用患者では 13.7% である[2]. パーキンソン病運動症状発現からの平均潜時は約 5〜9 年である[5-8]. 病的賭博, 性欲亢進, L-ドパ渇望など快楽への欲求が抑えられない行動障害の背景には, 脳内報酬系を形成する腹側線条体回路の過活動や側坐核に分布するドパミン D_3 受容体の過剰刺激が重視される. 一方, punding の背景には背側線条体回路の感受性亢進が考えられている. 米国食品医薬局 Food and Drug Administration（FDA）に報告された衝動制御障害の有害事象の報告[9]ではドパミンアゴニストとの関連が示され, なかでも D_3 受容体に親和性のあるプラミペキソール（$n=410$；PRR=455.9, $p<0.001$）とロピニロール（$n=188$；PRR=152.5, $p<0.001$）と最も強い相関を示した.

解説

1. 衝動制御障害の種類

a. 病的賭博 pathological gambling

　家庭的, 社会的活動の継続に困難を生じてもなお, 賭博欲求に抗することのできない状態をいう. パーキンソン病では若年発症, 進行期〔平均罹病期間 6.3 年以上[5-7]〕の男性患者に生じやすい[4,6,7]. 発現頻度は 2.6〜8.0% である[1,2,7,10]. 新奇性追求性格, 衝動的性格, アルコール症の既往, うつ傾向も危険因子である[1,2].

b. 性欲亢進 hypersexuality

　若年発症, 進行期〔平均罹病期間 6.5 年以上[5,8]〕, ドパミンアゴニスト服用中の男性患者に多い[2,8]. 頻度は 2.4〜8.4% である[1,2]. うつの既往, プラミペキソール服用, 新奇性追求性格, 衝動的性格も危険因子とされる[1,2].

c. 買いあさり excessive shopping, compulsive shopping

頻度は 0.4〜3.6% との報告がある[1,5]．患者はなぜそれを買ってしまったのか，合理的に説明できないことが多い[5]．

d. むちゃ食い（過食）compulsive eating, binge eating

頻度は 3.6% との報告がある[5]．夜間生じることが多く，結果的に体重が増加する[5]．男女差はなく，プラミペキソール服用患者に多いとの報告がある[11]．

e. punding

頻度は 1.4〜14%[1,12]，本邦では 10% との報告がある．平均罹病期間 8.7 年の進行期に生じる[12]．機械の分解，衣類や家具の整理，掃除など，不急，無目的な動作を反復する．熱中するが，完結しにくい．L-ドパやドパミンアゴニストの過量使用で出現しやすい．L-ドパ換算薬用量 800 mg/日以上服用者 50 例中 17 例（34%）に出現，それ以下の用量の服用では生じないとされる[12]．

　さらに DDS 症状は，抗パーキンソン病薬の乱用的な症状である．
　若年男性患者において，L-ドパ服薬を調整する場合に，L-ドパへの依存や乱用へと発展しやすい[3,13]．多幸感を求め，あるいはオフ時の不快から逃れるため[3]，運動症状改善に必要な量を超えて L-ドパを渇望する．薬物過量入手のため予定より早い来院を繰り返したり，複数の医療機関を受診する例は要注意である．DDS の発現頻度は 3.4〜4.0% と報告されている[1]．

2. 治療

　病的賭博にはドパミンアゴニストの減量，変更，中止が有効である[6,14,15]．抗うつ薬投与，カウンセリング，断酒会のような患者会への参加も奏効例がある[13,14]．家族，介護者による監視，制止も有効である[7,14]．少数例だが 17 例を対象とした二重盲検クロスオーバー試験を行い，アマンタジン 200 mg/日の投与が有効性を示した[16]．一方でアマンタジン服用者では非服用者と比較し，病的賭博やその他の衝動制御障害の頻度が高いとの報告がある[17]．
　性欲亢進，買いあさり，むちゃ食いにはドパミン補充療法薬の減量，中止，変更が奏効する可能性がある[10,12,18]．
　punding には減薬，SSRI，クロザピンの投与が試みられ，明らかな効果はない[19]．ドパミンアゴニストの減量により衝動制御障害が軽減した[20]が，punding の改善は少なかった[21]．視床下核の DBS で Iowa gambling task，病的賭博が有意に改善したとの報告があるが同時にドパミンアゴニストも減量されており，手術による直接的な効果であるか不明である[22,23]．術後に新規発症した報告も認められる[24]．刺激中は非刺激中と比べて衝動性が高まるとの報告がみられる[25]．
　ナルトレキソンのランダム化二重盲検比較試験が行われたが，Questionnaire for Impulsive-Compulsive Disorders in Parkinson's Disease（QUIP-RS）スコアの減少がみられたが有意差は認めなかった[26]．
　DDS に対する治療は明確でない．

3. 今後検討すべき課題

　多数例でのエビデンスレベルの高い研究デザインによる検討を要する．

臨床に用いる際の注意点

　ドパミンアゴニストの減量，変更，中止など，抗パーキンソン病薬の見直しが，最も基本的，かつ期待できる対処法である．発症危険性が高い症例，特に若年発症，新奇性追求性格の男性患者では，治療開始時から衝動制御障害やDDS発現への予防に向けた薬剤選択や投薬法に配慮する．また，家族，介護者から情報を集め，症状の早期発見に努める．

文献

1) Voon V, Potenza MN, Thomsen T. Medication-related impulse control and repetitive behaviors in Parkinson's disease. Curr Opin Neurol. 2007；20(4)：484-492.
2) Voon V, Hassan K, Zurowski M, et al. Prevalence of repetitive and reward-seeking behaviors in Parkinson disease. Neurology. 2006；67(7)：1254-1257.
3) Lawrence AD, Evans AH, Lees AJ. Compulsive use of dopamine replacement therapy in Parkinson's disease：reward systems gone awry? Lancet Neurol. 2003；2(10)：595-604.
4) Evans AH, Lees AJ. Dopamine dysregulation syndrome in Parkinson's disease. Curr Opin Neurol. 2004；17(4)：393-398.
5) Giladi N, Weitzman N, Schreiber S, et al. New onset heightened interest or drive for gambling, shopping, eating or sexual activity in patients with Parkinson's disease：the role of dopamine agonist treatment and age at motor symptoms onset. J Psychopharmacol. 2007；21(5)：501-506.
6) Dodd ML, Klos KJ, Bower JH, et al. Pathological gambling caused by drugs used to treat Parkinson disease. Arch Neurol. 2005；62(9)：1377-1381.
7) Molina JA, Sáinz-Artiga MJ, Fraile A, et al. Pathologic gambling in Parkinson's disease：a behavioral manifestation of pharmacologic treatment? Mov Disord. 2000；15(5)：869-872.
8) Klos KJ, Bower JH, Josephs KA, et al. Pathological hypersexuality predominantly linked to adjuvant dopamine agonist therapy in Parkinson's disease and multiple system atrophy. Parkinsonism Relat Disord. 2005；11(6)：381-386.
9) Moore TJ, Glenmullen J, Mattison DR. Reports of pathological gambling, hypersexuality, and compulsive shopping associated with dopamine receptor agonist drugs. JAMA Intern Med. 2014；174(12)：1930-1933.
10) Nausieda PA. Sinemet "abusers". Clin Neuropharmacol. 1985；8(4)：318-327.
11) Nirenberg MJ, Waters C. Compulsive eating and weight gain related to dopamine agonist use. Mov Disord. 2006；21(4)：524-529.
12) Evans AH, Katzenschlager R, Paviour D, et al. Punding in Parkinson's disease：its relation to the dopamine dysregulation syndrome. Mov Disord. 2004；19(4)：397-405.
13) Voon V, Thomsen T, Miyasaki JM, et al. Factors associated with dopaminergic drug-related pathological gambling in Parkinson disease. Arch Neurol. 2007；64(2)：212-216.
14) Driver-Dunckley ED, Noble BN, Hentz JG, et al. Gambling and increased sexual desire with dopaminergic medications in restless legs syndrome. Clin Neuropharmacol. 2007；30(5)：249-255.
15) Singh A, Kandimala G, Dewey RB Jr, et al. Risk factors for pathologic gambling and other compulsions among Parkinson's disease patients taking dopamine agonists. J Clin Neurosci. 2007；14(12)：1178-1181.
16) Thomas A, Bonanni L, Gambi F, et al. Pathological gambling in Parkinson disease is reduced by amantadine. Ann Neurol. 2010；68(3)：400-404.
17) Lee JY, Kim HJ, Jeon BS. Is pathological gambling in Parkinson's disease reduced by amantadine? Ann Neurol. 2011；69(1)：213-214.
18) Uitti RJ, Tanner CM, Rajput AH, et al. Hypersexuality with antiparkinsonian therapy. Clin Neuropharmacol. 1989；12(5)：375-383.
19) Kurlan R. Disabling repetitive behaviors in Parkinson's disease. Mov Disord. 2004；19(4)：433-437.
20) Sohtaoğlu M, Demiray DY, Kenangil G, et al. Long term follow-up of Parkinson's disease patients with impulse control disorders. Parkinsonism Relat Disord. 2010；16(5)：334-337.
21) Ávila A, Cardona X, Martín-Baranera M, et al. Impulsive and compulsive behaviors in Parkinson's disease：a one-year follow-up study. J Neurol Sci. 2011；310(1-2)：197-201.
22) Castrioto A, Funkiewiez A, Debû B, et al. Iowa gambling task impairment in Parkinson's disease can be normalised by reduction of dopaminergic medication after subthalamic stimulation. J Neurol Neurosurg Psychiatry. 2015；86(2)：186-190.
23) Eusebio A, Witjas T, Cohen J, et al. Subthalamic nucleus stimulation and compulsive use of dopaminergic medication in Parkinson's disease. J Neurol Neurosurg Psychiatry. 2013；84(8)：868-874.
24) Kim YE, Kim HJ, Kim HJ, et al. Impulse control and related behaviors after bilateral subthalamic stimulation in patients with Parkinson's disease. J Clin Neurosci. 2013；20(7)：964-969.
25) Frank MJ, Samanta J, Moustafa AA, et al. Hold your horses：impulsivity, deep brain stimulation, and medication in

parkinsonism. Science. 2007;318(5854):1309-1312.
26) Papay K, Xie SX, Stern M, et al. Naltrexone for impulse control disorders in Parkinson disease: a placebo-controlled study. Neurology. 2014;83(9):826-833.

検索式・参考にした二次資料

検索式:検索期間
PubMed 検索:2009/01/01～2014/12/31
#1 ((("Parkinson Disease" [MAJR] AND ("Impulse Control Disorders" [MAJR] OR "dopamine dysregulation syndrome" [TIAB] OR "dopamine replacement therapy" [TIAB] OR "impulsivity" [TIAB])) OR ("Substance-Related Disorders" [MAJR] AND ("Dopamine" [MAJR] OR "Levodopa" [MAJR] OR "dopamine replacement therapy" [TIAB]) AND (Clinical Trial [PT] OR Meta-Analysis [PT] OR Randomized Controlled Trial [PT] OR Review [PT] OR Case Reports [PT])) OR (("Parkinson Disease" [MAJR] OR "Dopamine" [MAJR] OR "Dopamine agonists" [MAJR] OR "Levodopa" [MAJR] OR "Dopamine agents" [MAJR]) AND ("Gambling" [MAJR] OR (hypersexual [TIAB] OR hypersexual' [TIAB] OR hypersexualisation [TIAB] OR hypersexualism [TIAB] OR hypersexualith [TIAB] OR hypersexuality [TIAB] OR hypersexuality' [TIAB] OR hypersexualization [TIAB] OR hypersexualized [TIAB] OR hypersexuals [TIAB]) OR "Hyperphagia" [MAJR] OR "Punding" [TIAB])) AND (("2009" [EDAT]:"2014" [EDAT]) AND "humans" [MH] AND (English [LA] OR Japanese [LA])))
767 件

医中誌検索:1983/01/01～2015/12/31
医中誌ではエビデンスとなる文献は見つからなかった.

Q and A 5-12
認知症が合併した場合の薬物療法はどうするか

> **回答**
> - L-ドパ中心の治療を考慮する.
> - パーキンソン病における認知症に対しては，コリンエステラーゼ阻害薬（ドネペジル，リバスチグミン）を考慮する.
> - 抗コリン薬の中止を考慮する.
> - NMDA受容体拮抗薬（メマンチン）を考慮する.

背景・目的

　James Parkinsonの原典ではパーキンソン病に認知症は伴わないと記されていた．しかしパーキンソン病の診断後12年で60%に認知症を認め[1]，20年後では80%になるという論文[2]が発表され，パーキンソン病における認知症の治療について議論されるようになった．なお，レヴィ小体型認知症 dementia with Lewy body（DLB）を標題とする論文は検討の対象外とした．

解説

1. ドネペジル

　ランダム化二重盲検プラセボ対照クロスオーバー比較試験（22例，10週+10週）により，ドネペジル群（5〜10 mg/日）はプラセボ群と比較してMMSEで2点の有意な改善を示した（$p=0.0044$）[3]．Alzheimer's Disease Assessment Scale-Cognitive（ADAS-cog）による評価では，ドネペジル群はプラセボ群と比較して1.9点の改善傾向が認められたが有意ではなく（$p=0.18$），Mattis Dementia Rating Scaleでは差がなかった．ドネペジルは忍容性が高く，パーキンソニズムを悪化させなかった．

　ランダム化二重盲検プラセボ対照比較試験（16例，18週）により，ドネペジル群（2.5〜10 mg/日）ではDementia Rating Scaleの記憶サブスケールにおいて選択的かつ有意（$p<0.05$）な改善を示した[4]．psychomotor speedとattentionの領域（Trail Making Test-Part A）でも改善の傾向があった．精神症状，運動機能，ADLに関しては開始前，終了時いずれも両群間の差はなかった．パーキンソニズム悪化の副作用のため，ドネペジル群で1例が早期に脱落した．末梢性コリン作動性効果による副作用も認められ，高齢者へは慎重投与を勧められている．

　別のランダム化二重盲検プラセボ対照クロスオーバー比較試験（14例，10週+10週）では，プラセボと比較してドネペジル（5〜10 mg/日）はMMSE（$p=0.013$）とCIBIC+（Clinician's Interview-Based Impression of Change plus caregiver input, $p=0.034$）にて有意な効果を示した[5]．ドネペジル投与中もパーキンソニズムは悪化しなかった．

　別のランダム化二重盲検プラセボ対照比較試験（550例，24週）ではプラセボと比較してド

ネペジル（5～10 mg/日）は用量依存的に ADAS-cog（5 mg：$p=0.02$, 10 mg：$p<0.01$）に改善を示したが ADL や行動には有意差がなかった[6]．

本邦で行われた DLB を対象としたランダム化二重盲検化試験ではプラセボ，ドネペジル 5 mg と比較してドネペジル 10 mg 群において MMSE の有意な改善（$p=0.016$）を認めた[7]．

2. リバスチグミン

大規模な多施設ランダム化二重盲検プラセボ対照比較試験（541 例，24 週）では，ADAS-cog ではリバスチグミン群（3～12 mg）がベースライン 23.8 点から 2.1 点の改善があったのに対し，プラセボ群では 24.3 点から 0.7 点の悪化がみられた（$p<0.001$）[8]．Alzheimer's Disease Cooperative Study–Clinical Global Impression of Change（ADCS-CGIC）では，24 週目での平均スコアはそれぞれ 3.8 と 4.3 であった（$p=0.007$）．その他，ADCS-ADL，Neuropsychiatric Inventory（NPI）-10，MMSE，Clinical Dementia Rating（CDR），Delis-Kaplan Executive Function System™（D-KEFS™），Ten Point Clock-Drawing test のすべてでリバスチグミン群が有意に良好な結果を示した．副作用として，嘔気，嘔吐および振戦が最も高頻度にみられた．

大規模なランダム化二重盲検プラセボ対照比較試験でリバスチグミン群はプラセボ群と比し遂行機能，記憶，言語，行為の領域において良い結果を有意に示した[9,10]．

3. メマンチン

前方視的研究でメマンチン群と非治療群を比較したオープン試験では（62 例，52 週）メマンチン投与群で MMSE，ADAS-cog，Clock Drawing test，Frontral Assessment Battery（FAB）にて有意に良好な結果を示した．特に高ホモシスチン血症の患者で改善がみられた[11]．

パーキンソン病と DLB を対象としたランダム化二重盲検プラセボ対照試験で（72 例，24 週）ADCS-CGIC がメマンチン群において有意に良好な結果が得られた[12]．一方で別のランダム化二重盲検プラセボ対照比較試験（パーキンソン病 120 例，DLB 75 例，24 週）において，DLB ではメマンチン群はプラセボ群に比較して ADCS-CGIC で有意に良好な結果を示したが，パーキンソン病では有意な改善を認めなかった[13]．パーキンソン病と DLB を対象としたメタ解析では，ADCS-CGIC に改善を認めるものの MMSE では有意な改善を認めなかった[14]．

臨床に用いる際の注意点

パーキンソン病における認知症に対し，ドネペジルおよびリバスチグミンは有効かつ安全である．ただし，高齢者への投与は慎重に行う．副作用として振戦の出現・悪化が懸念されるが，一過性であると報告されている．ドネペジル，リバスチグミンの大規模な試験が行われているがメマンチンについてはまだ小規模の研究しか報告がなされていない．

文献

1) Buter TC, van den Hout A, Matthews FE, et al. Dementia and survival in Parkinson disease：a 12-year population study. Neurology. 2008；70(13)：1017-1022.
2) Hely MA, Reid WG, Adena MA, et al. The Sydney multicenter study of Parkinson's disease：the inevitability of dementia at 20 years. Mov Disord. 2008；23(6)：837-844.
3) Ravina B, Putt M, Siderowf A, et al. Donepezil for dementia in Parkinson's disease：a randomised, double blind, placebo

controlled, crossover study. J Neurol Neurosurg Psychiatry. 2005;76(7):934-939.
4) Leroi I, Brandt J, Reich SG, et al. Randomized placebo-controlled trial of donepezil in cognitive impairment in Parkinson's disease. Int J Geriatr Psychiatry. 2004;19(1):1-8.
5) Aarsland D, Laake K, Larsen JP, et al. Donepezil for cognitive impairment in Parkinson's disease: a randomised controlled study. J Neurol Neurosurg Psychiatry. 2002;72(6):708-712.
6) Dubois B, Tolosa E, Katzenschlager R, et al. Donepezil in Parkinson's disease dementia: a randomized, double-blind efficacy and safety study. Mov Disord. 2012;27(10):1230-1238.
7) Ikeda M, Mori E, Matsuo K, et al. Donepezil for dementia with Lewy bodies: a randomized, placebo-controlled, confirmatory phase III trial. Alzheimers Res Ther. 2015;7(1):4.
8) Emre M, Aarsland D, Albanese A, et al. Rivastigmine for dementia associated with Parkinson's disease. N Engl J Med. 2004;351(4):2509-2518.
9) Schmitt FA, Farlow MR, Meng X, et al. Efficacy of rivastigmine on executive function in patients with Parkinson's disease dementia. CNS Neurosci Ther. 2010;16(6):330-336.
10) Schmitt FA, Aarsland D, Brønnick KS, et al. Evaluating rivastigmine in mild-to-moderate Parkinson's disease dementia using ADAS-cog items. Am J Alzheimers Dis Other Demen. 2010;25(5):407-413.
11) Litvinenko IV, Odinak MM, Mogil'naya VI, et al. Use of memantine (akatinol) for the correction of cognitive impairments in Parkinson's disease complicated by dementia. Neurosci Behav Physiol. 2010;40(2):149-155.
12) Aarsland D, Ballard C, Walker Z, et al. Memantine in patients with Parkinson's disease dementia or dementia with Lewy bodies: a double-blind, placebo-controlled, multicentre trial. Lancet Neurol. 2009;8(7):613-618.
13) Emre M, Tsolaki M, Bonuccelli U, et al. 11018 Study Investigators. Memantine for patients with Parkinson's disease dementia or dementia with Lewy bodies: a randomised, double-blind, placebo-controlled trial. Lancet Neurol. 2010;9(10):969-977.
14) Wang HF, Yu JT, Tang SW, et al. Efficacy and safety of cholinesterase inhibitors and memantine in cognitive impairment in Parkinson's disease, Parkinson's disease dementia, and dementia with Lewy bodies: systematic review with meta-analysis and trial sequential analysis. J Neurol Neurosurg Psychiatry. 2015;86(2):135-143.

検索式・参考にした二次資料

検索式：検索期間
PubMed 検索：1983/01/01～2015/12/31
#1 ("Parkinson Disease" [MAJR] AND ("cognition disorders" [MAJR] OR "dementia" [MAJR] AND "drug therapy" [SH]) AND ("humans" [MH] AND (English [LA]) OR Japanese [LA]) AND ("1" [DP] :"2015" [DP]))
471 件
上記の検索式を用いてランダム化二重盲検試験，メタ解析，システマティックレビューを抽出し参考とした．

医中誌検索：1983/01/01～2015/12/31
医中誌ではエビデンスとなる文献は見つからなかった．

Q and A 5-13
抗コリン薬はパーキンソン病患者の認知機能を悪化させるか

回答
- 抗コリン薬は記憶障害・遂行機能障害を惹起することがあり，その改善には投薬を漸減・中止する（投薬の中止により改善する）．
- 抗コリン薬は，認知症のある患者および高齢者では使用を控えたほうがよい．

背景・目的

抗コリン薬はムスカリン受容体へのアセチルコリンの作用を阻害する．アルツハイマー病の治療におけるアセチルコリンエステラーゼ阻害薬の効果が認められるようになり，抗コリン薬が認知機能を低下させるのではないかとの危惧から，高齢者への投与は極めて慎重になされるようになってきた．その根拠となりえるエビデンスについて検討した．

「パーキンソン病治療ガイドライン2011」以降，新たなエビデンスを有する論文は1本であった．

解説

1. 神経心理学的検討
a. 抗コリン薬投与の影響

benztropine（本邦未承認，～2 mg/日）の認知機能に対する影響をランダム化二重盲検プラセボ対照クロスオーバー比較試験（29例，治療期10週間，インターバル5週間）で検討したところ，benztropine投与期において語想起が5～10%悪化した[1]．

認知症のない19例のパーキンソン病患者にプラセボとトリヘキシフェニジル（6 mg）を各2週間クロスオーバーで投与し認知機能を検討した結果，遂行機能検査8課題中5課題で成績の低下が認められたが，その一方で，非遂行機能検査11課題では有意な変化を認めなかった[2]．またパーキンソン病の患者で抗コリン薬を投与した群は投与しない群（235例，4～8年）よりMMSEにて有意に認知機能障害（中央値6.5点の低下）がみられ（$p=0.025$），その程度は投与量と投与期間と相関（投与量$p=0.04$，投与期間$p=0.032$）した[3]．

b. 抗コリン薬中止の影響（可逆性の検討）

抗コリン薬の投与を受けていた90例（投薬内容，投与期間の詳細な記載はなし）のパーキンソン病患者に神経心理検査〔Wechsler Adult Intelligence Scale（WAIS）およびWechsler Memory Scale-Revised（WMS-R）〕を行い，8例に何らかの機能低下（言語性IQあるいは言語記憶機能の低下）を認めた[4]．この8例（トリヘキシフェニジル7例；4～6 mg/日/0.5～13年，ビペリデン1例；4

mg/日/0.5年）において，抗コリン薬を中止したところ，WAISおよびWSM-Rの点数が改善した．その後抗コリン薬を再開した症例では再悪化を認めた．また，平均7.8年の抗コリン薬〔トリヘキシフェニジル（平均8 mg/日），ビペリデン（平均6 mg/日），orphenadrine（本邦未承認，平均138.3 mg/日），benztropine（平均4 mg/日）〕服用歴のある18例の患者で，抗コリン薬中止により，近時記憶（WMS-R）の改善が認められた[5]．

2. 病理学的検討

Perryら[6]は，抗コリン薬（ムスカリン受容体阻害薬，抗パーキンソン病薬以外の薬剤も含む）を服用していた認知症のない54例のパーキンソン病患者剖検脳について，老人斑および神経原線維変化などのアルツハイマー病の病理学的変化を検討した．長期（2～18年）に抗コリン薬を服用していた患者脳において，非服用者や短期服用者に比較し，老人斑の数が2.5倍になっており，神経原線維変化も有意に増加していた．しかし後方視的関連研究である本研究から因果関係は結論付けられない．論文中，パーキンソン病症例における病理学的変化は，アルツハイマー病症例における変化より極めて軽度なものであったと述べられている．病理学的変化の臨床上の重要度が推測できない点が問題と考えられる．

臨床に用いる際の注意点

抗コリン薬の投与により，記憶，遂行機能の一部が比較的短期間で障害されることおよび服薬中止により障害が回復する可能性が示された．中止する際は，漸減後に中止とする．抗コリン薬は認知症のある患者および高齢者では投与を控えたほうがよい．

文献

1) Syndulko K, Gilden ER, Hansch EC, et al. Decreased verbal memory associated with anticholinergic treatment in Parkinson's disease patients. Int J Neurosci. 1981 ; 14(1-2) : 61-66.
2) Bédard MA, Pillon B, Dubois B, et al. Acute and long-term administration of anticholinergics in Parkinson's disease : specific effects on the subcortico-frontal syndrome. Brain Cogn. 1999 ; 40(2) : 289-313.
3) Ehrt U, Broich K, Larsen JP, et al. Use of drugs with anticholinergic effect and impact on cognition in Parkinson's disease : a cohort study. J Neurol Neurosurg Psychiatry. 2010 ; 81(2) : 160-165.
4) Nishiyama K, Sugishita M, Kurisaki H, et al. Reversible memory disturbance and intelligence impairment induced by long-term anticholinergic therapy. Intern Med. 1998 ; 37(6) : 514-518.
5) van Herwaarden G, Berger HJ, Horstink MW. Short-term memory in Parkinson's disease after withdrawal of long-term anticholinergic therapy. Clin Neuropharmacol. 1993 ; 16(5) : 438-443.
6) Perry EK, Kilford L, Lees AJ, et al. Increased Alzheimer pathology in Parkinson's disease related to antimuscarinic drugs. Ann Neurol. 2003 ; 54(2) : 235-238.

検索式・参考にした二次資料

検索式：検索期間
PubMed検索：1983/01/01～2015/12/31
#1 (((Parkinsonian Disorders [MH] OR (Lewy Body Disease OR Parkinson Disease OR parkinsonism OR parkinson)) AND (Cholinergic Antagonists OR anticholinergic OR parasympatholytic) AND (intellect* OR cognitive dysfunction OR Cognition Disorders OR Confusion OR Dementia OR memory OR memory disorders) AND (Humans [MH] AND (English [LA] OR Japanese [LA])) AND ("1" [DP] :"2015" [DP]))
205件

医中誌検索：1983/01/01～2015/12/31
医中誌ではエビデンスとなる文献は見つからなかった．

Q and A 5-14
起立性低血圧の治療はどうするか

> **回答**
> - 薬物療法を開始する前に，患者と家族への日常生活指導を行う．
> - 抗パーキンソン病薬を含め，起立性低血圧に影響しうる内服中の薬物の見直しを考慮する．
> - 薬物療法として，ドロキシドパ，ミドドリン，フルドロコルチゾンなどによる治療を考慮する．

背景・目的

起立性低血圧はパーキンソン病で認められる主要な非運動症状の1つである．臥位から立位となった際に収縮期血圧 20 mmHg，拡張期血圧 10 mmHg 以上の低下を認める．メタ解析によると頻度は 30.1% である[1]．一般に進行例で認めるが，早期から出現する例もあり，多系統萎縮症や他疾患の合併などを慎重に鑑別する必要もある．抗パーキンソン病薬の副作用としても生じることがある．失神とそれに伴う転倒を生じるなど QOL にも影響するため，適切に対処する必要がある[2-5]．

解説

1. 非薬物療法

患者と介護者に姿勢の変化に伴う血圧の低下について教育する．具体的には，急な姿勢変化を避ける，長時間座っていた後にはゆっくりと立ち上がり歩き始めるまでに時間をかける，安全に座れる場所を確保するなどを助言，指導する．また，運動，体温上昇，食事によっても血圧の低下が起こりうることを説明する．

心不全や臥位高血圧には十分に注意しながら塩分摂取（毎食 0.5～1.0 g）と水分摂取を行い，十分な循環血液量を確保できるように指導する．起立性低血圧症状がある際には，誤嚥に留意しながら 350～500 mL の水分を取ることで血圧の上昇が期待できる．長時間の座位時には脚を組む，スクワットをする，つま先を上げるなども起立性低血圧予防に有用である．

次に多剤併用がある場合には処方内容の見直しが望まれる．特に利尿薬，降圧薬は避ける．ただし臥位高血圧がある場合には，短時間作用型降圧薬の就眠前投与を考慮する．三環系抗うつ薬，抗ヒスタミン薬，抗コリン作用のある薬物は，最小限にするよう考慮する．ドパミン系薬剤，セレギリン，抗コリン薬，アマンタジンも血圧を低下させうる．L-ドパや短時間型ドパミンアゴニストの血中濃度がピークの際に起立性低血圧を認める場合には分割投与を考慮する．

弾性ストッキングやコルセットも有用であるが，日常的な装着は容易ではない．また，下肢のみの弾性ストッキングの効果は限定的であることが多い．臥位の際には頭部を 30° ほど挙上

することで臥位高血圧や夜間頻尿を避ける助けになり，末梢血管抵抗の上昇につながるため起立性低血圧の予防にもつながる．

2. 薬物療法
a. ドロキシドパ
　起立性低血圧のあるパーキンソン病症例に対し，2週間の二重盲検下でドロキシドパ（300〜1,800 mg/日，本邦における標準投与量は600 mg/日，最大投与量は900 mg/日）とプラセボの用量調整を行った後，8週間の二重盲検試験を行った研究が報告されている[6]．最初の51例は，プライマリーエンドポイントとして起立性低血圧に関する質問紙の合計スコアを設定し，8週間後に両群で有意差はなかった．次の171例は，プライマリーエンドポイントとして内服1週間後における起立性低血圧に関する質問紙の浮遊感，軽度の頭痛，眩暈，もしくは眼前暗黒感スコアの差を設定し，ドロキシドパ群はプラセボ群に比べて有意に改善を得た（$p=0.018$）．2，4，8週間目の時点で統計学的有意差はなかった．また1週間後の平均収縮期血圧はドロキシドパ群で有意に高かった（名目上の$p=0.032$）．有害事象は，両群間で差はなかったが，有害事象のために中止した症例の割合はドロキシドパ群が12.4%，プラセボ群が6.1%であった．副作用として頭痛と浮遊感を10%以上に認めた．

　パーキンソン病，多系統萎縮症，純粋自律神経不全，非糖尿病性自律神経障害を対象とした報告では，ドロキシドパ（300〜1,800 mg/日）内服1週間後に起立性低血圧に対する質問紙の各スコアの合計はドロキシドパ群でプラセボ群に比して有意に改善し，起立時の平均収縮期血圧と臥位の平均収縮期血圧はともに改善した．別の研究では，ドロキシドパ（300〜1,800 mg/日）内服2週間後に起立性低血圧に対する質問紙中の浮遊感と軽度の頭痛スコアは両群で差を認めなかったが，起立性低血圧症状が日常生活に影響するスコアは有意に改善し，post hocにて起立性低血圧に対する質問紙の各スコアの合計はドロキシドパ群でプラセボ群に比して有意に改善した[7,8]．

　ドロキシドパは，末梢性ドパ脱炭酸酵素阻害薬 decarboxylase inhibitor（DCI）により中枢神経外においてノルアドレナリンへの変化を阻害するため，DCI合剤との併用は留意する必要がある．しかし，この影響はカルビドパの1回投与量を200 mgまで増量しないと認めないとされる[9]．

b. ミドドリン
　交感神経α受容体刺激薬であるミドドリンは，末梢血管抵抗を上げることで起立性低血圧を改善する．パーキンソン病のみを対象とした検討はない．ピークは投与後1時間で，3〜4時間効果が持続する．通常8 mg/日で，重症の場合には段階的に16 mgまで増量を試みる．

　半減期が短いため，服用時間を朝・昼として夕の服用を避けることで夜間の臥位高血圧を予防できる可能性がある．

c. フルドロコルチゾン
　合成コルチコステロイドの1つで，強い鉱質コルチコイド作用を有し，塩分と水分を貯留させる働きを有する．パーキンソン病において治療効果を確認した研究があり，血圧の上昇を認めているが，対象とした症例に全例起立性低血圧を認めたわけではなく，プラセボを対照としていない．フルドロコルチゾンは，朝1回少量から開始し，3〜7日で効果を確認する．維持量は0.1〜0.3 mgである．

臨床に用いる際の注意点

いずれの薬物も治療効果を確認しながら段階的に増量する．臥位高血圧，頭痛，浮遊感などに留意する．治療効果がない場合には漫然とした投与はしない．

また，フルドロコルチゾンでは，低カリウム血症，心不全には十分に留意する．投与中は，採血や胸部単純X線写真撮影などを適宜考慮する．下肢の浮腫も出やすくなる．

文献

1) Velseboer DC, de Haan RJ, Wieling W, et al. Prevalence of orthostatic hypotension in Parkinson's disease：a systematic review and meta-analysis. Parkinsonism Relat Disord. 2011；17(10)：724-729.
2) Isaacson SH, Skettini J. Neurogenic orthostatic hypotension in Parkinson's disease：evaluation, management, and emerging role of droxidopa. Vasc Health Risk Manag. 2014；10：169-176.
3) Seppi K, Weintraub D, Coelho M, et al. The Movement Disorder Society Evidence-Based Medicine Review Update：Treatments for the non-motor symptoms of Parkinson's disease. Mov Disord. 2011；26(Suppl 3)：S42-S80.
4) Connolly BS, Lang AE. Pharmacological treatment of Parkinson disease：a review. JAMA. 2014；311(16)：1670-1683.
5) Mostile G, Jankovic J. Treatment of dysautonomia associated with Parkinson's disease. Parkinsonism Relat Disord. 2009；15(Suppl 3)：S224-S232.
6) Hauser RA, Isaacson S, Lisk JP, et al. Droxidopa for the short-term treatment of symptomatic neurogenic orthostatic hypotension in Parkinson's disease (nOH306B). Mov Disord. 2015；30(5)：646-654.
7) Kaufmann H, Freeman R, Biaggioni I, et al. Droxidopa for neurogenic orthostatic hypotension：a randomized, placebo-controlled, phase 3 trial. Neurology. 2014；83(4)：328-335.
8) Biaggioni I, Freeman R, Mathias CJ, et al. Randomized withdrawal study of patients with symptomatic neurogenic orthostatic hypotension responsive to droxidopa. Hypertension. 2015；65(1)：101-107.
9) Espay AJ, LeWitt PA, Kaufmann H. Norepinephrine deficiency in Parkinson's disease：the case for noradrenergic enhancement. Mov Disord. 2014；29(14)：1710-1719.

検索式・参考にした二次資料

検索式：検索期間
PubMed 検索：1983/01/01～2015/12/31
#1 "Parkinson Disease" [MAJR] AND ("Hypotension, Orthostatic" [MAJR] OR "orthostatic hypotension" [TIAB] OR "postprandial hypotension" [TIAB]) OR ((("Parkinson Disease" [MAJR] OR "Multiple System Atrophy" [MAJR]) AND "complications" [SH]) OR (("Hypotension, Orthostatic" [MH] OR "orthostatic hypotension" [TIAB]) AND ("Midodrine" [MAJR] OR "amezinium" [NM] OR "fludrocortisone acetate" [NM] OR "Droxidopa" [MAJR] OR "Selegiline" [MAJR] AND "therapeutic use" [SH])) AND "Norepinephrine/blood" [MH]) AND "humans" [MH] AND (English [LA] OR Japanese [LA]) AND ("1983" [DP] :"2015" [DP])
302 件
上記の検索式を用いてランダム化二重盲検試験，メタ解析，システマティックレビュー，を一義的に抽出し，またこれらが少ない場合にはオープン試験，症例対照研究，横断研究，複数例を検討した症例報告も抽出し参考とした．

医中誌検索：1983/01/01～2015/12/31
医中誌ではエビデンスとなる文献は見つからなかった．

Q and A 5-15
排尿障害の治療はどうするか

回答
- 過活動膀胱には非薬物療法，ドパミン補充療法を適宜行う．
- 過活動膀胱には，膀胱選択性の高い抗コリン薬（ソリフェナシン，トルテロジン，イミダフェナシン，フェソテロジン）を考慮する．
- 抗コリン薬の有効性が確認できない場合や副作用のため服用できない過活動膀胱には，ミラベグロンを考慮する．
- 排尿困難に関してはアドレナリン遮断薬ウラピジルを用いる．ほかにはタムスロシン，ナフトピジルを考慮してもよい．

背景・目的

パーキンソン病における排尿障害の頻度は27〜63.9%と高い．尿失禁も含めると男性53%，女性63%となる[1,2]．排尿障害の種類は，夜間頻尿（60%以上）が最も頻度が高く，次いで尿意切迫感（33〜54%），日中頻尿（16〜36%）である．排尿障害はQOLに大きな影響を与えるため[3]，十分な治療が必要である．

解説

パーキンソン病における排尿障害に対して高いエビデンスのある治療方法はない[4]．

a. 非薬物療法[5]

頻尿を認める場合，膀胱訓練や骨盤底筋訓練が有用な場合がある．週に4回以上失禁のあるパーキンソン病患者に対して，筋電図によるバイオフィードバックによるアシストを併用した骨盤底筋のリハビリテーションを行うことで，中央値として週に9回あった失禁が1回に減り，QOLも改善したとする報告がある[5]．

b. ドパミン補充療法[1,2,6]

ドパミン欠乏が排尿障害の主因の1つであることを考えるとドパミン補充療法は有効であることが予想されるが，その効果は不定である．L-ドパの急性効果では排尿障害が悪化し，慢性効果では排尿障害に対して有効とする報告や，ドパミンD_1受容体に対する親和性が比較的高い薬剤は排尿障害に有効であるとの報告がある．

c. 抗コリン薬

パーキンソン病の排尿障害の病態の中心が過活動膀胱であることを考えると，一般的な過活動膀胱の標準的治療薬である抗コリン薬は第1選択薬と位置付けられる．問題は副作用であ

り，高次脳機能に対する影響を考慮すべきである[1,2,6,7]．口渇症，便秘，起立性低血圧にも留意する．このため副作用の少ない薬剤として，選択的M_3受容体阻害薬（ソリフェナシン，イミダフェナシンなど），膀胱選択性の高いトルテロジンを考慮する．

d. β_3アドレナリン受容体刺激薬

ミラベグロンは，β_3アドレナリン受容体刺激を介して膀胱を弛緩させ，過活動膀胱を改善する．抗コリン作用がないため，抗コリン薬の有効性を確認できない場合や副作用のために服用できない場合は考慮する．

e. SSRI，SNRIなど

前述の薬剤の有効性を確認できない場合や副作用のために服用できない場合は，選択的セロトニン再取り込み阻害薬 selective serotonin reuptake inhibitor（SSRI）であるパロキセチンや，選択的セロトニン・ノルアドレナリン再取り込み阻害薬 serotonin-noradrenalin reuptake inhibitor（SNRI）あるデュロキセチンやミルナシプランを考慮する[2]．副作用として静穏作用や日中過眠がある．パーキンソニズムの悪化の可能性も考慮する．

f. 脳深部刺激療法

少数例における検討であるが，視床下核脳深部刺激療法がパーキンソン病で認める過活動性膀胱を改善するとの報告が報告されている．

g. その他

過活動膀胱に対し，A型ボツリヌス毒素による治療もあるが，侵襲の面からは推奨できない（本邦保険適用外）．

h. 排尿困難に対する治療

低緊張性膀胱に対する治療に準じて，アドレナリン遮断薬ウラピジル，タムスロシン，ナフトピジルを考慮する．

臨床に用いる際の注意点

排尿障害の病状に応じて治療法を選択する．有用性と副作用のバランスを十分配慮して薬剤の使用を考慮する．パーキンソン病における排尿障害の頻度の高さを考えると，パーキンソン病患者を対象としたランダム化二重盲検比較試験が望まれる．

文献

1) Campeau L, Soler R, Andersson KE. Bladder dysfunction and parkinsonism: current pathophysiological understanding and management strategies. Curr Urol Rep. 2011；12(6)：396-403.
2) Sakakibara R, Tateno F, Nagao T, et al. Bladder function of patients with Parkinson's disease. Int J Urol. 2014；21(7)：638-646.
3) Tapia CI, Khalaf K, Berenson K, et al. Health-related quality of life and economic impact of urinary incontinence due to detrusor overactivity associated with a neurologic condition: a systematic review. Health Qual Life Outcomes. 2013；11：13.
4) Seppi K, Weintraub D, Coelho M, et al. The Movement Disorder Society Evidence-Based Medicine Review Update：

Treatments for the non-motor symptoms of Parkinson's disease. Mov Disord. 2011；26(Suppl 3)：S42-S80.
5) Vaughan CP, Juncos JL, Burgio KL, et al. Behavioral therapy to treat urinary incontinence in Parkinson disease. Neurology. 2011；76(19)：1631-1634.
6) Sakakibara R, Panicker J, Finazzi-Agro E, et al. A guideline for the management of bladder dysfunction in Parkinson's disease and other gait disorders. Neurourol Urodyn. 2016；35(5)：551-563.
7) Merchant RA, Li B, Yap KB, et al. Use of drugs with anticholinergic effects and cognitive impairment in community-living older persons. Age Ageing. 2009；38(1)：105-108.

検索式・参考にした二次資料

検索式：検索期間
PubMed 検索：1983/01/01〜2015/12/31
#1 "Parkinson Disease" [Mesh] AND ("Parkinson Disease/urine" [Mesh] OR "Lower Urinary Tract Symptoms" [Mesh] OR "Urinary Bladder" [Mesh]) AND "humans" [MH] AND (English [LA] OR Japanese [LA]) AND ("1983" [DP]："2015" [DP])
166 件
上記の検索式を用いてランダム化二重盲検試験，メタ解析，システマティックレビューを一義的に抽出し，またこれらが少ない場合にはオープン試験，症例対照研究，横断研究，複数例を検討した症例報告も抽出し参考とした．

医中誌検索：1983/01/01〜2015/12/31
医中誌ではエビデンスとなる文献は見つからなかった．

Q and A 5-16
便秘の治療はどうするか

> **回答**
> - 便秘にはまず食物繊維と水分の摂取を行う．身体を動かし，座りがちな生活を避けるように指導する．
> - 薬物療法としては，酸化マグネシウム，センナ・センノシド，モサプリド，ルビプロストンなどの投与を行う．

背景・目的

パーキンソン病における便秘の頻度は，その定義の違いもあり7～70%と幅広いが，一般に最も頻度の高い消化器症状と考えられている[1]．便秘はQOLを低下させ，消化管穿孔や巨大結腸など生命に影響を及ぼす病態を引き起こす可能性もあり適切な管理が必要である[2,3]．

解説

1. 非薬物療法

治療を開始する前に，便秘の原因としてカルシウム拮抗薬，抗コリン薬，三環系抗うつ薬などの薬物の見直しを考慮する．抗パーキンソン病薬のなかで便秘の原因となりうる，ドパミンアゴニストやアマンタジンの減量や変更ができれば考慮する．その他の便秘の原因となる疾患を適宜除外する．常習性弛緩性便秘に対しては，その後，食物繊維摂取や水分摂取を増やすことを勧める．負荷の大きくない有酸素運動を促し，座位を減らすことを指導する．

2. 膨張性下剤，浸透圧性下剤，大腸刺激性下剤

常習性弛緩性便秘に用いる経口下剤には，膨張性下剤，浸透圧性下剤，大腸刺激性下剤があり，海外では膨張性下剤である，ポリエチレングリコールやオオバコの有用性が報告されているが，本邦では使われていない薬剤である．浸透圧性下剤には酸化マグネシウムが経験的に用いられている．主に頓用として大腸刺激性下剤であるセンナ・センノシドも用いられる．ただし特に腎不全や高齢者の場合，酸化マグネシウムが高マグネシウム血症を誘発する可能性が指摘されている．また，センナ・センノシドなどのアントラキノン系刺激薬剤の長期使用により大腸黒皮症が誘発され，さらなる便秘の増悪につながる可能性も指摘されている．

3. ルビプロストン

小腸に存在する塩素イオン（Cl^-）チャネルを活性化することで小腸内への水分分泌を促し，腸の内容物の水分含有量を増加させることにより，便秘を改善する作用を有する．パーキンソン病では，24 μg（本邦の使用量と同等）を1日2回，4週間内服し，プラセボに比べて排便回数と腸の動きの改善，全般改善度の改善（$p=0.001$），ビジュアルアナログスケールの改善（p

<0.001），便秘の質問紙改善（$p<0.05$）が得られている[4]．主な副作用は軟便（48%）であったが，軽度もしくは自制内であった．他の薬物に比して薬価は高い．1報の報告のみであるが，本邦で使用可能な薬剤のなかでは，パーキンソン病を対象とした治療エビデンスを有する薬剤である．

4. モサプリド

モサプリドは，選択的5-HT4受容体作動薬であり，3か月のオープン試験においてパーキンソン病患者の便の大腸通過時間を短縮させ，排便時直腸収縮を増強し，便秘を改善したとする報告がある[5]．パーキンソニズムの悪化は報告されていない．

5. 排便障害の治療

排便障害の治療は難しい．少数であるが，L-ドパやアポモルヒネの有用性が報告されている．L-ドパは，便の直腸注入開始後の初発便意量を有意に少なくし，排便時の奇異性括約筋収縮に関連する振幅が有意に低下し，直腸内残便も減少させるとの報告がある．アポモルヒネにも少数であるが，奇異性括約筋収縮を改善するとの報告がある．恥骨直腸筋へのA型ボツリヌス毒素により，力み時の肛門圧の低下や直腸肛門角の改善が報告されている（本邦保険適用外）．

6. その他

漢方薬も用いられる．大建中湯はパーキンソン病において便の大腸通過時間の短縮を認めるとの報告がある[6]．常習性弛緩性便秘に対して非薬物療法や内服療法で効果を認めないときには，坐薬を考慮するが，パーキンソン病における有用性は確認されていない．また嘔気時に用いるドンペリドンの便秘に対する有用性は確認されていない．

臨床に用いる際の注意点

便秘の誘因となる薬剤の見直しや，パーキンソン病以外の便秘の原因の鑑別も適宜行いつつ，日常生活指導による便秘の改善をまずは図る．弛緩性便秘と排便障害で治療法は異なる．「パーキンソン病治療ガイドライン2011」以降利用可能となったルビプロストンは，パーキンソン病において有用性が確認されている．

文献

1) Fasano A, Visanji NP, Liu LW, et al. Gastrointestinal dysfunction in Parkinson's disease. Lancet Neurol. 2015；14(6)：625-639.
2) Seppi K, Weintraub D, Coelho M, et al. The Movement Disorder Society Evidence-Based Medicine Review Update：Treatments for the non-motor symptoms of Parkinson's disease. Mov Disord. 2011；26(Suppl 3)：S42-S80.
3) Rossi M, Merello M, Perez-Lloret S. Management of constipation in Parkinson's disease. Expert Opin Pharmacother. 2015；16(4)：547-557.
4) Ondo WG, Kenney C, Sullivan K, et al. Placebo-controlled trial of lubiprostone for constipation associated with Parkinson disease. Neurology. 2012；78(21)：1650-1654.
5) Liu Z, Sakakibara R, Odaka T, et al. Mosapride citrate, a novel 5-HT4 agonist and partial 5-HT3 antagonist, ameliorates constipation in parkinsonian patients. Mov Disord. 2005；20(6)：680-686.
6) Sakakibara R, Odaka T, Lui Z, et al. Dietary herb extract dai-kenchu-to ameliorates constipation in parkinsonian patients (Parkinson's disease and multiple system atrophy). Mov Disord. 2005；20(2)：261-262.

検索式・参考にした二次資料

検索式:検索期間
PubMed 検索:1983/01/01〜2015/12/31
#1 "Parkinson Disease" [MAJR] AND ("Gastrointestinal Diseases" [MH] OR "Constipation" [MH] OR "Gastrointestinal Motility" [MH]) AND "humans" [MH] AND (English [LA] OR Japanese [LA]) AND (" 1" [DP] :"2015" [DP])
486 件

上記の検索式を用いてランダム化二重盲検試験,メタ解析,システマティックレビューを一義的に抽出し,またこれらが少ない場合にはオープン試験,症例対照研究,横断研究,複数例を検討した症例報告も抽出し参考とした.

医中誌検索:1983/01/01〜2015/12/31
医中誌ではエビデンスとなる文献は見つからなかった.

Q and A 5-17
性機能障害の治療はどうするか

> **回答**
> - 男性パーキンソン病患者の性機能障害には，シルデナフィル（1回の使用量：50～100 mg）が有効である可能性が示されており，考慮してもよい．

背景・目的

男性パーキンソン病患者における性機能障害の頻度は37～65%に達する[1]．若年のパーキンソン病患者においても，その頻度は高い．勃起反応にはドパミンが根本的な役割を果たしていることが知られており，男性患者の性機能障害はパーキンソン病発症後に認められることが多い．

解説

1. シルデナフィル

シルデナフィルの性機能障害に対する効果がパーキンソン病患者12例と多系統萎縮症患者12例を対象としたランダム化二重盲検プラセボ対照比較試験で検討されている[2]．評価は，国際勃起機能スコア international index of erectile function questionnaire（IIEF）を用い，同時に，低血圧の副作用の有無についても検討した．シルデナフィル群では50 mg/回より開始し，効果や忍容性をみながら増量ないし減量したが，増量は100 mg/回まで，減量は25 mg/回までとした．薬剤の投与は性行為1時間前として，1週間に3回までとした．24週間を経過観察期間とし，IIEFによる評価に加えてベッドパートナーに対しても短い質問票を配布し，プラセボ群と比較検討した．その結果，パーキンソン病患者，多系統萎縮症患者とも有効性が確認された．忍容性については，パーキンソン病患者は12例のうち10例が試験を最後まで遂行できたが，多系統萎縮症患者では服用後の起立性低血圧のため脱落症例が半数を占めた．10例のうち9例が反応良好であった．8例は100 mg/回まで増量できており，1例は25 mg/回に減量している．男性パーキンソン病患者に対するシルデナフィルの効果はオープン試験でも有効性と安全性が報告されている[3,4]．

2. 抗パーキンソン病薬

パーキンソン病では運動症状出現後に性機能障害が出現し，ドパミンの減少は陰萎に関連していることが知られているが，L-ドパの性機能障害に対する有用性は検討されていない．ドパミンアゴニストについては，アポモルヒネの有用性が報告されている．

臨床に用いる際の注意点

シルデナフィルは，硝酸薬，一酸化窒素供与薬併用にて降圧作用を増強するために併用禁止である．また投与前に心血管系障害の有無を確認する．治療開始時には，起立性低血圧に注意が必要である[5]．

バルデナフィル（1回の使用量5〜20 mg，高齢者，中等度の肝障害患者は5 mgから開始し10 mgまで），タダラフィル（1回の使用量5〜20 mg，軽〜中等度の肝障害は10 mgまで，中等度の腎障害は10 mgまで，重度の腎障害は5 mgまで）もシルデナフィルと同様にphosphodiesterase 5（PDE-5）阻害薬であるが，エビデンスはない．

文献

1) Sakakibara R, Uchiyama T, Yamanishi T, et al. Genitourinary dysfunction in Parkinson's disease. Mov Disord. 2010；25(1)：2-12.
2) Lombardi G, Nelli F, Celso M, et al. Treating erectile dysfunction and central neurological diseases with oral phosphodiesterase type 5 inhibitors. Review of the literature. J Sex Med. 2012；9(4)：970-985.
3) Zesiewicz TA, Helal M, Hauser RA. Sildenafil citrate (Viagra) for the treatment of erectile dysfunction in men with Parkinson's disease. Mov Disord. 2000；15(2)：305-308.
4) Hussain IF, Brady CM, Swinn MJ, et al. Treatment of erectile dysfunction with sildenafil citrate (Viagra) in parkinsonism due to Parkinson's disease or multiple system atrophy with observations on orthostatic hypotension. J Neurol Neurosurg Psychiatry. 2001；71(3)：371-374.
5) Raffaele R, Vecchio I, Giammusso B, et al. Efficacy and safety of fixed-dose oral sildenafil in the treatment of sexual dysfunction in depressed patients with idiopathic Parkinson's disease. Eur Urol. 2002；41(4)：382-386.

検索式・参考にした二次資料

検索式：検索期間
PubMed検索：1983/01/01〜2015/12/31
#1 "Parkinson Disease" [MH] AND "Sexual Dysfunction, Physiological" [MH] OR ("Sexual Dysfunction, Physiological" [MH] AND "dopamine" [MH]) AND "humans" [MH] AND (English [LA] OR Japanese [LA]) AND ("1983" [DP] :"2015" [DP])
106件
上記の検索式を用いてランダム化二重盲検試験，システマティックレビューを抽出し参考とした．

医中誌検索：1983/01/01〜2015/12/31
医中誌ではエビデンスとなる文献は見つからなかった．

Q and A 5−18
発汗発作の治療はどうするか

> **回答**
> - 運動症状の変動と関連性がある発汗発作では，まず運動症状の治療を考慮する．つまりオフ時に発汗が多ければオフ時間短縮，ジスキネジア出現時に発汗過多があればジスキネジアに対する治療をそれぞれ行う．

背景・目的

パーキンソン病における発汗過多は，早期では中枢神経系の関与が指摘されているが，進行期になるに従い四肢汗腺の機能低下に伴う体幹汗腺の代償性亢進の頻度が増えるとされている．パーキンソン病では，発汗過多はQOLに悪影響を及ぼし，発汗過多のある群では，ない群と比較して，うつの頻度が高いと指摘されているため，臨床上，看過すべきではない[1,2]．

解説

パーキンソン病における発汗発作に特化した治療のエビデンスはない．

a. 運動合併症の治療

パーキンソン病の運動症状の変動と発汗発作との関連性について検討した研究では，オフ時に発汗過多の頻度が増えること，および，オン時のジスキネジアに伴って発汗過多が生じることが明らかにされ，運動合併症状との相関が指摘されている[3]．したがって，運動症状に対する治療を優先することで発汗過多の症状を改善させることまずは考慮する．脳深部刺激療法の有用性も報告されている[4]．

b. A型ボツリヌス毒素

重度の発汗過多に対しては，A型ボツリヌス毒素の腋窩・手掌への局所的投与の効果がエビデンスレベルの高い研究で証明されており，保険適用となっている．パーキンソン病の発汗過多が局所で認められない場合には治療効果を期待することは難しい[5]．

臨床に用いる際の注意点

パーキンソン病の発汗発作を対象としたエビデンスレベルの高い治療研究は存在しない．運動合併症状との相関が報告されており，まず運動症状に対する治療を考慮する．

文献

1) Schestatsky P, Valls-Solé J, Ehlers JA, et al. Hyperhidrosis in Parkinson's disease. Mov Disord. 2006;21(10):1744-1748.
2) Hirayama M. Sweating dysfunctions in Parkinson's disease. J Neurol. 2006;253(Suppl 7):VII42-47.
3) Pursiainen V, Haapaniemi TH, Korpelainen JT, et al. Sweating in Parkinsonian patients with wearing-off. Mov Disord. 2007;22(6):828-832.
4) Trachani E, Constautoyannis C, Sirrou V, et al. Effects of subthalamic nucleus deep brain stimulation on sweating function in Parkinson's disease. Clin Neurol Neurosurg. 2010;112(3):213-217.
5) Mills R, Bahroo L, Pagan F, et al. An update on the use of botulinum toxin therapy in Parkinson's disease. Curr Neurol Neurosci Rep. 2015;15(1):511.

検索式・参考にした二次資料

検索式：検索期間
PubMed 検索：1983/01/01〜2015/12/31

#1　"Parkinson disease"［MAJR］AND（("Hyperhidrosis"［MeSH Terms］OR "Hyperhidrosis"［All Fields］）OR "Sweating"［All Fields］）AND（"therapy"［Subheading］OR "therapy"［All Fields］OR "therapeutics"［MeSH Terms］OR "therapeutics"［All Fields］）AND（"humans"［MeSH Terms］AND（English［LA］OR Japanese［LA］）AND（"1983"［PDAT］:"2015"［PDAT］））
39 件

上記の検索式を用いてシステマティックレビューを抽出し参考とした．

医中誌検索：1983/01/01〜2015/12/31
医中誌ではエビデンスとなる文献は見つからなかった．

Q and A 5-19
痛みの治療はどうするか

回答
- 痛みの診断を行い，原因に応じた治療を行う．
- パーキンソン病の運動症状や内服と痛みの関係を調べ，運動症状に対する内服の適正化を行う．
- 脳深部刺激療法の痛みに対する有用性も報告されている．
- 侵害受容性疼痛には非ステロイド性鎮痛薬など，神経因性疼痛が原因の場合にはプレガバリンなどを考慮する．種々の治療に抵抗性の痛みに対し，脊髄刺激療法が有用であったとする症例報告がある．

背景・目的

パーキンソン病における痛みの頻度は調査方法や痛みの定義によって変化するため29〜85%と報告により幅が大きいものの，一般に健常者より高頻度でQOLの低下と密接に関連する．複数の痛みを訴える割合も1/3に上り，痛みの治療のためには，適切な痛みの評価が重要となる．痛みの原因は多岐にわたるが，まず，パーキンソン病に関連する痛みかあるいは関連しない痛みであるか，次に，①侵害受容性疼痛（筋骨格系疼痛，内臓痛，皮膚の痛み），②神経因性疼痛（末梢性疼痛，中枢性疼痛），③他の痛み，のいずれであるのかを鑑別し，そのうえで特異的な病態を考えることで，痛みの原因を特定し，病態に応じた治療を行う[1-4]．

解説

痛みの原因は多岐に渡るため，ランダム化二重盲検試験はない．

1. パーキンソン病の運動症状に対する治療の適正化

抗パーキンソン病薬は，強剛，運動緩慢，姿勢異常，運動合併症，下肢静止不能症候群（むずむず脚症候群），アカシジアなどに伴う多岐の痛みを軽減しうる．また末梢性の神経根痛や中枢性疼痛の改善も期待できる．このため，まず抗パーキンソン病薬への反応が期待できる痛みか否かを鑑別する必要がある．適切な問診や症状日誌などから抗パーキンソン病薬の内服や，オフ，ジストニア，ジスキネジアなどとの関係を調べ，抗パーキンソン病薬の選択を行う．post hoc解析であるが，ロチゴチンが痛みに有効であったとする報告もある[5]．DBSの痛みに対する有用性も複数報告されている[6-8]．

2. 抗パーキンソン病薬や脳深部刺激療法以外の治療

侵害受容性疼痛では非ステロイド性鎮痛薬やオピオイド製剤の投与を行う．神経因性疼痛では，鎮痛薬以外にも鎮痛補助薬であるプレガバリン，抗うつ薬・抗てんかん薬（本邦保険適用

外）などが有用な場合があり，運動症状の増悪やセロトニン症候群などに留意しながら使用する．難治性疼痛に対して脊髄刺激療法が有用であったとする症例報告がある[9]．

起立性低血圧が頭痛や頸部痛の原因となっている場合，便秘や逆流性食道炎などが内臓痛の原因となっている場合があり，この際には起立性低血圧や便秘などに対する適切な治療を行う．またうつが原因となっている場合もある．

臨床に用いる際の注意点

パーキンソン病の運動症状や内服との関連が疑われる場合には，抗パーキンソン病薬の適正化が第1選択となる．難治性運動合併症に伴って痛みを認める場合には，DBSも考慮する．自律神経症状やうつが痛みの原因になっていることもある．

文献

1) Ha AD, Jankovic J. Pain in Parkinson's disease. Mov Disord. 2012；27(4)：485-491.
2) Wasner G, Deuschl G. Pains in Parkinson disease—many syndromes under one umbrella. Nat Rev Neurol. 2012；8(5)：284-294.
3) Truini A, Frontoni M, Cruccu G. Parkinson's disease related pain：a review of recent findings. J Neurol. 2013；260(1)：330-334.
4) Conte A, Khan N, Defazio G, et al. Pathophysiology of somatosensory abnormalities in Parkinson disease. Nat Rev Neurol. 2013；9(12)：687-697.
5) Kassubek J, Chaudhuri KR, Zesiewicz T, et al. Rotigotine transdermal system and evaluation of pain in patients with Parkinson's disease：a post hoc analysis of the RECOVER study. BMC Neurol. 2014；14：42.
6) Marques A, Chassin O, Morand D, et al. Central pain modulation after subthalamic nucleus stimulation：A crossover randomized trial. Neurology. 2013；81(7)：633-640.
7) Cury RG, Galhardoni R, Fonoff ET, et al. Effects of deep brain stimulation on pain and other nonmotor symptoms in Parkinson disease. Neurology. 2014；83(16)：1403-1409.
8) Jung YJ, Kim HJ, Jeon BS, et al. An 8-Year Follow-up on the Effect of Subthalamic Nucleus Deep Brain Stimulation on Pain in Parkinson Disease. JAMA Neurol. 2015；72(5)：504-510.
9) Geroin C, Gandolfi M, Bruno V, et al. Integrated Approach for Pain Management in Parkinson Disease. Curr Neurol Neurosci Rep. 2016；16(4)：28.

検索式・参考にした二次資料

検索式：検索期間
PubMed 検索：1983/01/01～2015/12/31
#1 "Parkinson disease"［MAJR］AND（("pain"［MeSH Terms］OR "pain"［All Fields］）OR "Sensation Disorders"［All Fields］）AND（"therapy"［Subheading］OR "therapy"［All Fields］OR "therapeutics"［MeSH Terms］OR "therapeutics"［All Fields］）AND（"humans"［MeSH Terms］AND（English［LA］OR Japanese［LA］）AND（"1983"［PDAT］:"2015"［PDAT］））
405件
上記の検索式を用いてメタ解析，システマティックレビューを抽出し参考とした．

医中誌検索：1983/01/01～2015/12/31
医中誌ではエビデンスとなる文献は見つからなかった．

第 6 章 将来の治療などの可能性

Q and A 6-1
磁気刺激，修正型電気痙攣療法は症状改善に有効か

回答
- 運動野・補足運動野への経頭蓋磁気刺激は運動症状やうつ症状に有効であることが期待できるが，さらなる検討が必要である．
- 修正型電気痙攣療法は一般に重度のうつ病には有効だが，パーキンソン病の運動症状やうつ症状への効果は限定的である．

背景・目的

反復経頭蓋磁気刺激 repetitive transcranial magnetic stimulation（rTMS）は，刺激頻度 1 Hz 以下の低頻度刺激と 5 Hz 以上の高頻度刺激に分類される．複数のメタ解析では高頻度刺激による運動症状・うつ症状の改善が示唆されている[1-3]．そこで運動症状・うつ症状に対する rTMS 治療についてエビデンスを確認する．なお rTMS を用いた既報告は，症例数が少ない・ランダム化されていない・二重盲検化されていない・対照刺激の問題[4]，などエビデンスレベルが低いものが大多数である．したがって，2001 年以降のランダム化二重盲検シャム対照試験で，症例数が 20 名以上のものについて解説する．

修正型電気痙攣療法 modified electroconvulsive therapy（mECT）については，うつ病に対する治療法として確立されているが，パーキンソン病の運動症状やうつ症状に対する有効性を示す十分なエビデンスはない．

解説

1. rTMS

ランダム化二重盲検シャム対照比較試験（85 例，刺激 8 セッション/8 週，観察 4 週）により，運動野への低頻度 rTMS は運動症状・うつ症状（ハミルトン Hamilton うつ病評価尺度）を有意に改善させなかった[4]．

ランダム化二重盲検シャム対照比較試験（55 例，刺激 6 セッション/6 日，観察 12 週）により，運動野への高頻度 rTMS は運動症状を有意に改善させた[5]．25 Hz 刺激は 10 Hz 刺激よりも改善度が高かった[5]．

ランダム化二重盲検シャム対照比較試験（99 例，刺激 8 セッション/8 週，観察 4 週）により，補足運動野への高頻度 rTMS は運動症状を有意に改善させたが，うつ症状は改善させなかった[6]．運動症状のなかで特に運動緩慢と筋強剛が改善していた[7]．

ランダム化二重盲検シャム対照比較試験（26 例，刺激 8 セッション/2 週，観察 4 週）により，

円形コイルでの運動野・背外側前頭皮質 dorsolateral prefrontal cortex（DLPFC）への同時高頻度刺激がベックうつ病自己評価尺度 Beck Depression Inventory（BDI）を有意に改善させたが，運動症状は改善させなかった[8]．

ランダム化二重盲検シャム対照比較試験（106例，刺激8セッション/8週，観察12週）により，補足運動野への1 Hzの低頻度刺激が10 Hzの高頻度刺激・シャム刺激に比べて有意に運動症状を改善させた[9]．

ランダム化二重盲検シャム対照クロスオーバー比較試験（21例，刺激3セッション/3日，直後のみ観察）により，足の運動野に対する10 Hzの高頻度rTMSが手の運動症状を有意に改善した[10]．

2. mECT

パーキンソン病におけるうつ病症状にmECTを使用した場合に運動症状が改善した報告が複数ある[11]ものの，「パーキンソン病治療ガイドライン2011」以降パーキンソン病を対象とする比較対照試験の報告はない．

臨床に用いる際の注意点

運動野や補足運動野への高頻度rTMSが運動症状・うつ症状の改善に有効であることが期待できるが，効果は限定的であること，rTMSプロトコールが多様であり標準的なプロトコールが確立していないことから，現時点では一般的な治療法として考慮されない．

mECTについてはうつ病に対する治療として確立していること，有効性がある症例報告が複数存在することから，パーキンソン病に随伴する重度のうつ症状に対してもmECTの施行は選択肢となりえる．

文献

1) Fregni F, Pascual-Leone A. Technology insight：noninvasive brain stimulation in neurology-perspectives on the therapeutic potential of rTMS and tDCS. Nat Clin Pract Neurol. 2007；3(7)：383-393.
2) Elahi B, Elahi B, Chen R. Effect of transcranial magnetic stimulation on Parkinson motor function—systematic review of controlled clinical trials. Mov Disord. 2009；24(3)：357-363.
3) Chou YH, Hickey PT, Sundman M, et al. Effects of repetitive transcranial magnetic stimulation on motor symptoms in Parkinson disease：a systematic review and meta-analysis. JAMA Neurol. 2015；72(4)：432-440.
4) Okabe S, Ugawa Y, Kanazawa I, et al. 0.2-Hz repetitive transcranial magnetic stimulation has no add-on effects as compared to a realistic sham stimulation in Parkinson's disease. Mov Disord. 2003；18(4)：382-388.
5) Khedr EM, Rothwell JC, Shawky OA, et al. Effect of daily repetitive transcranial magnetic stimulation on motor performance in Parkinson's disease. Mov Disord. 2006；21(12)：2201-2205.
6) Hamada M, Ugawa Y, Tsuji S, et al. High-frequency rTMS over the supplementary motor area for treatment of Parkinson's disease. Mov Disord. 2008；23(11)：1524-1531.
7) Hamada M, Ugawa Y, Tsuji S, et al. High-frequency rTMS over the supplementary motor area improves bradykinesia in Parkinson's disease：subanalysis of double-blind sham-controlled study. J Neurol Sci. 2009；287(1-2)：143-146.
8) Benninger DH, Berman BD, Houdayer E, et al. Intermittent theta-burst transcranial magnetic stimulation for treatment of Parkinson disease. Neurology. 2011；76(7)：601-609.
9) Shirota Y, Ohtsu H, Hamada M, et al. Supplementary motor area stimulation for Parkinson disease：a randomized controlled study. Neurology. 2013；80(15)：1400-1405.
10) Maruo T, Hosomi K, Shimokawa T, et al. High-frequency repetitive transcranial magnetic stimulation over the primary foot motor area in Parkinson's disease. Brain Stimul. 2013；6(6)：884-891.
11) Goetz C, Koller W, Poewe W. Management of Parkinson's disease：an evidence-based review. Mov Disord. 2002；17(Suppl 4)：1-166.

検索式・参考にした二次資料

検索式：検索期間
PubMed 検索：1983/01/01～2015/12/31
#1 "Parkinson Disease" [MAJR] AND ("Electroconvulsive Therapy" [MH] OR "Transcranial Magnetic Stimulation" [MH]) AND "humans" [MH] AND (Clinical Trial [PT] OR Meta-Analysis [PT] OR Randomized Controlled Trial [PT] OR Review [PT]) AND (English [LA] OR Japanese [LA]) AND ("1983" [DP] :"2015" [DP])
101 件

上記の検索式を用いてランダム化二重盲検試験でプラセボ対照としてリアリスティックシャム刺激またはシャムコイルを使用/あるいは後頭葉刺激を使用した試験，かつ症例数20例以上の試験，メタ解析，システマティックレビューを抽出し参考とした．

医中誌検索：1983/01/01～2015/12/31
医中誌ではエビデンスとなる文献は見つからなかった．

Q and A 6-2
細胞移植は症状改善に有用か

回答
- 細胞移植によって症状改善効果は期待できるがまだ評価は定まっておらず，適応やジスキネジアなどの副作用についてさらなる検討が必要である．

背景・目的
　パーキンソン病が進行するにつれて薬物療法のみでは症状のコントロールが困難になる．L-ドパが効果を発揮するためにもドパミン神経細胞が必要であり，中脳黒質ドパミン神経細胞の減少という根本的な問題に対し，それを補充する目的で胎児中脳組織を用いた細胞移植が行われてきた．そこで，これまでに行われた胎児細胞移植の結果を検討する．

解説

1. オープン試験
　1987年にスウェーデンで初めての胎児中脳細胞移植が行われ[1]，その後も欧米で様々なグループからオープン試験が報告された．これらの臨床試験ではおしなべて良好な成績で，腫瘍形成など問題となる有害事象もみられなかった．特に情報がはっきりしている3つのグループ[2-5]について，メタ解析が報告されている[6]．それによると，オフ時のUPDRSスコアの変化の平均値％（95% CI）は，Halifax試験[5]：－43.20（－65.02～－21.38），Lund試験[2]：－37.79（－49.95～－25.64），Paris試験[3,4]：－11.47（－21.83～－1.12）で，いずれもスコアが有意に改善している．さらに近年，Lund試験の長期成績が報告されたが，移植後18年と20年経った2症例ともL-ドパを服用せずに自立した生活を送り，positron emission tomography（PET）で細胞の生着も確認されている[7]．ただし，注意すべき点として，長期経過の剖検例で移植細胞にレヴィ小体様の病理変化が報告されている[8,9]．ごくわずかの細胞にみられるのみで効果に影響を及ぼすものではないが，移植細胞がホスト脳の病的環境の影響を受けうることを示している．

2. ランダム化二重盲検プラセボ対照比較試験
　これらの結果を受けて，米国立衛生研究所 National Institutes of Health（NIH）のサポートによる2つのランダム化二重盲検プラセボ対照比較試験が行われた．1つはColorado/Columbia（C/C）試験で，観察期間1年，移植群20例＋プラセボ群20例[10]．2つ目はTampa試験で，観察期間2年，移植群23例＋プラセボ群11例[11]．これらの臨床試験ではオフ時のUPDRSスコアを検討しているが，移植群全体の比較ではプラセボ群と比べて有意なスコアの改善が得られなかった．その理由について以下のような考察が行われている[6,12]．

a. 重症度

C/C 試験では60歳以下と61歳以上で比較すると，前者では有意なオフ時のUPDRSスコアの改善がみられた．これは単に年齢の問題ではなく，後者に重症例が多いことが理由だと考えられている．Tampa 試験では，オフ時のUPDRSスコアが50未満と50以上で比較しているが，前者でしかも胎児4体分の移植をした群で有意なUPDRSスコアの改善がみられた．これらの結果から，L-ドパへの反応が低下した重症例は移植に適さないと考えられている．

b. 観察期間

C/C 試験では1年の観察しか行っていないが，オープンで2～4年後まで追跡観察した報告では，さらなる UPDRS スコアの改善と ^{18}F-fluorodopa PET での取り込み上昇が観察されている[13]．移植された細胞が成熟して効果を発揮するにはある程度の時間がかかると予想され，1年という観察期間は効果判定には短すぎた可能性も考察されている．

c. 免疫抑制

C/C 試験では免疫抑制薬を使用していない．Tampa 試験ではサイクロスポリンが用いられたが，移植6か月後に免疫抑制を中止したところ一度良くなった症状がまた悪化した．胎児細胞は非自己の細胞であり，しかも複数の胎児を使用するので中枢神経系といえども免疫反応は免れず，少なくとも1年以上の免疫抑制は必要ではないかと考えられている．

d. 移植細胞数

Tampa 試験では胎児1体分と4体分の移植を比較検討しており，4体分の移植でのみUPDRS スコアの有意な改善がみられた．つまり，症状改善にはある程度以上のドパミン神経細胞の生着が必要と考えられ，この4体分の移植では7～12万個の生着があった．別のオープン試験の論文では1つの目安として10万個が提唱されている[14]．

e. ジスキネジア

C/C 試験と Tampa 試験それぞれ15%，56.5%の症例でジスキネジアが認められた．その原因として，生着細胞分布の不均一，セロトニン神経細胞の混入による調節のきかないドパミン合成[15]が挙げられる．またすべて術前に顕著なジスキネジアがみられていたことから，異常な神経回路が既に形成されていた可能性も検討されている．

3. 今後の展望

これらの臨床試験での考察を踏まえ，2010年にヨーロッパでTRANSEURO というプロジェクトが立ち上がり，新たな胎児細胞移植試験が進められている[16,17]．これはオープン試験（移植群20例）で観察期間は3年間．対象は30～68歳で罹病期間は2～10年．ホーン-ヤールHoehn-Yahr 重症度分類で2.5度以上，L-ドパ反応性は33%以上，ジスキネジアや認知機能低下が認められないか軽微な症例となっている．

また，ES/iPS 細胞からの効率的なドパミン神経細胞誘導[18]および選別[19]，さらには霊長類モデルでの症状改善[20]が報告されており幹細胞の利用にも期待がかかるが，臨床応用には厳しい有効性・安全性の検証が求められる．

文献

1) Lindvall O, Brundin P, Widner H, et al. Grafts of fetal dopamine neurons survive and improve motor function in Parkinson's disease. Science. 1990；247(4942)：574-577.
2) Widner H, Tetrud J, Rehncrona S, et al. Bilateral fetal mesencephalic grafting in two patients with parkinsonism induced by 1-methyl-4-phenyl-1,2,3,6-tetrahydropyridine (MPTP). N Engl J Med. 1992；327(22)：1556-1563.
3) Peschanski M, Defer G, N'Guyen JP, et al. Bilateral motor improvement and alteration of L-dopa effect in two patients with Parkinson's disease following intrastriatal transplantation of foetal ventral mesencephalon. Brain. 1994；117(Pt 3)：487-499.
4) Defer GL, Geny C, Ricolfi F, et al. Long-term outcome of unilaterally transplanted parkinsonian patients. I. Clinical approach. Brain. 1996；119(Pt 1)：41-50.
5) Mendez I, Dagher A, Hong M, et al. Simultaneous intrastriatal and intranigral fetal dopaminergic grafts in patients with Parkinson disease：a pilot study. Report of three cases. J Neurosurg. 2002；96(3)：589-596.
6) Barker RA, Barrett J, Mason SL, et al. Fetal dopaminergic transplantation trials and the future of neural grafting in Parkinson's disease. Lancet Neurol. 2013；12(1)：84-91.
7) Kefalopoulou Z, Politis M, Piccini P, et al. Long-term clinical outcome of fetal cell transplantation for Parkinson disease：two case reports. JAMA Neurol. 2014；71(1)：83-87.
8) Kordower JH, Chu Y, Hauser RA, et al. Lewy body-like pathology in long-term embryonic nigral transplants in Parkinson's disease. Nat Med. 2008；14(5)：504-506.
9) Li JY, Englund E, Holton JL, et al. Lewy bodies in grafted neurons in subjects with Parkinson's disease suggest host-to-graft disease propagation. Nat Med. 2008；14(5)：501-503.
10) Freed CR, Greene PE, Breeze RE, et al. Transplantation of embryonic dopamine neurons for severe Parkinson's disease. N Engl J Med. 2001；344(10)：710-719.
11) Olanow CW, Goetz CG, Kordower JH, et al. A double-blind controlled trial of bilateral fetal nigral transplantation in Parkinson's disease. Ann Neurol. 2003；54(3)：403-414.
12) Barker RA, Drouin-Ouellet J, Parmar M. Cell-based therapies for Parkinson disease-past insights and future potential. Nat Rev Neurol. 2015；11(9)：492-503.
13) Ma Y, Tang C, Chaly T, et al. Dopamine cell implantation in Parkinson's disease：long-term clinical and (18)F-FDOPA PET outcomes. J Nucl Med. 2010；51(1)：7-15.
14) Kordower JH, Freeman TB, Chen EY, et al. Fetal nigral grafts survive and mediate clinical benefit in a patient with Parkinson's disease. Mov Disord. 1998；13(3)：383-393.
15) Politis M, Wu K, Loane C, et al. Serotonergic neurons mediate dyskinesia side effects in Parkinson's patients with neural transplants. Sci Transl Med. 2010；2(38)：38-46.
16) http://www.transeuro.org.uk/
17) Evans JR, Mason SL, Barket RA. Current status of clinical trials of neural transplantation in Parkinson's disease. Prog Brain Res. 2012；200：169-198.
18) Kriks S, Shim JW, Piao J, et al. Dopamine neurons derived from human ES cells efficiently engraft in animal models of Parkinson's disease. Nature. 2011；480(7378)：547-551.
19) Doi D, Samata B, Katsukawa M, et al. Isolation of human induced pluripotent stem cell-derived dopaminergic progenitors by cell sorting for successful transplantation. Stem Cell Report. 2014；2(3)：337-350.
20) Doi D, Morizane A, Kikuchi T, et al. Prolonged maturation culture favors a reduction in the tumorigenicity and the dopaminergic function of human ESC-derived neural cells in a primate model of Parkinson's disease. Stem Cells. 2012；30(5)：935-945.

検索式・参考にした二次資料

検索式：検索期間
PubMed 検索：1983/01/01～2015/12/31
#1　"Parkinson Disease" [MAJR] AND ("transplantation" [MAJR] OR "clinical" [MAJR]) AND ("1" [DP] :"2015" [DP]))
　　246 件
上記の検索式を用いて，特に胎児細胞移植に着目してランダム化二重盲検試験，メタ解析，システマティックレビューを抽出し参考とした．

Q and A 6-3
遺伝子治療は症状改善に有用か

> **回答**
> - ドパミン合成に必要な酵素遺伝子を被殻に導入する方法では，少数例のオープン試験で運動症状の改善が報告されているが，第Ⅱ/Ⅲ相試験での検証が必要である．

背景・目的

パーキンソン病に対してウイルスベクターを使用した遺伝子治療の臨床研究が実施されている．パーキンソン病における遺伝子治療の有効性について，これまでに行われた臨床試験からエビデンスを明らかにする．

解説

アデノ随伴ウイルス adeno-associated virus（AAV）ベクターと，ウマ感染性貧血ウイルス equine infectious anemia virus（EIAV）ベクターを使用した臨床試験の報告がある．

被殻に芳香族アミノ酸脱炭酸酵素（*AADC*）遺伝子を導入した第Ⅰ相オープン試験が2件あり，低・高用量の2群，各群5例の合計10例の試験では6か月後のオフ時のUPDRS part Ⅲスコアで14ポイント（36％）の改善が認められた[1]．その後の6年半の長期観察で12か月以降にUPDRSスコアの増悪が認められたが，L-ドパに対する反応性は維持されていた[2]．また，高用量の6例について本邦での試験では，6か月後にオフ時のUPDRS part Ⅲスコアで11.6ポイント（46％）の改善が認められた[3]．

EIAVベクターにより，AADCに加えてチロシン水酸化酵素とGTP cyclohydrolase Ⅰの遺伝子を被殻に導入した第Ⅰ/Ⅱ相のオープン試験では，低・中・高用量の3群，合計15例の12か月後にオフ時のUPDRS part Ⅲスコアで11ポイント（29％）の改善が認められた[4]．

抑制性神経伝達物質γ-アミノ酪酸 γ-aminobutyric acid（GABA）の合成に必要なグルタミン酸脱炭酸酵素 glutamic acid decarboxylase（GAD）の遺伝子を視床下核に導入する方法では，頭蓋骨の部分的な穿孔のみでベクターを注入しない偽手術群を対照としたランダム化二重盲検群間比較試験臨床試験[5]が実施され，ベクター投与群16例，偽手術群21例について1年後に評価した結果，オフ時のUPDRS part Ⅲスコアでベクター投与群では8.1ポイント（24％），偽手術群4.7ポイント（12.7％）の改善が認められ，この差は有意であった．

被殻に神経栄養因子 Neurturinの遺伝子を導入した臨床試験[6]では，ベクター投与群38例と偽手術群20例の1年後の評価で，オフ時のUPDRS part Ⅲスコアはベクター投与群で7.91ポイント改善したが，偽手術群も6.91ポイント改善しており有意差は認められなかった．また，被殻に加えて黒質にもNeurturinを発現するベクターを注入した臨床研究では，ベクター投与群24例と偽手術群27例の15か月後の評価で，オフ時のUPDRS part Ⅲスコアはベクター投与群が5.0ポイント，偽手術群が4.5ポイント改善し，やはり有意差は認められな

かった[7].

臨床に用いる際の注意点

　パーキンソン病に対する遺伝子治療は，ドパミン合成系の酵素遺伝子を導入する第Ⅰ相オープン試験で運動症状の改善効果が報告されている．また，視床下核にGAD遺伝子を導入する方法では偽手術群を対照とした第Ⅱ相試験で有意な運動症状改善効果が報告された．しかし，これらの報告は比較的少数例を対象とした試験で，運動症状の改善の程度は顕著ではない．被殻へのAADC遺伝子導入により運動症状が改善することはAADC欠損症に対する遺伝子治療でも報告[8]されているが，今後多数例での検証が望まれる．神経栄養因子については黒質への遺伝子導入でも効果が得られなかった．これは既に神経脱落が重度であったためと推定され，より早期に治療すれば効果が得られる可能性がある．

文献

1) Christine CW, Starr PA, Larson PS, et al. Safety and tolerability of putaminal AADC gene therapy for Parkinson disease. Neurology. 2009；73(20)：1662-1669.
2) Mittermeyer G, Christine CW, Rosenbluth KH, et al. Long-term evaluation of a phase 1 study of AADC gene therapy for Parkinson's disease. Hum Gene Ther. 2012；23(4)：377-381.
3) Muramatsu S, Fujimoto K, Kato S, et al. A phaseⅠstudy of aromatic L-amino acid decarboxylase gene therapy for Parkinson's disease. Mol Ther. 2010；18(9)：1731-1735.
4) Palfi S, Gurruchaga JM, Ralph GS, et al. Long-term safety and tolerability of ProSavin, a lentiviral vector-based gene therapy for Parkinson's disease：a dose escalation, open-label, phase 1/2 trial. Lancet. 2014；383(9923)：1138-1146.
5) LeWitt PA, Rezai AR, Leehey MA, et al. AAV2-GAD gene therapy for advanced Parkinson's disease：a double-blind, sham-surgery controlled, randomised trial. Lancet Neurol. 2010；10(4)：309-331.
6) Marks WJ Jr, Bartus RT, Siffert J, et al. Gene delivery of AAV2-neurturin for Parkinson's disease：a double-blind, randomised, controlled trial. Lancet Neurol. 2010；9(12)：1164-1172.
7) Olanow WC, Bartus RT, Baumann TL, et al. Gene delivery of neurturin to putamen and substantia nigra in Parkinson disease：A double-blind, randomized, controlled trial. Ann Neurol. 2015；78(2)：248-257.
8) Hwu WL, Muramatsu S, Tseng SH, et al. Gene therapy for aromatic L-amino acid decarboxylase deficiency. Sci Transl Med. 2012；4(134)：134ra61.

検索式・参考にした二次資料

検索式：検索期間
PubMed 検索：1983/01/01～2015/12/31
#1　"Parkinson Disease/therapy"［MeSH Major Topic］
#2　"Gene Therapy"［MeSH Major Topic］
#3　(#1) AND (#2)
#4　(#1) AND (#2) Limits:Entrez Date to 2015, Humans,
Clinical Trial, Meta-Analysis, Practice Guideline, Randomized Controlled Trial, Review, English, Japanese
127 件

医中誌検索：
医中誌ではエビデンスとなる文献は見つからなかった．

索引

斜体の頁数は主要説明箇所を示す．

欧文

ギリシャ・数字

α-シヌクレイン　6
3-O-methyldopa（3OMD）　63
¹⁸F-fluorodeoxyglucose positron emission tomography（FDG-PET）検査，パーキンソン病の診断　146

A

acute akinesia　163
akinesia　11
akinetic crisis　163
anhedonia　15
antecollis　196
apathy　15
　── の治療　237

B

benztropine　257
binge eating　251
bradykinesia　11

C

camptocormia　12, 194
caudal zona incerta DBS（cZi-DBS），振戦の治療　175
clinical question（CQ）　96
cognitive behavior therapy（CBT）
　──，うつ症状の治療　231
　──，不安の治療　235
cogwheel phenomenon　12
compulsive eating　251
compulsive shopping　251

COMT 阻害薬
　── の PRISMA　126
　── のウェアリングオフに対する効果　114
continuos positive airway pressure（CPAP），日中過眠に対する　218
corticobasal degeneration とパーキンソン病との鑑別，画像検査による　138

D

DAT シンチグラフィ，パーキンソン病の診断　143
decarboxylase inhibitor（DCI）　26
deep brain stimulation（DBS）　81, 125, 178, 200
　──，うつ症状の治療　232
　── の PRISMA　127
　── のウェアリングオフに対する効果　122
　── の使い分け　204
delayed on　183
　── の治療　181, 183
device aided therapy（DAT）の特徴　125
diphasic ジスキネジア　177
　── の治療　192
dopamine dysregulation syndrome（DDS）　15, 250
doxepin　223
dropped head syndrome　196

E

end stage　170

excessive daytime sleepiness（EDS）　15
excessive shopping　251

F

festination gait　12
flexed posture　11
freezing　11
freezing of gait　12
Froment 徴候　12

G

globus pallidus DBS（GPi-DBS）　82, 200, 204
GRADE システム　96

H

Hoehn-Yahr 重症度分類　211
hummingbird appearance　138
hypersexuality　250
hypomimia　11

I

impulse control disorder（ICD）　15, 43, 48, 250
Incremental Cost-Effectiveness Ratio（ICER）　93
International Parkinson and Movement Disorder Society（MDS）診断基準　2
IPX066　28

K

kinésie paradoxale（仏）　12, 188

L

L-ドパ　25
　――，空腹時服用　183
　――，懸濁液服用　183
　――，早期パーキンソン病の治療　103
　――の神経毒性　150
L-ドパ/DCI/COMT 阻害薬配合剤　20, *30*, 63
L-ドパ/DCI 配合剤　20, 26
　――，長時間作用型　28
　――，徐放剤 controlled-release（CR）　28
L-ドパ/カルビドパ/エンタカポン配合剤　20, 30
L-ドパ/カルビドパ配合剤　20, 27
　――，徐放剤　223
　――，空腸投与用　20, 31
L-ドパ換算用量　24
L-ドパ持続経腸療法　27, *31*, 125, 179, 183
L-ドパ単剤　20, *25*
L-ドパ注射剤，絶食の場合　165
L-ドパ毒性説　31
L-ドパ/ベンセラジド配合剤　20, 27
late stage　170
lead-pipe rigidity　12
levodopa equivalent daily dose（LEDD）　24
loss of postural reflexes　11

M

malignant syndrome　162
Markov model　93
mask-like face　11
melatonin　223, 226
MIBG 心筋シンチグラフィ，パーキンソン病の診断　140
micrographia　11
mild cognitive impairment（MCI）　16
modified electroconvulsive therapy（mECT）　274
　――，うつ症状の治療　232
monoamine oxidase B（MAOB）阻害薬　*58*, 103, 178
　――の PRISMA　126

　――のウェアリングオフに対する効果　116
MRI，パーキンソン病の診断　137
multiple system atrophy（MSA）とパーキンソン病との鑑別，画像検査による　137

N

neuroleptic malignant-like syndrome　163
neuroleptic malignant syndrome　162
no on　183
　――の治療　181, 183
nonmotor fluctuations　14

O

off period ジストニア　185
on period ジストニア　185
opicapone　63

P

palliative care　170
parkinsonism hyperpyrexia syndrome（PHS）　163, 164
Parkinson's disease with dementia（PDD）　16
pathological gambling　250
peak-dose ジスキネジア　177
　――の治療　177
pill-rolling tremor　11
Pisa syndrome（Pisa 症候群）　12, 195
PRISMA
　――，COMT 阻害薬の　126
　――，MAOB 阻害薬の　126
　――，イストラデフィリンの　126
　――，ゾニサミドの　126
　――，早期パーキンソン病治療の　108
　――，ドパミンアゴニストの　126
　――，脳深部刺激療法の　127
prodromal Parkinson's disease　225

progressive supranuclear palsy（PSP）とパーキンソン病との鑑別，画像検査による　137
protein redistribution diet（PRD）　215
pull test　12
punding　15, 251

Q

QOL 値　93
Quality Adjusted Life Years（QALYs）　93

R

rapid eye movement（REM）sleep behavior disorder（RBD）　15
　――の治療　225
　――，パーキンソン病のバイオマーカー　132
re-emergent tremor　11, 174
repetitive transcranial magnetic stimulation（rTMS）　274
　――，うつ症状の治療　232
restless legs syndrome　15
　――の治療　228
retropulsion　12
rigidity　11

S

safinamide　58
SNRI（serotonin-noradrenalin reuptake inhibitor）
　――，うつ症状の治療　230
　――，排尿障害の治療　263
spasticity　12
SSRI（selective serotonin reuptake inhibitor）
　――，うつ症状の治療　230
　――，パーキンソニズムの原因　160
　――，排尿障害の治療　263
　――，不安の治療　234
stooped and bent posture　194
subthalamic nucleus DBS（STN-DBS）　*84*, **192**, *200*, *204*

sudden onset of sleep(SOOS) 15

T
tremor 11

tricyclic antidepressant(TCA),
うつ症状の治療 230

U
Unified Parkinson's Disease
Rating Scale(UPDRS) i

V
ventral intermediate nucleus
DBS(Vim-DBS) 81, 200
―, 振戦の治療 175

和　文

あ
アウトカムの選定　96
アデノシン A_{2A} 受容体　75
アパシー　15
　── の治療　237
アポモルヒネ　21, 55, 198
　──, 絶食の場合　166
アマンタジン　22, 65, 178
　──, 便秘　265
アンヘドニア　15
悪性症候群　162, 164
安静時 functional MRI　138

い
イオフルパン　143
イストラデフィリン
　　　　23, 75, 175, 178, 186
　── の PRISMA　126
　── のウェアリングオフに対する効果　118
イミダフェナシン　263
医療費　90
胃瘻　171
遺伝子治療　280
遺伝性パーキンソン病　6
痛み　16
　── の治療　272

う
ウェアリングオフ
　── に対する効果, COMT 阻害薬の　114
　── に対する効果, MAOB 阻害薬の　116
　── に対する効果, イストラデフィリンの　118
　── に対する効果, ゾニサミドの　120
　── に対する効果, ドパミンアゴニストの　110
　── に対する効果, ドパミン附随薬の　113
　── に対する効果, 脳深部刺激療法の　122
　── の治療　181
　── を呈する進行期パーキンソン病の治療　110, 113
ウラピジル　263
うつ　15
うつ症状の治療　230
運動合併症
　── に対する治療　110
　── の治療アルゴリズム　125
　── の発現に影響する因子　152
　── のリスクが高い早期パーキンソン病の治療　103
運動緩慢　11
運動症状　11
　── の治療　174
運動症状改善効果
　──, ラサギリンの　60
　──, セレギリンの　58
運動療法　87, 211

え
エクササイズ　212
エスゾピクロン　222
エビデンスの質　96
エンタカポン
　　　　22, 63, 115, 175, 178
栄養指導　215
鉛管様強剛　12
嚥下訓練　88
　── の治療　198

お
オフ症状からのレスキュー治療, アポモルヒネによる　55
オン/オフの治療　181
音楽療法　88

か
カウンセリング　214
カテコール-O-メチル基転移酵素（COMT）阻害薬　63
カフェイン　215
カベルゴリン　20, 39
下肢静止不能症候群　15
　── の治療　228
加速歩行　12
仮面様顔貌　11
買いあさり　15, 251
過活動膀胱　16
画像検査, パーキンソン病の診断　137
介護保険制度　91
拡散テンソル画像　138
間接費用　93
感覚障害　16
緩和ケア　170

き
気分障害　15
奇異性歩行　12
起立性低血圧　16
　──, ドロキシドパによる改善　71
　── の治療　259
嗅覚障害　16
嗅覚低下, パーキンソン病のバイオマーカー　133
教育, パーキンソン病の　214
（筋）強剛　11

く
クエチアピン　160, 246
クリニカルクエスチョン　96
クレアチン　215
クロザピン　160, 246
クロナゼパム　225
グルタチオン療法　215
空腸投与用 L-ドパ/カルビドパ配合剤　20, 31
首下がり　196

け
経頭蓋超音波検査, パーキンソン病の診断　148
痙縮　12
軽度認知機能低下　16
頸部前屈症　196
血管性パーキンソン症候群とパーキンソン病との鑑別, 画像検査による　138
幻覚　15
　── の治療　245
幻視　15
言語訓練　88

こ
コエンザイム Q10　215

コリンエステラーゼ阻害薬　246
　──，アパシーの治療　238
　──，パーキンソニズムの原因　160
固縮 → (筋)強剛をみよ　11
孤発型パーキンソン病　7
誤嚥性肺炎　198
光線療法　223
行動障害　15
抗うつ薬，うつ症状の治療　230
抗コリン薬　68
　──，過活動膀胱の治療　262
　──と認知機能の悪化　257
抗パーキンソン病薬
　──に伴う日中過眠　218
　──の催奇形性　167
　──の乳汁移行　169
効用値　93
後腹側淡蒼球破壊術　200
後方突進現象　12
高額療養費制度　91
高体温症，アマンタジンによる　66
高度進行期　170
腰曲がり　12, 194
骨盤底筋訓練　262

さ

サプリメント　215
作業療法　88
細胞移植　277
三環系抗うつ薬
　──，うつ症状の治療　230
　──，不安の治療　234
酸化マグネシウム　265

し

シルデナフィル，性機能障害の治療　268
ジスキネジア　177
　──に対する効果，アマンタジンの　65
ジストニア　185
支援　214
姿勢異常の治療　194
姿勢時振戦　174
姿勢保持障害　11
視空間認知障害　15

視床下核脳深部刺激療法　84, 192, 200, 204
視床下核破壊術　80
視床腹中間核脳深部刺激療法　81, 200
視床腹中間核破壊術　77, 200
　──，振戦の治療　175
自律神経障害　16
事前指定(示)書　171
持続的気道陽圧法，日中過眠に対する　218
質調整生存年　93
手術療法　77, 200
　──，off period ジストニアの治療　186
　──，振戦の治療　175
修正型電気痙攣療法　274
　──，うつ症状の治療　232
終末期，パーキンソン病の　170
小字症　11
消化管運動障害　16
障害者総合支援法　92
衝動制御障害　15
　──，ドパミンアゴニスト服用者の　43, 48
　──の治療　250
常同反復動作　15
食事指導　215
心臓弁膜症
　──，カベルゴリン服用者の　39
　──，麦角系ドパミンアゴニストとの関連　36, 39
　──，ブロモクリプチンとの関連　34
　──，ペルゴリド服用者の　36
身体障害者手帳　91
身体障害者福祉法　91, 92
身体疲労　241
侵害受容性疼痛　272
神経因性疼痛　272
神経遮断薬悪性症候群　162
振戦　11
　──の治療　174
進行期パーキンソン病の治療，ウェアリングオフを呈する　110, 113

進行性核上性麻痺とパーキンソン病との鑑別，画像検査による　137

す

スタレボ®　30
スルピリド　160
すくみ足　12
　──，ドロキシドパによる改善　70
　──の治療　188
すくみ現象　11
水素水　215
推奨の決定　97
遂行機能障害　15
睡眠障害　15
睡眠発作　220

せ

セレギリン　21, *58*, 117, 175, 181
セロトニン遮断薬　160
センナ　265
センノシド　265
声門閉鎖術　171
性機能障害　16
　──の治療　268
性欲亢進　15, 250
静止時振戦　11, 174
精神疲労　241
脊髄刺激療法　273
切迫性尿失禁　16
前傾姿勢　11
前傾・前屈姿勢　194

そ

ソリフェナシン　263
ゾニサミド　23, *73*, 175, 186
　── の PRISMA　126
　── のウェアリングオフに対する効果　120
早期介入　99
早期パーキンソン病の治療　99
　──，L-ドパ　103
　── の PRISMA　108
　── のアルゴリズム　107
早朝ジストニア　186
増分費用効果比　93

た

タップ運動　11
タムスロシン　263
タリペキソール　20, 38
ダントロレン　163
多系統萎縮症とパーキンソン病との鑑別，画像検査による　137
多職種連携医療　172
体幹屈曲　12, 194
体重減少　17
胎児中脳細胞移植　277
大脳皮質基底核変性症とパーキンソン病との鑑別，画像検査による　138
淡蒼球内節脳深部刺激療法　82, 200, 204
淡蒼球内節破壊術　79
蛋白再配分療法　215

ち

チアプリド　160
蓄尿障害　16
中枢性疲労　241
注意障害　15
長時間作用型 L-ドパ/DCI　28
直接医療費　93
直接非医療費　93

て

デュロキセチン　263
手首固化徴候　12
低蛋白食　215

と

トリヘキシフェニジル　22, 68, 175, 257
トルテロジン　263
ドネペジル　246, 254
ドパミンアゴニスト　34, 103, 178
　——，アパシーの治療　238
　——，うつ症状の治療　231
　——，便秘　265
　—— の PRISMA　126
　—— のウェアリングオフに対する効果　110
　—— の治療　250
ドパミンアゴニスト間での用量比　24

ドパミンアゴニスト服用者
　—— の突発的睡眠　220
　—— の衝動制御障害　43, 48
ドパミン調節障害　15
ドパミントランスポーター（DAT）シンチグラフィ，パーキンソン病の診断　143
ドパミン附随薬のウェアリングオフに対する効果　113
ドパミン補充療法，排尿障害の治療　262
ドロキシドパ　22, 70, 188, 260
ドンペリドン　160
動作時振戦　11
突発的睡眠　15
　—— の治療　220

な

ナフトピジル　263
斜め徴候　195
難病医療費助成制度　90
難病法　90

に

日中過眠　15
　—— の治療　217
日中頻尿　262
尿意切迫　16, 262
尿失禁　262
妊娠　167
認知機能障害　15
認知行動療法　223
　——，うつ症状の治療　231
　——，不安の治療　235
認知症
　—— が合併した場合の薬物療法　254
　—— を伴うパーキンソン病　16

の

ノルトリプチリン，不安の治療　234
脳血流シンチグラフィ，パーキンソン病の診断　146
脳深部刺激療法　81, 125, 178, 200
　——，うつ症状の治療　232
　—— の PRISMA　127

　—— のウェアリングオフに対する効果　122
　—— の使い分け　204

は

ハッショウマメ　215
パーキンソニズム
　——，薬剤性　158
　—— の原因となる薬物　158
パーキンソニズム異常高熱症候群　163
パーキンソン症候群とパーキンソン病との鑑別，画像検査による　137
パーキンソン病
　——，遺伝性　6
　——，孤発型　7
　—— と人種　9
　—— と性別　9
　—— と年齢　9
　—— とパーキンソン症候群との鑑別，画像検査による　138
　—— における疲労の評価尺度　241
　—— の運動症状　11
　—— の疫学　4
　—— の環境因子　4, 7, 9
　—— の危険因子　9
　—— の原因遺伝子　6
　—— の終末期　170
　—— の診断基準　2
　—— の非運動症状　14
　—— の薬剤　20
　—— の有病率　4
　—— の予後　155
　—— の罹患率　4
パーキンソン病の画像検査　137
　——，MIBG 心筋シンチグラフィ　140
　——，MRI　137
　——，経頭蓋超音波検査　148
　——，ドパミントランスポーター（DAT）シンチグラフィ　143
　——，脳血流シンチグラフィ　146
パーキンソン病の治療
　——，遺伝子治療　280
　——，細胞移植による　277
　——，非薬物療法　200

パーキンソン病の治療，リハビリ
　テーション　87
パロキセチン　263
歯車(様)現象　12
排出障害　16
排尿困難に対する治療　263
排尿障害　16
　──の治療　262
排便障害の治療　266
発汗障害　16
発汗発作の治療　270
麦角系ドパミンアゴニストと心臓
　弁膜症　36, 39
反復経頭蓋磁気刺激　274
　──, うつ症状の治療　232

ひ

ビタミンE　215
ビペリデン　22, 68
非運動症状　14
　──の治療　217
非薬物療法　200
疲労　17
　──の治療　241
　──の評価尺度, パーキンソン
　　病における　241
費用効果分析, パーキンソン病に
　おける　93
病的賭博　15, 250
頻尿　16, 262

ふ

フルドロコルチゾン　260
ブロモクリプチン　20, *34*
プラミペキソール　*41*, 174
　──, うつ症状の治療　231
　──, 徐放剤　21
　──, 速放剤　21
プルテスト　12
プレガバリン　273
不安の治療　234

へ

ペルゴリド　20, 36

便秘　16
　──, パーキンソン病の危険因子
　　　9
　──, パーキンソン病のマーカー
　　　134
　──の治療　265

ほ

ホーン–ヤール重症度分類　211
ボツリヌス毒素　186
　──, 発汗過多の治療　270
膀胱訓練　262
勃起障害　16

ま・み

末梢性ドパ脱炭酸酵素阻害薬
　　　26
末梢性疲労　241
ミドドリン　260
ミラベグロン　263
ミルナシプラン　263

む

ムクナ豆　215
むずむず脚症候群　15
　──の治療　228
むちゃ食い　15, 251
矛盾性運動　188
無動　11
　──, ドロキシドパによる改善
　　　70

め・も

メマンチン　226, 255
モサプリド　266
モダフィニル, 日中過眠に対する
　　　217
モノアミン酸化酵素B阻害薬
　monoamine oxidase B
　(MAOB)阻害薬をみよ　58
妄想　15
　──の治療　245

や・よ

やせ　17
夜間頻尿　262
夜間不眠　15
　──に対する治療　222
薬剤性パーキンソニズム　158
薬物療法
　──, うつ症状に対する　230
　──, 振戦の治療　174
　──, 早期開始　99
　──, 認知症が合併した場合の
　　　254
抑肝散　247

ら・り

ラサギリン　58, 60, 117
リスペリドン　160
リハビリテーション
　　　87, 156, *211*
リバスチグミン　225, 246, 255
　──, アパシーの治療　238
流涎　11, 16
臨床決断の閾値　96

る・れ

ルビプロストン　265
レム睡眠行動障害　15
　──, パーキンソン病のバイオ
　　マーカー　132
　──の治療　225

ろ

ロチゴチン
　　　21, *50*, 174, 186, 198, 223
　──, アパシーの治療　238
　──, 絶食の場合　165
ロピニロール　46, 174
　──, 徐放剤　21
　──, 速放剤　21